tout ce qu'il faut savoir avant une grossesse

Du même auteur

N'attendez pas trop longtemps pour avoir un enfant
(avec la collaboration de Laurence Beauvillard), Odile Jacob, 2008.

Avec André Hazout et René Frydman,
Assistance médicale à la procréation
(1997), Masson, coll. « Abrégés », 2006, 3e éd.

Avec Yves Aubard, *Fertilité après traitements cancéreux*,
Masson, 1999.

Avec René Frydman, *Vaincre la stérilité*, Éditions du Rocher, 1994.

Avec Jean-Philippe Wolf, *La Part du mâle. Mythe et réalité de la stérilité masculine : les nouveaux traitements*, Nathan, 1992.

Avec Samir Hamamah et René Frydman,
Les Procréations médicalement assistées,
PUF, coll. « Que sais-je ? », 1991.

Avec la collaboration de Valérie Mettais.

Infographie : Sally Bornot.

Pr François Olivennes
avec Laurence Beauvillard

tout ce qu'il faut savoir avant une grossesse

MARABOUT

Sommaire

Préambule

Aujourd'hui, vouloir un enfant correspond à un engagement profond. Une décision en général longuement réfléchie et prise en toute connaissance de cause.

Il y a un demi-siècle, un tel ouvrage n'aurait pas même existé, tout simplement parce que la maîtrise de la fécondité n'était pas celle qu'elle est désormais. En effet, voilà presque cinquante ans que nous vivons une véritable révolution en ce domaine. Depuis la nuit des temps, les femmes ont trop souvent subi leur grossesse, et seules quelques recettes, parfois farfelues, leur ont permis d'en faciliter la venue ; mais, en règle générale, leur but a été de l'éviter. Le 28 décembre 1967, la loi Neuwirth a légalisé la contraception, permettant aux femmes de décider à quel moment elles souhaitaient être mères. En Occident, en ce début du XXIe siècle, vouloir un enfant, c'est arrêter de ne plus en vouloir.

Plus de deux femmes sur trois recourent à un moyen contraceptif, qui constitue l'un des leviers de leur liberté : elles peuvent mener des études, envisager une carrière professionnelle et gérer leur vie familiale à l'égal – ou presque… – des hommes, comme jamais elles n'ont pu le faire auparavant. Grâce à l'existence de la contraception, les trois quarts des enfants conçus en France sont désirés ; un couple projette d'avoir un ou plusieurs enfants, et les années voire les mois de naissance sont planifiés, de même que le mode de garde ou la surface du nouvel appartement : voilà une conception nouvelle du bonheur familial, au sein duquel le bébé devient, dans la plupart des cas, la concrétisation du désir d'un couple.

Cette maîtrise de la conception – une notion inédite, née des possibilités désormais offertes par les avancées médicales extraordinaires de notre époque – a ébranlé quelques certitudes des siècles passés. On a coutume de dire que le temps de la grossesse est le temps nécessaire pour devenir parent ; aujourd'hui, il convient d'ajouter le temps nécessaire pour s'habituer à l'idée qu'on va mener une grossesse : on devient acteur de sa parentalité.

Dès lors, il est indispensable pour une femme de préparer son corps, c'est-à-dire de préserver sa propre santé, mais également de la mettre au service de celle de son futur enfant. Il faut alors répondre à tous les questionnements

– à ses questionnements et à ceux de son compagnon, mais aussi à ceux du couple. Si la grossesse n'est pas une maladie, elle représente toutefois un bouleversement physiologique qui, d'une manière exceptionnelle, peut entraîner des complications. Informer, c'est, en repérant avant la grossesse les facteurs de prédisposition du couple, offrir la possibilité d'éviter certains dangers et doter l'enfant à venir d'un capital précieux : la santé.

Nombreux sont les ouvrages qui prodiguent des conseils aux jeunes parents afin de les aider lors de la naissance de leur bébé ; très nombreux sont aussi les ouvrages pratiques consacrés à la grossesse. Mais, à ce jour, rares sont ceux qui abordent la période précédant la conception.

Tout ce qu'il faut savoir avant une grossesse se décline en six parties : la préparation à accomplir, la vigilance à observer, le bilan de santé à établir, le temps de la conception à respecter, les problèmes d'infertilité à aborder, enfin le début de la grossesse à vivre au mieux. Voilà ce que ce guide médical se propose de vous enseigner.

Partie I
une bonne préparation

Se préparer à une grossesse consiste à mettre votre organisme dans des conditions optimales de fertilité tout en vous préservant au mieux de certaines substances potentiellement néfastes, qui risquent d'entraver votre santé et celle du fœtus.

Si l'alimentation est, en ce domaine, une clé essentielle, car elle apporte à la fois les vitamines et les sels minéraux nécessaires, elle peut également se montrer déficiente aussi bien en terme de qualité que de quantité. Nous vous présenterons ainsi les éléments nutritifs indispensables, les substances à éviter ainsi que les supplémentations éventuelles.

Le stress est un facteur qui influe sur de multiples organes du corps, et le bon fonctionnement de la reproduction est particulièrement sensible à ses attaques. Identifier puis comprendre ses mécanismes permet d'envisager des moyens de lutte. Nous verrons de quelle manière certaines méthodes de médecines alternatives peuvent également vous apporter des bénéfices dans votre projet de grossesse.

Chapitre 1
Le guide nutritionnel de la fécondité

Dans l'esprit de chacun, les vitamines sont synonymes de bien-être et de santé, et il est courant de présenter les compléments alimentaires comme de véritables potions magiques. Si leurs bienfaits sont incontestés, en revanche l'intérêt de leur apport extérieur et la notion de dosage demeurent plutôt flous. Souvent, ni les doses minimales, ni les maximales ne sont définies avec précision. Nombreux sont d'ailleurs les spécialistes de la nutrition qui considèrent qu'une supplémentation est inutile si l'alimentation est variée. Pourtant, pour la plupart des consommateurs, et en particulier pour les femmes ayant un projet de grossesse, le doute subsiste, et la question reste entière : manquons-nous, oui ou non, de vitamines, de minéraux et d'oligoéléments ?

Attention à l'autoprescription

Il est extrêmement difficile d'évaluer soi-même les quantités des diverses vitamines qu'on consomme. Aussi, pour parer à une insuffisance éventuelle, certains pensent qu'il est salutaire de prendre un complément alimentaire.

Il est donc fréquent qu'une femme désireuse de mettre de son côté toutes les chances de grossesse soit tentée par l'achat de ces substances miracles et décide d'une autoprescription de vitamines. Mais s'il est important de l'informer de la nécessité et des effets bénéfiques de certaines d'entre elles, il est tout aussi indispensable de l'avertir qu'une surconsommation risque d'être néfaste pour l'embryon. Ainsi, à forte dose, la vitamine A peut entraîner des malformations et des conséquences néfastes pour les yeux, l'appareil urinaire, l'appareil génital et le système nerveux central ; il en est de même pour les vitamines C et D, dont l'excès peut se révéler dangereux.

Des vitamines, des minéraux et des oligoéléments

Les vitamines sont réparties en deux groupes :

• les vitamines liposolubles, ou solubles dans les graisses : ce sont les vitamines A, D, E et K. Notre organisme est capable de les stocker : elles sont conservées dans les graisses ;

• les vitamines hydrosolubles, ou solubles dans l'eau : ce sont les vitamines du groupe B et la vitamine C. Notre corps ne peut pas les stocker (sauf B12) : il est nécessaire que l'alimentation en apporte tous les jours les doses nécessaires.

Dans les pays industrialisés, une alimentation saine, variée et équilibrée permet, en temps normal, de fournir les vitamines suffisantes, ainsi que les principaux minéraux et oligoéléments.

Voici les principaux micronutriments dont a besoin une femme qui désire un enfant (tableau page suivante).

La vitamine B9, ou acide folique

Voici la vitamine à propos de laquelle tous les spécialistes semblent tomber d'accord pour conseiller la supplémentation ; sa prescription devrait donc être généralisée.

Aujourd'hui, on recommande vivement aux femmes désirant un enfant d'entamer d'une manière systématique une supplémentation en vitamine B9 – ou acide folique, ou folates –, à une dose de 400 µg/jour (0,4 mg), deux mois avant la conception et un mois après. Certains préconisent même de prendre ce supplément au moins trois mois voire un an avant la conception, puis pendant les quatre à huit semaines suivantes, ou davantage.

• Son rôle : l'intérêt de la vitamine B9 dans la prévention des défauts de fermeture du tube neural (voir le chap. 7, p. 107) a été amplement démontré ; sa prise diminuerait également les risques d'accouchement prématuré ; elle jouerait encore un rôle anti-inflammatoire. En Europe, 4 500 grossesses par

Les apports nutritionnels conseillés par jour pour un adulte (µg = microgrammes)

Vitamines	
Vitamine A	800 µg
Vitamine B9 (folates)	400 µg
Vitamine B12	3 à 4 µg
Vitamine C	60 à 110 mg
Vitamine D	5 à 10 µg
Vitamine E	15 mg
Vitamine K	0,4 à 1 µg
Minéraux	
Calcium	800 à 1 000 mg
Phosphore	800 mg
Magnésium	300 à 420 mg
Oligoéléments	
Zinc	12 à 15 mg
Fer	10 mg
Fluor	0,35 mg
Cuivre	1,5 mg
Iode	0,10 à 0,14 mg
Sélénium	60 µg
Besoins hydriques	2 300 ml/jour dont 1 300 ml en boisson
Besoins caloriques journaliers	35 kcal/kg et par 24 heures dont 12 % de protéines, 30 à 35 % de lipides, 50 à 55 % de glucides

1 g de glucides = 4 kcal • 1 g de protides = 4 kcal

1 g de lipides = 9 kcal • 1 g d'alcool = 7 kcal

an en moyenne s'achèvent par la naissance – des enfants vivants ou non, interruptions médicales de grossesse comprises – d'un bébé atteint d'une anomalie du tube neural, le plus souvent une anencéphalie ou un *spina bifida*. Par la supplémentation en acide folique avant la conception, deux tiers des cas environ pourraient être évités.

• Les besoins : 0,4 mg/jour pour une femme désireuse d'avoir un enfant. Dès votre projet de grossesse annoncé, votre médecin vous prescrira de l'acide folique synthétique sous forme galénique – en comprimés, en gélules ou en comprimés effervescents – à prendre à jeun ; cette forme est absorbée à 100 % par l'organisme. À noter : l'acide folique synthétique, présent dans les produits enrichis, est absorbé à 85 % ; l'acide folique présent naturellement dans les aliments est absorbé à 50 %.

• Les aliments riches en acide folique : avant tout la levure alimentaire – qui peut être saupoudrée sur une salade –, le foie et le pâté de foie ; ensuite les salades (le cresson, le pissenlit, l'épinard), la châtaigne, la noix et l'amande, le pâté de campagne ; puis les légumes verts (l'oseille, le chou de Bruxelles, le chou-fleur, le brocoli), le maïs, les petits pois et les pois chiches, le melon, l'œuf et les fromages.

Les risques d'insuffisance

- Près des trois quarts des femmes en âge de procréer témoigneraient d'apports alimentaires en acide folique inférieurs à 100 % des apports nutritionnels conseillés (ANC).
- Selon l'Étude nationale nutrition santé (ENNS), un risque de déficit a été observé chez 6,8 % des femmes de dix-huit ans jusqu'à la ménopause.
- Ce risque est encore supérieur (13,3 %) chez les femmes qui consomment moins de 280 g/jour de fruits et de légumes.
- Les femmes qui consomment 400 g/jour de fruits et de légumes réduisent leur risque de déficit de 27 %.

Une supplémentation en acide folique est donc à prendre au sérieux.

Le calcium

À tous les moments de l'existence, le calcium est essentiel ; il est le sel minéral le plus abondant dans l'organisme.

• Son rôle : le calcium est non seulement déterminant pour la solidité des os et des dents, mais il intervient également dans la coagulation, le contrôle de la tension artérielle, la contraction musculaire et la conduction de l'influx nerveux. Il est très utile pendant la période précédant la conception, car il vaut mieux partir avec un bon capital : pendant la grossesse, le calcium osseux de la mère sera mis à la disposition du fœtus. L'insuffisance en calcium constitue également un des facteurs de risque d'hypertension gravidique.

• Les besoins : si vous consommez trois produits laitiers par jour, ainsi que le préconise le Plan national nutrition santé (PNNS), vous couvrez vos besoins en calcium. Les apports nutritionnels conseillés pour un adulte sont de 900 mg/jour ; ils seront accrus pour une femme enceinte (voir le chap. 21, p. 289).

• Les aliments riches en calcium : les produits laitiers, les eaux minérales (parmi les plus riches : Hépar, Contrex, Salvetat, Quézac, San Pellegrino, Badoit et Perrier), le son de blé, les poissons (la sardine, l'anchois, le bar, la sole), les crustacés, les oléagineux (l'amande, la noisette, la noix), les fruits (le cassis, la figue, la datte), les légumineuses (les lentilles, les pois, les haricots, la farine de soja), les légumes (le cerfeuil, le persil, le cresson, l'épinard, le pissenlit, l'oseille, la betterave rouge, le brocoli). À titre d'exemple, 300 mg de calcium sont apportés par 50 g de fromage ou deux yaourts.

La vitamine D, ou calciférol

Sous l'action de la lumière, la vitamine D est synthétisée en grande partie (environ 70 %) par notre organisme à partir d'un dérivé du cholestérol ; elle est apportée par l'alimentation à raison de 10 à 30 %.

• Son rôle : elle intervient dans l'absorption du calcium et du phosphore par les intestins, ainsi que dans leur réabsorption par les reins. Indispensable chez l'enfant pour éviter le rachitisme, elle doit être fournie à l'adulte en quantité suffisante pour éviter l'ostéomalacie – la décalcification osseuse.

• Les besoins : les apports nutritionnels conseillés en vitamine D, pour un adulte, sont de 10 µg/jour ; ils seront accrus pour une femme enceinte (voir le chap. 21, p. 289). Les personnes à peau blanche, qui sont exposées à un ensoleillement normal – de l'ordre de 30 min/jour au moins – et qui mangent du poisson deux fois par semaine n'ont, d'ordinaire, nul besoin de supplémentation. Quand elles sont exposées au faible ensoleillement des contrées européennes, les personnes à peau noire ont souvent besoin d'être supplémentées.

• Les aliments riches en vitamine D : les huiles de poisson (l'huile de flétan, de carpe, de thon, de foie de maquereau, de foie de saumon et de foie de morue), les poissons gras (le hareng, le saumon, l'anchois, la sardine, le maquereau, le thon), la margarine, les huîtres, les champignons, le beurre, le jaune d'œuf, le foie, le germe de blé.

La vitamine C, ou acide ascorbique

Très fragile, la vitamine C est détruite au contact de l'air ou par la lumière, mais, contrairement à une idée reçue, elle n'est détruite qu'à des températures élevées – à partir de 190 °C ; elle est donc également présente dans les aliments en conserve.

• Son rôle : la vitamine C tient une place importante dans la synthèse du collagène et des globules rouges, et dans le métabolisme du fer ; elle contribue au système immunitaire. Son action antivieillissement est connue par son rôle antioxydant : elle est capable de lutter contre les radicaux libres.

• Les besoins : les apports nutritionnels conseillés pour un adulte sont de 60 à 110 mg/jour.

• Les aliments riches en vitamine C : les légumes crus ou cuits (le persil frais, les poivrons rouge et vert, le radis noir, la ciboulette fraîche, les choux, les salades, le cerfeuil, l'ail, le radis, la courgette), les fruits crus (le cassis et les autres fruits rouges, le kiwi, le litchi, les agrumes, les fruits exotiques), le foie.

La vitamine A, ou rétinol

La vitamine A est également appelée « rétinol », « rétinal », « acide rétinoïque » ou « rétinyle palmitate » – autant de noms tiré du terme « rétine », où elle a été isolée pour la première fois.

L'organisme s'approvisionne d'une manière directe en vitamine A dans les aliments d'origine animale, mais aussi d'une manière indirecte, en transformant en vitamine A certains caroténoïdes issus des végétaux. Il existe de nombreux caroténoïdes ; le bêta-carotène est la provitamine A la plus courante, dont la conversion en vitamine A est la plus efficace.

La vitamine A est à la fois indispensable et délicate à manier ; tout apport supplémentaire doit donc être contrôlé afin d'éviter la surcharge. En effet, des apports excessifs risquent d'avoir des effets toxiques. Tandis qu'un surdosage est, exceptionnellement, causé par une alimentation très riche en vitamine A – par exemple le foie –, en revanche il peut être observé lors d'une supplémentation ; cela peut être dangereux pendant la grossesse (voir le chap. 21, p. 290).

• Son rôle : la vitamine A est importante non seulement dans le domaine de la vision – en particulier pour l'adaptation de l'œil dans l'obscurité –, mais également pour la croissance osseuse, la reproduction et la régulation du système immunitaire. Elle participe à la transcription de certains gènes et à la synthèse de certaines protéines. Elle contribue à la qualité de la peau.

• Les besoins : les apports nutritionnels conseillés pour un adulte sont de 0,8 mg/jour.

• Les aliments riches en vitamine A : le foie, l'huile de foie de morue, le poisson (l'anguille, le thon, l'anchois), le beurre, le jaune d'œuf, le fromage, le lait entier (le lait écrémé est enrichi en vitamine A).

• Les aliments riches en bêta-carotène, ou provitamine A : la carotte, le persil, les légumes vert foncé (l'épinard, le cresson, le brocoli), l'abricot, le melon, la mangue, la laitue, les cornichons, la tomate.

La vitamine B12, ou cobalamine

Parce que notre organisme ne peut pas fabriquer de vitamines du groupe B, il est essentiel que l'alimentation en apporte la quantité requise. Les carences en vitamine B12 pourraient participer à certaines infertilités masculines et féminines.

• Son rôle : la vitamine B12 est primordiale pour la synthèse de certaines protéines, dont le rôle est crucial dans l'édification des noyaux cellulaires, la réplication cellulaire et la formation des globules rouges. Son action est importante sur les gaines des nerfs – la myéline.

• Les besoins : les apports nutritionnels conseillés pour un adulte sont de 2 à 5 mg/jour.

• Les aliments riches en vitamine B12 : le foie, les rognons, les fruits de mer, le poisson (le hareng, la sardine, le thon, le maquereau, la raie, la truite, le lieu, le saumon), le pâté, le jaune d'œuf, le lait (attention aux régimes végétaliens) ; les aliments supplémentés tels que le soja liquide, certaines céréales du petit déjeuner et les jus de fruits multivitaminés.

Le fer

Il existe deux sortes de fer : le fer héminique, qui est apporté par la viande et le poisson, dont la biodisponibilité est largement supérieure au fer minéral, non héminique, qui se trouve dans les produits d'origine végétale. Cet oligoélément est absorbé au niveau intestinal et stocké par le foie, la rate, la moelle épinière et les muscles striés.

• Son rôle : 60 % du fer présent dans notre organisme est situé dans les globules rouges sous la forme d'hémoglobine. Il joue également un rôle essentiel dans le fonctionnement musculaire.

• Les besoins : les besoins de l'adulte diffèrent chez l'homme et chez la femme. Les apports nutritionnels conseillés pour un homme sont de 5 à 10 mg/jour ; pour une femme en âge de procréer, ils sont de 16 mg/jour ; ils seront de 25 à 35 mg/jour pour une femme enceinte, car le fœtus constituera sa réserve ferrique (voir le chap. 21, p. 290). Ce sera donc au début de la grossesse qu'un stock sera nécessaire ; or, les femmes européennes sont souvent en insuffisance. Attention : pas de supplémentation en fer sans avis médical.

• Les aliments riches en fer héminique : le boudin noir, le foie, la viande, la volaille, l'œuf, le poisson, les fruits de mer.

• Les aliments riches en fer minéral : la levure alimentaire, le germe de blé, le son de blé, les céréales du petit déjeuner, le cacao, les légumineuses (la farine de soja, les lentilles, les haricots blancs), les oléagineux (la pistache, les graines de tournesol, la noix de cajou, l'amande, la noisette).

Le zinc

Le zinc est un oligoélément essentiel, qui est présent dans la plus grande partie de nos cellules.

• Son rôle : en intervenant dans le fonctionnement ou dans la structure de divers systèmes d'enzymes, d'hormones et de vitamines, le zinc est au centre de nombreux métabolismes. Il joue également un rôle dans le système immunitaire, dans le phénomène de cicatrisation, et lutte contre les radicaux libres. Chez l'homme, le zinc est essentiel à la spermatogenèse, mais un excès de zinc altère la fonction spermatique.

• Les besoins : les apports nutritionnels conseillés pour un adulte sont de 12 mg/jour ; dans les pays industrialisés, l'alimentation couvre, en temps normal, les besoins en zinc ; une complémentation est rarement nécessaire. L'alcool réduit l'assimilation du zinc ; les personnes alcooliques sont donc souvent en déficit.

• Les aliments riches en zinc : les huîtres, les fromages, la viande rouge, le foie, la volaille, les oléagineux (l'amande, la noisette, la noix de coco), les légumineuses (les lentilles, les petits pois, les flageolets), les moules, le poisson.

Le cuivre

• Son rôle : cet oligoélément intervient au niveau des cellules nerveuses, des cartilages et de la minéralisation des os ; il participe à la formation des globules rouges. Chez l'homme, il a un rôle essentiel dans la spermatogenèse.

Des maladies génétiques telles que la maladie de Wilson et de Menkès sont des dysfonctionnements du métabolisme du cuivre.

• Les besoins : les apports nutritionnels conseillés pour une femme adulte sont de 1,5 mg/jour.

• Les aliments riches en cuivre : le foie, les huîtres, le chocolat noir, la pomme de terre, la noix, le raisin, les lentilles, les haricots blancs.

Le magnésium

Participant à de très nombreuses réactions métaboliques de l'organisme, le magnésium est un minéral essentiel. Il est stocké dans les os, les dents, les muscles et le foie ; il est éliminé par les reins.

• Son rôle : il est fondamental dans le fonctionnement cellulaire, la transmission nerveuse et le relâchement musculaire. Il participe également à la synthèse des protéines, est un activateur enzymatique et intervient dans le maintien de la température corporelle. Il agit en équilibre avec le sodium, le calcium et le potassium. En cas d'éclampsie ou de certains troubles du rythme cardiaque, le magnésium est prescrit en injections.

• Les besoins : les apports nutritionnels conseillés pour un adulte sont de 420 mg/jour. Depuis quelques dizaines d'années, nos apports en magnésium se sont appauvris ; les raisons principales sont la baisse de notre consommation de céréales et l'existence de régimes excluant des aliments caloriques tels que le cacao et les fruits oléagineux, riches en magnésium. La dernière raison serait l'emploi d'engrais phosphatés, qui neutraliseraient le magnésium. Attention : une éventuelle supplémentation ne doit jamais excéder 350 mg par dose, car le magnésium possède un effet laxatif.

• Les aliments riches en magnésium : le cacao, les oléagineux (les graines de tournesol, les graines de sésame, la noix du Brésil, la noix de cajou, l'amande, la cacahouète, la noisette, la noix, la pistache), le germe de blé, les céréales complètes, les coquillages, la levure alimentaire, les légumineuses (la farine de soja, les haricots blancs, les lentilles), les légumes à feuilles vert foncé (le pourpier, l'oseille, l'épinard), les fruits secs (la banane, la figue, l'abricot), le lait, l'eau minérale Hépar.

Le sélénium

• Son rôle : cet oligoélément intervient dans la transformation des hormones thyroïdiennes ; associé à la vitamine E, il participe à la lutte contre les radicaux libres.

• Les besoins : les apports nutritionnels conseillés pour un adulte sont de 60 µg/jour.

• Les aliments riches en sélénium : le foie, la viande (la dinde, le porc, le lapin, le poulet, le veau, le bœuf, le mouton), le poisson (le thon, le calmar, la limande, le maquereau, le hareng, la lotte, le colin, le cabillaud, le saumon, la truite), les moules et les huîtres, la moutarde, l'œuf, le poivron rouge, les haricots blancs, les fromages.

L'iode

• Son rôle : l'iode est un oligoélément indispensable à la croissance, à la production d'énergie et à l'action de la thyroïde ; il entre dans la composition des hormones sécrétées par cette glande, qui règlent le fonctionnement d'un grand nombre d'organes. Il joue un rôle dans le déclenchement de la puberté. Il agit sur l'absorption du calcium, la contraction musculaire, le débit cardiaque, la température corporelle et le métabolisme des sucres et des graisses. Il intervient dans la fabrication des globules rouges.

• Les besoins : les apports nutritionnels conseillés pour un adulte sont de 140 à 150 µg/jour. Le plus souvent, on préconise une supplémentation systématique avant la conception d'un enfant par le biais de comprimés d'iodure de potassium (de 100 à 150 µg/jour), qui sera poursuivie et accrue pendant la grossesse (voir le chap. 21, p. 292). En France, 12 % des femmes sont en carence légère d'iode. Attention : de même que les carences, les surdosages en iode sont extrêmement dangereux. En aucun cas, il ne faut pratiquer l'automédication ; seul un médecin, après un examen de sang, peut décider de proposer un supplément iodé.

• Les aliments riches en iode : les algues marines séchées (kombu breton et royal, dulse, wakame, nori), le sel iodé, l'ail frais, la farine de maïs, le poisson (le thon, le hareng, les poissons de mer), les fruits de mer, les fruits (l'ananas, la mûre, le pruneau), le lait, les céréales.

Une prévention dans la durée

Une étude américaine a suivi des femmes qui avaient consommé du sel iodé deux ans au moins avant leur grossesse, ainsi que d'autres qui avaient débuté cette consommation uniquement lors de leur grossesse. Les résultats ont montré que seule une ingestion à long terme – pendant plus de deux ans – protégerait d'une défaillance par carence en iode.

La consommation en début de grossesse n'a pas paru avoir d'effet préventif : les cas de troubles thyroïdiens ont été six fois plus élevés chez les femmes ayant eu une prise tardive de sel iodé.

Il semble donc que ce soit le temps d'exposition, et non pas la quantité d'iode ingérée, qui apporte des bénéfices.

La vitamine E, ou tocophérol

• Son rôle : la vitamine E possède un très grand pouvoir antioxydant ; elle s'attaque à la formation des radicaux libres, retarde le vieillissement cellulaire, renforce le système immunitaire, accélère la cicatrisation, protège le système cardiovasculaire et lutte contre le cholestérol.

• Les besoins : les apports nutritionnels conseillés pour un adulte sont de 15 mg/jour. Les carences sont rares, d'une part parce que l'alimentation couvre largement les besoins, d'autre part parce que la vitamine E, stockée dans le foie et les graisses, est peu détruite par l'organisme.

• Les aliments riches en vitamine E : les huiles végétales (l'huile de tournesol, de pépins de raisin, de maïs, d'arachide, de colza, d'olive, de noix), les oléagineux (les graines de tournesol, la noisette, l'amande, la cacahouète, la noix du Brésil, la pistache, la noix), le germe de blé, les céréales du petit déjeuner, l'huile de foie de morue, le beurre, les fruits secs (l'abricot, le pruneau), le jaune d'œuf, le poisson (l'anguille, la roussette, la sardine, le thon).

Le fluor

• Son rôle : le fluor protège les dents et aide à leur minéralisation ; il réduit la fragilité de l'émail et protège contre l'action de certaines bactéries. Il constitue également un élément essentiel dans la structure des os et des ligaments.

• Les besoins : les apports nutritionnels conseillés pour une femme adulte sont de 0,35 mg/jour. Il convient de connaître le taux de fluor de l'eau du robinet de sa région pour savoir si on est exposé à un dosage trop faible ; il est également intéressant de connaître la teneur en fluor des eaux minérales. Des doses trop élevées (8 à 10 mg/l) génèrent une fluorose chronique, accompagnée de problèmes dentaires et osseux.

• Les aliments riches en fluor : les eaux minérales (en particulier l'eau de Vichy), le thé, le poisson et les fruits de mer, le sel fluoré.

La teneur en fluor des eaux minérales

- Vichy Saint-Yorre : 8,9 mg/l.
- Vichy Célestins : 6,1 mg/l.
- Quézac : 2 mg/l.
- Badoit : 1,8 mg /l.
- Hépar : 0,4 mg/l.
- Contrex : 0,3 mg/l.
- Vittel : 0,3 mg/l.
- Chantemerle : 0,3 mg/l.
- Volvic : 0,2 mg/l.
- Évian : 0,1 mg/l.
- Perrier : 0,07 mg/l.

Si vous êtes végétalienne

L'alimentation végétalienne exclut tout produit d'origine animale, y compris les œufs et le lait ; cette pratique sera dangereuse au cours de la grossesse et de l'allaitement, car elle entraînera des carences en vitamines B12 et D, en fer, en iode et en calcium, à la fois chez la mère et chez l'enfant. L'anémie due à une carence en vitamine B12 serait en partie responsable d'une infertilité féminine.

La vitamine B12 n'existe pratiquement pas dans le monde végétal ; des algues alimentaires telles que la porphyre sont vendues pour leur qualité à en produire, mais des études scientifiques tendent à prouver que ces molécules sont des variantes non assimilables par l'homme de la vitamine B12.

Si des compléments alimentaires - des comprimés et des ampoules vendus en pharmacie - peuvent combler ces carences, elles sont refusées par certaines personnes végétaliennes, car, malgré la mention « convient aux régimes végétariens et végétaliens », les produits disponibles en France contiennent des dérivés de corps animal, le plus souvent sous la forme de stéarates.

Si vous êtes végétalienne, il convient donc d'en parler le plus tôt possible, avant la conception, à votre médecin afin qu'il complémente votre alimentation.

Quelle est l'influence de l'alimentation ?

Bien que les études concernant le rôle joué par les aliments dans l'amélioration ou, au contraire, la baisse de la fertilité soient assez récentes, et les protocoles difficiles à mettre en place, il est possible de distinguer deux problèmes :

• un problème d'ordre quantitatif : d'une manière générale, notre ration alimentaire quotidienne ne contient pas assez de certaines vitamines, de certains minéraux et oligoéléments ;

• un problème d'ordre qualitatif : notre alimentation contient des éléments toxiques, représentés par les métaux lourds, les pesticides et autres substances chimiques.

Chez l'homme et chez la femme

À ce jour, les informations disponibles concernent avant tout les relations entre l'alimentation et la fertilité masculine ; en effet, il est assez simple de l'évaluer par le biais du spermogramme, dont les valeurs sont définies avec précision. En ce qui concerne les variations de la fertilité féminine, les mesures sont beaucoup plus complexes à obtenir ; les ovocytes étant rares, précieux et délicats à prélever, les résultats ne sont observés que par le nombre de naissances, qui s'étendent sur plusieurs années.

Mais si la fertilité masculine est plus facile à observer, cela reste temporaire, car un homme, qui fabrique des spermatozoïdes en continu et pendant toute son existence, présente selon sa consommation, son activité ou son âge, des variations dans la qualité de ses spermatozoïdes. Au contraire, une femme naît avec un stock d'ovocytes ; ce dernier pourra être endommagé par l'alimentation ou par des substances toxiques, et il est peu probable qu'il puisse être amélioré.

Pour une femme, l'important est donc de se préserver des produits toxiques, tandis que, pour un homme, le sevrage restitue une bonne qualité de spermatozoïdes – si les dégâts causés par les produits toxiques ne sont pas irréversibles. Certaines substances amélioreraient le fonctionnement des testicules ; toutefois, ce domaine est aujourd'hui très controversé et des études scientifiques de qualité restent à réaliser.

Des insuffisances avérées

Présents naturellement dans l'alimentation, plusieurs vitamines, minéraux et oligoéléments sont des éléments indispensables pour préserver un sperme fécond. L'ingestion d'aliments ou de substances bénéfiques ou, au contraire, toxiques influence la fabrication des spermatozoïdes.

Au vu de diverses recherches, on considère aujourd'hui qu'une alimentation déséquilibrée est un facteur de risque d'infertilité masculine. Des insuffisances en vitamines A, C et E – les vitamines antioxydantes – et en vitamine D, en zinc et en sélénium, ainsi qu'en acides gras oméga-3 et oméga-6 altèrent la spermatogenèse. Selon des études statistiques, les hommes resteraient fidèles à un certain type d'alimentation, privilégiant presque toujours les mêmes produits et consommant insuffisamment d'huiles végétales, de fruits et de légumes frais.

Une étude en cours

Commencée en 2009, l'étude nationale Alifert (impact du comportement alimentaire sur la fertilité du couple) est en cours dans trois hôpitaux – Jean-Verdier à Bondy, Cochin à Paris et le CHU de Saint-Étienne. Son objectif est d'évaluer les relations qui existent entre la nutrition et la fertilité d'un couple. Les résultats sont prévus pour 2012.

Cette étude porte sur 300 couples ; la moitié est formée de femmes âgées de dix-huit à trente-huit ans et d'hommes âgés de dix-huit à quarante-cinq ans qui ont eu un bébé récemment ; l'autre moitié est constituée de couples qui consultent pour infertilité.

Les antioxydants sont-ils utiles ?

Face à la présence et à l'attaque des radicaux libres, des molécules antioxydantes protègent les protéines et les enzymes en maintenant l'intégrité des membranes cellulaires. Ces molécules antioxydantes peuvent être produites par notre organisme ou apportées par notre alimentation.

Il existe deux classes d'antioxydants :

• ceux qui détruisent les radicaux libres : la vitamine C et la vitamine E, les caroténoïdes, le glutathion… ;

• ceux qui neutralisent l'action d'oxydation, entraînant la production de radicaux libres : le glutathion peroxydase et des cofacteurs tels que le sélénium, le zinc et le fer.

Les polyphénols sont des antioxydants naturels, qui sont avant tout contenus dans les fruits et les légumes ; cette famille de molécules regroupe en particulier les flavonoïdes, qui rassemblent eux-mêmes les flavonones (présents dans les agrumes), les anthocyanes (présents dans les fruits rouges, le raisin, le vin rouge), les catéchines (présentes dans le thé vert et le chocolat noir)… ; aux caroténoïdes appartient en particulier le lycopène (présent dans des fruits tels que la tomate, la pastèque, la goyave, la papaye, le pamplemousse). Le jus de grenade possède la plus forte capacité de destruction des radicaux libres ; extraits de fruits entiers, les jus de grenade vendus dans le commerce ont une activité antioxydante trois fois supérieure à celle du vin rouge et du thé vert.

Dans le cadre de la fertilité féminine, l'effet bénéfique des antioxydants n'a pas été démontré. En ce qui concerne la fertilité masculine, l'emploi d'antioxydants en cas d'altération spermatique fait l'objet d'un intérêt croissant et a donné des résultats satisfaisants, mais il s'adresse uniquement à des hommes infertiles et se fait sur prescription médicale.

L'usage d'antioxydants chez des hommes *a priori* sans pathologie n'a pas encore été étudié. Attention donc à l'automédication et à la prise de compléments alimentaires, dont l'innocuité n'est pas avérée ; les doses optimales ne sont pas toujours connues, et certains constituants risquent d'avoir des effets contraires à ceux recherchés.

La lutte contre les radicaux libres

Les radicaux libres sont des molécules instables produites par l'organisme. Quand elles sont trop nombreuses, ces molécules deviennent toxiques pour les cellules. Elles provoquent alors une réaction en se fixant sur certaines cellules ; elles oxydent certaines protéines, ainsi que l'ADN et les membranes, formées de lipides, de certaines cellules. Lorsque le système de protection est submergé par un apport excessif en radicaux libres, le stress oxydant, ou oxydatif, devient une situation pathologique : il provoque une « souffrance » des tissus, représente un facteur d'inflammation et de mutation des cellules, et il est accusé d'être à l'origine ou coresponsable de nombreuses pathologies telles que le cancer, l'accident vasculaire cérébral et la maladie d'Alzheimer.

Dans le cadre de la reproduction, l'action des radicaux libres a été démontrée sur les spermatozoïdes ; ils semblent jouer un rôle néfaste, en particulier sur la tête des spermatozoïdes, qui contient le matériel génétique.

Les acides aminés

Un acide aminé est une molécule organique qui compose les unités structurales de base des protéines. Notre code génétique en comporte vingt-deux. Parmi eux figurent des acides aminés appelés « essentiels » – ou indispensables –, parce qu'ils ne peuvent pas être fabriqués par l'organisme ; il est donc crucial que l'alimentation les apporte. Ils sont au nombre de huit : l'isoleucine, la leucine, la lysine, la méthionine, la phénylalanine, la thréonine, le tryptophane et la valine. À l'instar de tous les acides aminés, ces acides aminés essentiels se trouvent dans les protéines alimentaires, qu'elles soient d'origine animale ou végétale.

L'action de la carnitine et de l'arginine

• Composé synthétisé par l'organisme à partir de la lysine et de la méthionine, la carnitine intervient dans l'utilisation des graisses afin de produire l'énergie nécessaire au corps. Une insuffisance en carnitine a souvent été retrouvée en cas d'asthénospermie ou d'oligospermie – quand les spermatozoïdes sont lents, ou en nombre insuffisant. La carnitine se trouve avant tout dans la viande rouge et les produits laitiers.

• Acide aminé synthétisé par l'organisme, l'arginine a une action sur la mobilité des spermatozoïdes ; associée au zinc, elle augmente l'abondance du sperme. Elle se trouve avant tout dans les céréales (le riz brun, le sarrasin, l'avoine), la viande rouge, le poisson et les produits laitiers.

L'importance des oméga-3

Dans la famille des lipides, il existe trois sortes d'acides gras : les acides gras saturés, les acides gras mono-insaturés et les acides gras poly-insaturés. Parmi ces derniers, les plus importants et désormais célèbres sont les oméga-3 et les oméga-6, des acides gras essentiels ; incapable de les synthétiser, notre organisme doit absolument les trouver dans l'alimentation.

Au même titre que les acides aminés essentiels, les acides gras jouent un rôle central. Dans les pays industrialisés, l'alimentation moderne apporte en général trop d'acides gras saturés et, parmi les acides gras poly-insaturés, trop d'oméga-6.

• Les oméga-3 entrent dans la composition des enveloppes cellulaires, en particulier celle des spermatozoïdes. Ils tendent également à accroître la sensibilité à l'insuline ; chez la femme, une hyperinsulinémie – une quantité d'insuline trop forte – provoque une sécrétion trop importante d'hormones masculines.

• Les aliments riches en oméga-3 sont les huiles végétales (l'huile de cameline, de noix, de colza, de germe de blé, de soja, d'olive), les graines de lin, la noix, le germe de blé, les huiles de poisson, les poissons gras, les légumes (le cresson, les choux, l'épinard), les aliments enrichis en oméga-3.

Que penser des compléments multivitaminés ?

Certains laboratoires proposent des compléments destinés à accroître la fertilité, qui sont en général constitués de vitamines, de minéraux et d'antioxydants. Aucune étude scientifique de qualité n'a évalué l'intérêt de telles combinaisons.

Dans le cas spécifique d'hommes infertiles, une étude récente a fait le bilan sur les antioxydants – les vitamines C et E, la vitamine B9 ou acide folique, le zinc, le sélénium, les caroténoïdes et la carnitine – et semble révéler une tendance vers une amélioration des valeurs spermatiques. Mais cela reste insuffisant à ce jour.

Dans tous les cas, un avis médical s'impose, car l'automédication risque de provoquer des effets inverses à ceux recherchés.

Les faux sucres sont-ils nocifs ?

• Les effets sur le fœtus des succédanés de sucre tels que l'aspartame restent méconnus. Cependant, deux études récentes concernant les dangers potentiels de l'aspartame ont alerté l'opinion : une étude danoise a révélé que l'aspartame augmenterait le risque de cancer du poumon et du foie, ainsi que celui de l'accouchement prématuré (de 38 %) ; une étude italienne a également retrouvé un risque accru des deux cancers, ainsi que l'augmentation de la fréquence de tumeurs précoces chez des animaux exposés, dès la vie fœtale, à de faibles doses d'aspartame. Ces deux études demandent à être confirmées. Il est donc préférable de recourir à des solutions plus naturelles ou, mieux encore, de se passer de succédanés de sucre. Il est bon de toujours lire les étiquettes, avant tout celles des produits allégés.

• La saccharine et le cyclamate sont deux édulcorants à éviter avant la conception et pendant la grossesse. En effet, un effet cancérigène a été observé chez l'animal ; à ce jour, aucune étude n'a été menée sur leur toxicité et leur influence sur la fécondité. Par prudence et selon le principe de précaution, ils sont classés dans la catégorie des produits potentiellement dangereux.

• Les polyols, ou sucres modifiés – le maltitol ou le sirop de maltitol (E965), le sorbitol (E420) et le xylitol (E967) –, sont des édulcorants moitié moins caloriques que le saccharose. À ce jour, aucun effet toxique n'a été signalé ; en revanche, leur surconsommation possède des effets laxatifs.

• Par ailleurs, dans certains produits tels que les sodas *light*, le problème ne vient pas tant de l'édulcorant que des autres composants tels que la caféine, ou d'autres additifs, dont la toxicité est suspectée pour le fœtus.

Le soja est-il déconseillé ?

De nos jours, le soja est très présent dans l'alimentation : les industriels de l'agroalimentaire proposent du tofu, du soja liquide et des desserts à base de soja enrichis en calcium, des gâteaux dont la composition intègre du soja, des produits végétariens tels que des soupes ou des steaks de soja…

Si le soja protège le système cardiovasculaire de l'adulte – et éventuellement du fœtus –, il n'en reste pas moins une source importante de phytoœstrogènes, plus particulièrement d'isoflavones : appartenant à la famille des flavonoïdes, les isoflavones présentent une grande similarité avec l'œstradiol, une hormone féminine ; ils imitent l'effet des œstrogènes endogènes. Des études ont démontré, chez l'animal, que des isoflavones consommés par la mère avaient un rôle de perturbateur endocrinien sur ses petits. On soupçonne donc qu'une consommation importante de soja provoquerait un risque de problèmes hormonaux pour l'enfant.

Aussi, l'Institut national de prévention et d'éducation pour la santé (INPES) et l'Agence nationale de sécurité sanitaire de l'alimentation, de l'environnement et du travail (ANSES) recommandent aux femmes enceintes de limiter à un produit par jour leur consommation de soja, d'extraits de soja ou de compléments alimentaires composés de phyto-œstrogènes. Une telle consommation est interdite aux femmes ayant déjà eu un cancer du sein.

Les hommes seraient également sensibles à ces phyto-œstrogènes ; en effet, les grands amateurs de soja ou de ses dérivés – qui en prennent tous les jours – auraient moins de spermatozoïdes que les autres.

Attention à la caféine

Il semble raisonnable de limiter sa consommation de café à l'équivalent de deux tasses par jour ; il faut également se méfier des autres sources de caféine telles que le thé, le chocolat, le maté – une infusion traditionnelle sud-américaine –, les sodas au cola, certaines boissons énergétiques à base de guarana ou encore certains médicaments (voir aussi le chap. 5, p. 71).

Chez les femmes, la caféine a été incriminée dans l'augmentation du taux de fausses couches ; constituant un vasoconstricteur – elle réduit le calibre des vaisseaux sanguins –, elle risque donc, si elle est prise en excès, de diminuer la vascularisation de l'utérus et d'affecter l'implantation de l'embryon.

Chez les hommes, la caféine pourrait, d'une manière paradoxale, accroître la vitesse de progression des spermatozoïdes ; elle a même été utilisée *in vitro* pour stimuler des spermatozoïdes trop lents. L'effet néfaste d'un excès de caféine n'a pas été démontré.

Éviter les acides gras trans

Figurant parmi les acides gras insaturés, les graisses « trans » tirent leur nom de leur définition chimique – qui précise la position des molécules les unes par rapport aux autres.

Tandis que certains acides gras trans sont d'origine naturelle – et se trouvent dans la viande et les produits laitiers –, la plupart, et les plus dangereux pour la santé, sont obtenus par des procédés industriels tels que l'hydrogénation : de l'hydrogène et de l'eau sont insufflés dans une huile afin de rendre un liquide solide – ainsi est née la margarine au début du XXe siècle. Cette technique a de nombreux avantages : la graisse obtenue résiste à la chaleur ; et, surtout, cela permet de donner plus de volume à des produits en recourant à moins de matière première.

Largement utilisés par l'industrie agroalimentaire, les acides gras trans se trouvent dans la boulangerie industrielle, les plats préparés, les pâtes à tartiner, les margarines et tous les aliments qui portent sur leur étiquette la mention « huile végétale hydrogénée » ou « partiellement hydrogénée ». Il convient donc de privilégier les produits issus de l'agriculture biologique, qui mentionnent sur leur étiquette « huile végétale non hydrogénée »…

Néfastes pour la santé – en particulier parce qu'ils augmentent le « mauvais » cholestérol –, les acides gras trans semblent également diminuer la fertilité masculine et féminine. Des pays tels que le Danemark et le Canada ont pris des dispositions pour en interdire ou en limiter la consommation.

La qualité de l'eau

En règle générale, les grandes agglomérations possèdent un réseau d'eau potable de qualité, garantie sans plomb et avec un taux de nitrates contrôlé ; la règlementation est de 50 mg/l au maximum pour un adulte et de 25 mg/l au maximum pour une femme enceinte. En revanche, dans de petites communes, il est bon de se renseigner sur la qualité de l'eau ; cette dernière doit être affichée par la mairie et, une fois par an, communiquée sur l'une des factures d'eau.

Du fait de cette diversité de qualité, il paraît raisonnable de boire de l'eau minérale en bouteille dans certaines régions, et, dans d'autres, de l'eau du robinet, qui apportera la sécurité souhaitable.

Les eaux de source

Les eaux appelées « eaux de source » sont naturellement propres à la consommation. Parfois, des éléments instables en ont été retirés, par exemple les gaz, le fer ou le manganèse, et les eaux peuvent être par la suite regazéifiées. À noter : aux États-Unis, une eau de source peut avoir été traitée chimiquement.

Les eaux minérales

Une eau minérale est une eau de source qui possède des propriétés naturelles spécifiques ; sa teneur en certains minéraux et oligoéléments lui confère ses vertus thérapeutiques. En France, une eau est déclarée « eau minérale » quand elle a été reconnue bénéfique pour la santé par l'Académie de médecine. À l'instar des eaux de source, les eaux minérales ne sont pas traitées chimiquement.

Toutes les eaux ne conviennent pas à tout le monde et tout le temps ; ainsi, celles qui sont fortement minéralisées sont à consommer avec modération. Une eau riche en sodium, par exemple Vichy Saint-Yorre, Vichy Célestins ou Quézac, est à déconseiller si vous présentez une tendance à l'hypertension artérielle.

Les carafes filtrantes

Si vous souhaitez filtrer l'eau du robinet afin d'atténuer, en particulier, sa teneur en plomb, en calcaire, en nitrates, en pesticides et en chlore, vous pouvez utiliser une carafe filtrante. Attention : vous diminuez aussi la teneur en calcium et en magnésium de l'eau consommée. Il convient de changer régulièrement sa cartouche, selon les indications du fabricant ; sinon, votre carafe deviendra un vrai nid à microbes et peu également relarguer les substances toxiques stockées.

Chapitre 2
Les méfaits du stress

Dans le langage courant, le terme « stress » tend à désigner un mal-être, dont il peut être difficile de cerner les conséquences véritables. Au sens strict, le stress constitue avant tout la réponse de notre organisme à une attaque – lors d'un conflit, d'une menace ou face à un effort important à fournir. Selon la violence de l'agression, qu'elle soit physique ou morale, et selon le ressenti, l'organisme se place en situation d'alerte et active un processus hormonal et nerveux. Si le stress peut être bénéfique et salvateur quand la réponse correspond à la situation donnée, parfois – et de plus en plus souvent dans les conditions imposées par la vie moderne –, ce système de protection se voit sollicité à tort ou à raison ; trop fréquente, cette sollicitation met le corps en éveil permanent et stimule exagérément le réseau hormonal. C'est là qu'une relation entre le stress et l'infertilité peut être évoquée.

Les hormones du stress et les hormones sexuelles

En cas d'alerte, le stress déclenche la stimulation de plusieurs lieux de production d'hormones ; l'un des principaux est l'axe formé par l'hypothalamus, l'hypophyse et les glandes surrénales. Il en résulte la sécrétion de cortisol – qui se constitue à partir d'une hormone corticotrope, ou adrénocorticotrophine (ACTH) –, le cortisol étant considéré comme l'hormone du stress la plus importante.

Le système sympathique réagit également ; des décharges d'adrénaline – une hormone de la famille des catécholamines – mettent alors le corps en éveil : l'état de vigilance devient extrême, le rythme cardiaque s'accélère, les contractions du cœur ainsi que la pression artérielle augmentent, les bronches ainsi que les pupilles se dilatent…

Le contrôle de l'hypothalamus

Situé au centre du cerveau, l'hypothalamus est un organe du système nerveux central ; il est en connexion directe avec l'hypophyse.

L'hypothalamus sécrète une neurohormone, la gonadolibérine (GnRH), qui est diffusée d'une manière pulsatile dans le sang ; cette hormone agit sur les cellules de l'hypophyse :

- chez la femme, ces cellules libèrent l'hormone folliculo-stimulante (FSH), qui entraîne la croissance des follicules, ainsi que l'hormone lutéinisante (LH), responsable de l'ovulation ;
- chez l'homme, en synergie avec l'hormone LH et d'une manière indirecte, l'hormone folliculo-stimulante (FSH) active la fabrication des spermatozoïdes dans les testicules et stimule des cellules sensibles à la testostérone.

Le rôle de l'hypophyse

Sur le plan biologique, l'hypophyse – une glande endocrine située à la base du cerveau – est considérée comme le chef d'orchestre d'une grande partie du système hormonal ; elle constitue le siège du déclenchement non seulement des hormones du stress, mais également de celles qui sont responsables de la sécrétion des hormones sexuelles.

À de nombreuses reprises, la médecine a rapporté l'histoire de femmes n'ayant plus de règles à la suite d'un stress important. De la même manière, les sportives de haut niveau telles que les marathoniennes, qui soumettent leur corps à un stress physique, ont souvent des cycles menstruels perturbés, voire une absence de cycle ; ainsi, l'aménorrhée est 4 à 20 fois plus fréquente parmi les athlètes que dans la population générale.

Les hormones sécrétées par l'hypophyse

- L'hormone de croissance (GH, ou *Growth Hormone*).
- La prolactine.
- L'hormone folliculo-stimulante (FSH).

- L'hormone lutéinisante (LH).
- La thyréostimuline (TSH), qui aide à la sécrétion des hormones thyroïdiennes.
- L'hormone adrénocorticotrope (ACTH).
- L'hormone mélanotrope (MSH), qui entraîne la sécrétion de mélanine.
- La vasopressine, hormone antidiurétique, et l'ocytocine, intervenant en particulier au moment de l'accouchement, sont fabriquées par l'hypothalamus et sécrétées au niveau de la partie postérieure de l'hypophyse.

La sécrétion de prolactine

Lors d'un stress, l'hypophyse fabrique également des quantités accrues de prolactine :

• chez la femme, cette hormone intervient avant tout, au cours de l'allaitement, dans la stimulation de la production de lait par les cellules alvéolaires du sein, et, lors de la croissance, dans l'apparition des seins. La prolactine semble également posséder une influence sur la sécrétion de l'hormone lutéinisante (LH) et de l'hormone folliculo-stimulante (FSH), des hormones essentielles au développement des follicules et à la synthèse des hormones sexuelles responsables de l'ovulation. Des niveaux élevés de prolactine risquent donc de retentir sur le cycle et perturber l'ovulation ;

• chez l'homme, la sécrétion de prolactine peut causer des troubles de la libido, une impuissance, une gynécomastie – la croissance des seins – et une oligospermie – un nombre insuffisant de spermatozoïdes.

L'exemple des sportifs

Chez les sportifs de l'extrême, qui s'exposent à un stress physique hors du commun – les marathoniens, les hommes pratiquant une course et un raid pendant 12 h... –, une chute importante des valeurs spermatiques a parfois été notée.

En 2009, à la 25e conférence de la Société européenne de reproduction et d'embryologie humaines, le Pr Diana Vaamonde, de l'université de Cordoue, a révélé que, selon les observations de son équipe, l'importance des anomalies de morphologie des spermatozoïdes est proportionnelle à celle de l'entraînement à vélo. Les athlètes témoignant le plus d'altérations sont les triathlètes, qui pratiquent la natation, le vélo et la course à pied. Plus l'effort est intense, plus le seuil d'anormalité est élevé – un seuil atteint dans les problèmes significatifs d'infertilité.

L'esprit et le corps

On ne comprend pas encore entièrement comment le stress entre en relation avec le système reproducteur. Depuis une trentaine d'années, une discipline appelée « psycho-neuro-immunologie » est née : elle explore les interactions hormonales sur l'organisme et précise les rapports existant entre le système immunitaire et le système neuro-endocrinien. L'esprit et le corps sont non seulement liés, mais indissociables ; il n'est donc guère surprenant que le stress puisse avoir un effet négatif sur la fécondité.

Le stress peut également influencer la libido, provoquer des problèmes d'érection chez l'homme, ainsi que de désir de part et d'autre. Dès lors, le couple diminue la fréquence de ses rapports sexuels, ce qui risque aussi, bien entendu, de réduire leur fertilité.

Par ailleurs, en réponse à un stress, une suralimentation est fréquemment observée, avant tout chez les femmes. Les cellules graisseuses perturbent l'équilibre hormonal et peuvent affaiblir une fertilité déjà précaire.

Le stress et l'infertilité témoignent souvent d'une relation circulaire ; l'un ou l'autre peut accroître une difficulté latente et créer ainsi un cercle vicieux. Ne pas réussir à concevoir est une situation stressante pour un couple infertile, ce qui augmente son niveau de stress et aggrave encore le problème.

Les troubles et les traumatismes psychologiques

Selon une théorie dont les premiers travaux remontent au milieu du xxe siècle, des causes psychiques étaient invoquées dans la moitié des cas d'infertilité : une anxiété inconsciente relative à des difficultés d'ordre sexuel, des blocages, une ambivalence à l'égard d'une maternité non assumée, un complexe d'Œdipe non résolu, un conflit d'identité… – de quoi culpabiliser davantage encore les couples qui ne parvenaient pas à obtenir de grossesse, en leur laissant entendre que leur stress mental était à l'origine de leur infertilité.

Bien que ces conceptions soient encore largement répandues, les avancées de la science ont prouvé l'importance de la psychopathologie et ont également démontré qu'il existe peu de preuves scientifiques étayant le rôle des facteurs de personnalité comme cause d'infertilité. Ces preuves sont difficiles à établir du fait d'une certaine subjectivité dans l'appréciation des troubles psychologiques comme de la difficulté à mettre en évidence un lien de causalité entre ceux-ci et l'infertilité. Cela n'écarte pas pour autant l'importance des motifs psychologiques, car des traumatismes risquent, bien entendu, de retentir sur la reproduction, y compris d'une manière inconsciente.

Les causes psychologiques

Les causes psychologiques d'infertilité sont difficiles à mettre en évidence, et leur prise en charge, qu'elle soit psychologique, psychiatrique ou psychanalytique, est souvent longue. Avant de l'engager, il faut s'assurer de l'absence de causes médicales, accessibles à un traitement.

Certaines situations familiales pathologiques peuvent être à l'origine d'une difficulté à concevoir ; tel est par exemple le cas des traumatismes subis pendant l'enfance – un viol, des sévices… –, ou d'autres, qui font redouter à une femme la maternité. Il a aussi été montré que les accidents de la grossesse – une malformation, une fausse couche tardive, le décès d'un nouveau-né… – pouvaient empêcher une femme d'envisager une grossesse. Les relations mère-fille ont également été étudiées afin d'analyser leur rôle dans une éventuelle infertilité. En résumant, on peut avancer que la grossesse constitue le phénomène qui marque la séparation ultime, la fille devenant mère à son tour. Dans le cadre de liens très fusionnels entre une fille et sa mère, l'angoisse inconsciente de cette séparation a été évoquée comme un blocage possible de la maternité.

Si l'influence de causes psychologiques est plus marquée chez les femmes, car elle peut intervenir à toutes les étapes de la grossesse – à l'ovulation, à l'implantation de l'embryon, à l'apparition d'une fausse couche… –, elle est également présente chez les hommes, en particulier lors de problèmes sexuels. Dans la plupart des cas, l'impuissance, par exemple, est d'ordre psychogène.

Par ailleurs, les couples qui suivent un traitement médical pour infertilité sont encouragés à bénéficier, en parallèle, d'un suivi psychologique. En effet, ce traitement est lourd et peut retentir sur l'homme ou sur la femme, ainsi que sur leur relation de couple ; cela est d'autant plus vrai quand la prise en charge se prolonge du fait d'échecs répétés.

Chapitre 3
Un recours aux médecines alternatives

Plébiscitées et largement répandues, les médecines alternatives – ou médecines douces, naturelles ou encore non conventionnelles – apportent, c'est indéniable, un bienfait à de nombreuses personnes. Effet placebo ou efficacité réelle ? Le débat reste ouvert. Si aucune toxicité n'est à craindre, est-il utile et pertinent de les bannir ? N'est-il pas présomptueux de les juger sans intérêt ? Si de nombreux médecins attendent des études fiables, aux protocoles irréfutables, avant de prescrire une prise en charge, il paraît aujourd'hui rétrograde de récuser d'emblée les méthodes alternatives.

Dans ce domaine, il existe de nombreuses approches qui sont destinées à favoriser votre fertilité ou à vous aider à gérer un excès de stress, néfaste pour votre projet de grossesse. En dehors de l'acupuncture rares sont les études scientifiques à s'être intéressées à ces diverses méthodes ; aussi n'ont-elles pas toujours été testées d'une manière rigoureuse. Nous les présentons donc avant tout à titre d'information plutôt que de conseil ; sans préjuger de leur efficacité, nous les avons classées par ordre alphabétique.

Avertissement

• Si vous décidez de choisir une ou plusieurs de ces méthodes alternatives, il est important de respecter des règles de sécurité.

• Parce qu'elles sont complémentaires, ces approches doivent être adjointes à la médecine traditionnelle, mais sans jamais la remplacer : à aucun moment il ne vous faut arrêter un traitement prescrit par votre médecin sans l'avertir. Attention : certaines plantes risquent d'interférer avec les médicaments classiques que vous prenez éventuellement.

• Votre médecin ou votre gynécologue doit être tenu au courant des techniques que vous avez adoptées, car le mélange de thérapies alternatives peut s'avérer dangereux – par exemple l'association de la phytothérapie, de l'aromathérapie et de l'homéopathie –, et des interactions sont également à craindre – certains traitements de phytothérapie sont, par exemple, incompatibles avec certains traitements de fécondation *in vitro*.

• Si des méthodes telles que l'acupuncture, l'homéopathie et l'ostéopathie sont largement utilisées, contrôlées et ne présentent *a priori* aucun risque, il en est autrement de certaines médecines, moins encadrées, qui recommandent l'absorption de principes actifs aux origines parfois inconnues. Attention aux thérapeutes consultés et aux principes actifs ingérés.

• Si un traitement alternatif vous est prescrit, soyez sûre de la compétence du praticien.

L'acupuncture

Voilà une discipline qui, si elle est pratiquée dans les règles de l'art, peut se révéler bénéfique et permettre de bien préparer son corps avant un projet de grossesse. L'acupuncture est la médecine naturelle qui a été le plus évaluée sur le plan scientifique – même si les résultats des multiples études restent, à ce jour, contradictoires –, y compris dans le domaine de l'infertilité.

Les principes

En médecine traditionnelle chinoise (voir p.47), le corps est sillonné de canaux, ou méridiens, aux multiples ramifications, dans lesquels circule l'énergie nécessaire à la vie – le *Qi*. Ces voies transportent des énergies qui relient les organes à la surface du corps ; un bon équilibre de ces énergies est le signe d'une bonne santé.

L'acupuncture consiste à piquer des zones ou des points très spécifiques du corps avec des aiguilles stériles très minces. Ces points d'acupuncture permettent d'accéder à l'énergie des méridiens ; ils sont comme des lieux de régulation, capables de modifier l'orientation des énergies. L'art de l'acupuncture consiste donc à réguler les énergies qui circulent dans les méridiens.

Les effets sur la fertilité

Souvent combinée avec des médicaments à base de plantes, l'acupuncture est employée depuis des siècles pour traiter certains problèmes de fécondité, avant tout dans la prise en charge de pathologies thyroïdiennes – en cas d'hypothyroïdie ou, au contraire, d'hyperthyroïdie –, de fausses couches à répétition et pour le syndrome des ovaires polykystiques (voir le chap. 7, p. 105), ainsi que pour certaines anomalies du cycle menstruel.

Selon certaines études, l'acupuncture peut augmenter le débit sanguin au niveau de l'endomètre, améliorer la qualité de celui-ci et augmenter les chances d'implantation de l'embryon. Selon plusieurs études réalisées sur des femmes traitées par acupuncture avant et après une fécondation *in vitro*, on a observé que les succès d'implantation embryonnaire étaient plus fréquents ; si d'autres études, moins concluantes, n'ont pas révélé d'effet bénéfique, aucune d'entre elles n'a, toutefois, signalé une diminution des chances de grossesse. Les résultats restent donc partagés, mais ils ont au moins le mérite d'exister.

Existe-t-il des risques ?

Il y a peu de risques à recourir à l'acupuncture avant la conception d'un enfant. Les seuls dangers qui pourraient exister seraient plutôt quand la grossesse a commencé, car il existe des points d'acupuncture à éviter : leur stimulation pourrait déclencher une fausse couche. Si vous souhaitez être suivie en acupuncture pour stimuler votre fertilité, il convient donc de vous adresser à un praticien aguerri.

Quand faut-il commencer ?

L'acupuncture pouvant être considérée comme une préparation de votre corps, les séances doivent débuter en amont du désir d'enfant ; un traitement commencé trois ou quatre mois auparavant permettra à l'acupuncteur de prendre le temps de « régler » les énergies et au corps de stabiliser ces acquis.

En cas de risque ou de récidive de fausse couche, le traitement peut être poursuivi jusqu'à la 12e semaine de grossesse, car le premier trimestre est la période la plus à craindre à ce sujet.

En cas de traitement de la stérilité – un transfert embryonnaire ou une insémination –, l'acupuncture peut être proposée autour du moment de l'implantation de l'embryon.

• Une séance coûte entre 50 et 80 €. Elle est remboursée par la Sécurité sociale sur la base du tarif conventionné s'il s'agit d'un médecin.

L'aromathérapie

L'aromathérapie est fondée sur l'usage des huiles essentielles. Ces essences concentrées de végétaux ne sont pas utilisées pures – ou très rarement, et sur prescription médicale – et sont additionnées à une huile végétale, à une crème ou parfois à de l'eau.

Les applications

L'une des applications possibles est la diffusion des huiles essentielles dans l'atmosphère au moyen d'un brûle-parfum ou d'un diffuseur électrique, ou bien l'inhalation – dans un bol d'eau chaude et sous une serviette. L'application la plus fréquente reste la voie transcutanée par l'intermédiaire du bain ou du massage.

Les effets sur la fertilité

Selon les aromathérapeutes, le massage relaxant complet du corps, associé à l'usage de certaines huiles essentielles telles que la rose de Damas, le géranium, la bergamote, le néroli et l'ylang-ylang, pourrait améliorer la fertilité ; les huiles utilisées en aromathérapie agiraient par le biais des nerfs olfactifs, des nerfs reliés à une zone du cerveau impliquée dans la sécrétion et la régulation hormonales.

Les huiles à éviter

Attention : certaines huiles essentielles sont considérées comme dangereuses pendant la grossesse et d'autres sont connues pour déclencher la menstruation. Pendant la période qui précède la conception, évitez la camomille, la sauge sclarée et le romarin. Les huiles essentielles sont à considérer comme des produits actifs : vous devez en parler à votre médecin.

L'ayurvéda, ou médecine ayurvédique

Pratiqué en Inde et au Sri Lanka, l'ayurvéda – ou science de la force vitale – est à la fois une sagesse et une médecine traditionnelle globale.

La médecine ayurvédique intègre en particulier dans sa pratique l'exercice physique, le régime alimentaire et la détoxification du corps, ainsi qu'une forme de phytothérapie.

- Une séance coûte entre 60 et 90 €.

L'étiopathie

Proche de l'ostéopathie, cette discipline assez récente, datant de 1963, aborde la cause de la pathologie par un traitement manuel – des os et des viscères. Elle est considérée comme une méthode manuelle non conventionnelle se rapprochant des techniques de reboutement.

- Le coût d'une séance varie selon l'étiopathe.

L'homéopathie

Décriée par certains et adulée par d'autres, l'homéopathie est utilisée dans le domaine de la fertilité pour aider le corps à retrouver son équilibre.

Les principes

Un des fondements de l'homéopathie est d'utiliser, afin de s'en prémunir, la même substance active qui provoque les symptômes, mais à des dosages extrêmement faibles. L'un des principes majeurs est le « principe de similitude », ou la « rencontre des semblables » : la substance qui a généré le mal peut également le diminuer si elle est administrée à une dose infinitésimale. En effet, seule une petite quantité d'un remède spécifique est nécessaire pour aider le corps à se guérir lui-même.

Les préparations sont faites à partir d'une teinture mère, qui va être diluée. Le CH (centésimale hahnemannienne, du nom de Samuel Hahnemann, l'inventeur de l'homéopathie) qui est indiqué sur la préparation correspond au taux de dilution, chaque dilution se faisant de 100 en 100 : par exemple, une préparation de 5 CH signifie que la teinture mère a été diluée à 100 fois son volume, puis de nouveau à 100 fois, et cela 5 fois de suite.

Pour la fertilité féminine

Amplement utilisée dans le cadre de la fertilité, l'homéopathie est indiquée pour réguler les cycles menstruels, pour aider un traitement en assistance médicale à la procréation (AMP), à la suite d'une fausse couche – on parle alors de « nettoyage pour chasser les fantômes de fausse couche » – ou encore pour lutter contre le stress – *Ignatia amara* et *Gelsemium*.

Le traitement destiné à faire baisser l'hormone folliculo-stimulante (FSH) utilise *Agnus castus* : la plante est le gatillier – également appelé « poivre du moine », ou « agneau-chaste »... –, qui est employé en phytothérapie pour ses propriétés anti-œstrogéniques ; il est également prescrit pour lutter contre les xéno-œstrogènes, ces perturbateurs endocriniens qui peuvent se trouver dans l'eau ou dans l'alimentation.

Des mélanges spécifiques sont conçus pour être pris avant la conception d'un enfant : il s'agit d'un complément comprenant des vitamines B1, B2, B3, B9, C et E, des oligoéléments tels que le cuivre et le zinc, et les préparations *Ovarinum*, *Folliculinum*, *Luteinum* ou *Progesteronum*.

Pour la fertilité masculine

L'homéopathie propose aux hommes des formules et des préparations pour augmenter le nombre de spermatozoïdes, traiter l'azoospermie ou la nécrospermie – une absence de spermatozoïdes ou un pourcentage important de spermatozoïdes morts –, ainsi que l'OATS, ou oligoasthénotératospermie – quand les spermatozoïdes sont trop peu nombreux, trop lents et d'une forme anormale.

Parmi les prescriptions figurent *Lycopodium*, *Gelsemium*, *Tribulus terrestris*, *Amphosca à l'orchite*, *Aurum metallicum*, *Ergysil nutergia*, Testosterone et du silicium organique.

L'homéopathie est souvent utilisée. Toutefois, il convient de regretter le manque d'études réalisées dans le domaine de la fertilité.

• La consultation est remboursée par la Sécurité sociale sur la base du tarif conventionné s'il s'agit d'un médecin.

L'hypnothérapie

Cette forme de psychothérapie, qui implique une relaxation intense, vise à aider la personne à transformer ses pensées ou ses comportements négatifs en des réflexions ou des actions positives ; selon les principes de l'hypnothérapie, la partie inconsciente de nos pensées serait réceptive, pendant les séances, aux suggestions du thérapeute. D'une manière indiscutable, les expériences menées sur l'analgésie, en remplaçant l'anesthésie par l'hypnose, ont obtenu des résultats surprenants.

Il existe également des méthodes de relaxation par autohypnose, telles que le training autogène de Schultz ; décrites depuis 1920, elles firent le succès des salles de gymnastique, très en vogue à cette époque durant laquelle débuta le mouvement du culte du corps. Toutes ces techniques permettent de réduire le stress et les tensions neuromusculaires et psychiques afin de calmer le corps et l'esprit.

L'autohypnose

Pour pratiquer une de ces méthodes d'autorelaxation, il vous suffit de disposer d'un endroit tranquille, de vous allonger confortablement et de vous créer des images mentales représentant un lieu naturel, calme et serein – un bord de mer, une rivière…

Cette méthode comporte quatre phases, chacune d'entre elles devant être parfaitement acquise avant de passer à la suivante : la première étape consiste à ressentir la lourdeur de vos membres ; puis vous chercherez à ressentir la chaleur de votre corps ; puis à ressentir les battements de votre cœur ; puis votre respiration… Le but est d'éliminer vos tensions neuromusculaires et psychiques afin de calmer votre corps et votre esprit.

L'apprentissage de cette méthode nécessite de suivre un cycle de cours dirigé par un professionnel ; ensuite, vous pourrez reproduire chez vous les exercices. Leurs effets sont plus importants et plus durables que ceux pratiqués dans le cadre de méthodes de relaxation plus brèves.

• Le coût d'une séance varie beaucoup selon l'hypnothérapeute.

La médecine traditionnelle chinoise

Amplement développée en Europe, la pratique de la médecine traditionnelle chinoise regroupe non seulement l'acupuncture (voir p. 41), certaines techniques de massage, mais également une phytothérapie (voir p. 49).

Les traitements pour infertilité

Fondée sur les principes du yin et du yang, la médecine chinoise recourt aux plantes pour certains traitements de préparation du corps à la fécondité et dans les cas d'infertilité.

Attention : des intoxications et des complications graves ont été provoquées par l'ingestion de plantes mal choisies ou toxiques ; souvent, c'est l'acquisition de plantes par Internet, sur des sites non homologués et douteux, qui a généré ces accidents. Achetez uniquement des plantes dont l'origine et la qualité sont garanties ; vérifiez la compétence des personnes qui vous les prescrivent.

L'ostéopathie

L'ostéopathie considère le corps dans sa globalité et vise à rééquilibrer les rapports entre ses diverses parties. Selon la réglementation de 2007, cette discipline regroupe « des manipulations ayant pour seul but de prévenir ou de remédier à des troubles fonctionnels du corps humain, à l'exclusion des pathologies organiques qui nécessitent une intervention thérapeutique, médicale, chirurgicale, médicamenteuse ou par agents physiques ».

L'ostéopathie gynécologique

La spécialité en gynécologie n'est autorisée qu'aux seuls professionnels de santé – médecins, mais aussi kinésithérapeutes, sages-femmes et infirmiers – formés en ostéopathie.

Les indications préférentielles sont les règles douloureuses et les dyspareunies, ou douleurs lors des rapports sexuels. En cas d'infertilité, l'ostéopathie peut également être proposée. Elle nécessite, bien entendu, un bilan préalable établi par le gynécologue, ainsi que tous les examens qu'il a prescrits, par exemple un bilan hormonal ou une hystérographie – une radiographie de l'utérus et des trompes.

En général, la consultation en ostéopathie gynécologique se déroule en trois séances :

- la première séance est, classiquement, une révision et une réharmonisation du corps ;

- la deuxième séance est composée d'une vérification des résultats de la révision de la première séance, ainsi que de la première intervention gynécologique. Souvent, cette intervention peut chercher à remobiliser l'utérus, en agissant ainsi sur la fluidité des éléments artério-veineux, afin de relancer une meilleure vascularisation ;

- la troisième séance est uniquement gynécologique.

Les deuxième et troisième séances se déroulent dans la période comprise entre la fin des règles et l'ovulation. À la suite de ces manipulations, des règles fortement hémorragiques peuvent être observées.

Pour les hommes

L'ostéopathie peut être indiquée dans le cas d'une mauvaise qualité de sperme, qui a été validée par un spermogramme. Parfois, des lombalgies récidivantes reflètent un problème de prostate ; l'ostéopathe peut alors décider de faire un toucher prostatique afin d'agir sur un problème circulatoire.

Pour vérifier les résultats d'une séance et avant de refaire un spermogramme, il convient de patienter trois mois – le temps de la spermatogenèse.

• Une séance coûte entre 50 et 120 € ; la consultation est remboursée par la Sécurité sociale sur la base du tarif conventionné s'il s'agit d'un médecin. Selon le contrat choisi, certaines mutuelles remboursent un forfait annuel.

La réglementation de l'ostéopathie

Depuis 2007, les praticiens ayant le droit d'exercer en France sont :

- les médecins, les sages-femmes, les kinésithérapeutes et les infirmiers formés en ostéopathie et titulaires d'un diplôme ;
- les ostéopathes exclusifs, qui ont obtenu le diplôme d'ostéopathie après trois ans d'études dans une des écoles reconnues par l'État.

Les ostéopathes sont répertoriés par l'Insee dans la catégorie « Activités de santé humaine non classées ailleurs », au même titre, par exemple, que les chiropracteurs, les diététiciens ou les psychologues.

La phytothérapie

Sans conteste, la phytothérapie est le traitement médical le plus ancien du monde ; depuis des millénaires, les plantes ont été utilisées pour soigner et, en particulier, pour accroître la fertilité. Jusqu'au XVIIIe siècle, la plupart des médicaments étaient réalisés à base de plantes ; aujourd'hui, nombreux sont ceux dont les principes actifs sont extraits de plantes.

Les principes

Selon les phytothérapeutes, il est préférable de prescrire une plante plutôt que les molécules synthétisées. Avec des produits que certains considèrent comme très actifs, vous ne devez pas pratiquer l'automédication. Avant de vous conseiller une prescription personnalisée, un herboriste qualifié ou un pharmacien vous questionnera sur vos antécédents médicaux.

Les préparations sont souvent un assemblage de plusieurs plantes, et leur administration s'effectue de diverses façons – en teintures mères, en gélules, en infusions ou en cataplasmes. Le phytothérapeute doit en connaître l'origine ; évitez de passer des commandes sur des sites Internet à l'étranger, car le produit peut être falsifié ou de mauvaise qualité.

Tandis que certains remèdes contiennent des composants chimiques, semblables aux hormones, d'autres affectent directement les organes de la reproduction. Attention si vous êtes sous traitement pour infertilité ou en protocole de fécondation *in vitro* : ne prenez aucune préparation de phytothérapie sensée influer sur la fertilité, car elle risque de réagir d'une manière négative avec votre traitement. En cas de doute, demandez toujours un avis médical.

Des plantes conseillées en phytothérapie

Destinés à améliorer la fertilité masculine et féminine, ces produits ne doivent pas être consommés sans l'avis d'un médecin ou d'un phytothérapeute qualifié.

Pour l'homme

- La yohimbine : extraite de l'écorce d'un arbre africain, elle est considérée comme un aphrodisiaque ; elle est donnée en cas d'impuissance.
- Le turnera diffus : il s'agit d'un tonique du système hormonal et sexuel.

Pour la femme

- L'aralia de Chine : elle est sensée régulariser les règles et l'ovulation. Attention : elle peut être dangereuse en début de grossesse.
- Le séneçon doré : considéré comme un tonique pour l'utérus, il favoriserait la régularité des cycles.

- Le chamaelire doré : tonifiant pour l'utérus et les ovaires, il favoriserait à la fois la fertilité féminine et masculine.
- Le gattilier : il est prescrit pour régulariser les cycles menstruels – en augmentant notamment la phase lutéale, la seconde partie du cycle, qui peut être trop courte à la suite d'une insuffisance en progestérone –, pour rétablir l'équilibre hormonal et pour abaisser la production de prolactine. Cette plante est également proposée aux femmes ayant un vieillissement ovarien prématuré.
- Le withania : il est conseillé aux hommes et aux femmes.
- Les infusions de trèfle violet (les fleurs du *Trifolium pratense*) : elles visent à rétablir l'équilibre acide/basique du vagin et de l'utérus.
- Les infusions de feuilles d'ortie (*Urtica dioica*) : l'ortie posséderait des propriétés de tonique utérin.
- Les infusions de feuilles de framboisier (variété de *Rubus*) : pour ses effets toniques sur l'utérus.
- Les gélules d'huile d'onagre : avant tout connue par les femmes pour les soins de la peau, l'huile d'onagre régulariserait les cycles menstruels en augmentant la production de progestérone naturelle.

La réflexologie

Selon cette discipline, chaque partie ou chaque fonction du corps est reliée à un point ou à une zone des pieds ou des mains ; on parle alors de réflexologie plantaire ou palmaire.

Au niveau du pied, la stimulation des terminaisons nerveuses, par des massages effectués avec les doigts, favorise la libération de l'énergie ; c'est le blocage de cette énergie qui provoque des dysfonctionnements.

Les indications

La réflexologie vise à traiter l'irrégularité des règles, l'absence d'ovulation, l'endométriose et le stress ; le système hormonal, et avant tout l'hypophyse, serait stimulé par les massages des zones réflexes correspondantes. La réflexologie améliore également la circulation sanguine de l'utérus et des trompes.

Si cette technique manuelle présente des indications pour stimuler la fertilité, il existe également des précautions d'usage et des contre-indications ; elle est déconseillée pendant la grossesse, en particulier au cours des trois premiers mois, ainsi que dans les cas de phlébites et de thrombo-phlébites.

La réflexologie s'intéresse également à la stimulation de la fertilité masculine ; le point de l'utérus correspond à celui de la prostate, le point des ovaires à celui des testicules, le point du trajet des trompes de Fallope à celui des canaux déférents.

- Une séance coûte entre 40 et 60 €.

La relaxation

Quel que soit votre état de santé, il est fondamental de consacrer quelques minutes par jour à vous relaxer.

L'intérêt de certaines méthodes de relaxation est de pouvoir les pratiquer vous-même, à votre domicile, sans avoir à vous déplacer dans un cabinet médical ou paramédical. La relaxation permet de lutter contre le stress qui, par définition, est contreproductif dans le cadre d'un projet de grossesse, naturel ou médicalement assisté (voir le chap. 17). Les principes de base de la relaxation devraient être enseignés à tous. Les techniques de relaxation sont diverses et appartiennent à toutes les cultures.

La première règle est l'introspection, c'est-à-dire la concentration sur vous-même. Cela vise à prendre conscience des tensions subies par votre corps :

- asseyez-vous dans un endroit calme ou, mieux, allongez-vous confortablement ;
- faites le vide en vous concentrant uniquement sur votre respiration ;
- inspirez profondément trois fois de suite ; à la fin de chaque inspiration, bloquez votre respiration, comptez jusqu'à 3, puis expirez doucement ;

• contractez puis relâchez un à un tous les groupes musculaires de votre corps, en commençant par les pieds et en finissant par le visage ;

• finissez ces quelques minutes de relaxation en reprenant le premier exercice : trois inspirations bloquées et une expiration lente.

La sophrologie

Parmi les techniques de relaxation et de connaissance de soi qui permettent de gérer le stress, la sophrologie tient une place importante. Elle se fonde sur le principe qu'une action positive menée sur les plans physique et moral se répercute sur le plan physiologique, rétablissant l'équilibre entre les émotions, les pensées et le corps. À l'instar des autres méthodes de relaxation, elle utilise la respiration profonde et les exercices sur soi. Après avoir suivi quelques séances guidées, vous pourrez pratiquer seule la sophrologie, à des moments que vous choisirez.

La sophrologie recourt à trois états de conscience : la conscience ordinaire, étudiée par la psychologie ; la conscience pathologique, étudiée par la psychiatrie ; la conscience sophronique, située entre l'état de veille et le sommeil et qui permet d'accéder à la sérénité, étudiée par la sophrologie.

Les séances sont individuelles ou collectives.

• Une séance coûte 50 € environ.

Le yoga

À la fois philosophie et discipline d'ascèse, de méditation et d'exercice physique, le yoga peut jouer un rôle dans votre projet de préparation en vous aidant à harmoniser le corps et l'esprit : c'est avec davantage de sérénité que vous pourrez aborder votre future grossesse. De nombreuses méthodes de relaxation et de connaissance de soi trouvent en partie leurs fondements dans les principes du yoga : les postures (*asanas*), la respiration (*pranayama*), la relaxation (*shavasana*), une alimentation saine (*sattvic*), la pensée positive et la méditation (*dhyana*).

Les postures

Les postures visent à assouplir le corps ; leur apprentissage doit être surveillé. Si vous êtes débutante, suivez des cours afin d'acquérir la bonne position et permettre à votre corps de s'adapter lentement à ces modes posturaux complexes.

La respiration

La respiration est un temps essentiel dans la pratique du yoga. Une bonne respiration est profonde, lente et rythmée.

La relaxation

Il n'y a pas de relaxation possible si les deux temps précédents ne sont pas maîtrisés, c'est-à-dire si vous n'avez pas acquis les principes des postures et de la respiration contrôlée. Dans la gestion du stress, la relaxation est indispensable.

Une alimentation saine

L'alimentation, ou la diète yogique, est végétarienne ; elle est composée d'aliments naturels, de préférence issus de l'agriculture biologique, non transformés et facilement assimilables. En cette période de conception, ne négligez pas les protéines, qui restent indispensables pour votre santé et celle de votre futur bébé.

La pensée positive et la méditation

Il s'agit du principe clé pour atteindre une meilleure santé mentale et un bien-être physique ; il faut au préalable avoir acquis les quatre points précédents et s'astreindre à une méditation régulière. Selon les yogis, l'esprit ainsi maîtrisé permet le contrôle de son corps et de sa santé.

- Le yoga est pratiqué dans de nombreuses structures.

Des règles à suivre

• Ne prenez pas, de votre propre initiative, des compléments vitaminés. Évitez toute autoprescription, car une surconsommation risque d'être néfaste. Si vous manquez d'un micronutriment, votre médecin est là pour vous conseiller.

• D'une manière générale, dans les pays industrialisés, une alimentation saine, variée et équilibrée fournit les apports nutritionnels nécessaires à l'organisme. Si une insuffisance, voire une carence s'installe, en particulier en vitamines B9, B12 et E, une supplémentation peut se révéler utile. En respectant quelques principes alimentaires, vous pourrez favoriser cet équilibre.

• Deux mois au moins avant la conception, votre médecin vous prescrira une supplémentation en vitamine B9, ou acide folique, qui prévient les risques de non fermeture du tube neural, ou *spina bifida*.

• Consommez trois produits laitiers par jour afin de vous constituer, avant la grossesse, un bon capital en calcium.

• Attention si vous êtes végétalienne : la vitamine B12 se retrouve exclusivement dans les aliments d'origine animale. Dans ce cas, assurez-vous de puiser suffisamment de vitamine B12 dans les aliments enrichis ou dans les compléments alimentaires.

• Diminuez vos apports en acides gras oméga-6. Pour cela, privilégiez les huiles végétales riches en oméga-3 – l'huile de cameline, de noix, de colza, de germe de blé, d'olive... – plutôt que l'huile de tournesol, de maïs ou d'arachide. Ne consommez pas d'huile de palme.

• Ne consommez pas de produits alimentaires dont l'étiquette mentionne comme ingrédient de l'« huile végétale hydrogénée », ou « partiellement hydrogénée », car ce sont des acides gras trans, qui semblent diminuer la fertilité.

• Évitez les produits tels que les sodas *light* qui contiennent des édulcorants, de la caféine et autres additifs risquant d'être toxiques pour le fœtus.

• N'abusez pas des produits à base de soja, en particulier les compléments alimentaires, car c'est une source de phyto-œstrogènes, qui risquent de provoquer des problèmes hormonaux.

• Réduisez votre consommation de caféine : une femme qui boit plus de deux tasses de café par jour aurait deux fois moins de chances de devenir enceinte. Attention également au thé, aux sodas au cola et à certaines boissons énergétiques, riches en caféine.

• Si l'eau du robinet de votre région n'est pas de bonne qualité ou a mauvais goût, choisissez de l'eau minérale en bouteille.

• Si réduire son stress est bénéfique, cela n'est pas toujours aisé à réaliser. Dans cette période d'avant la conception, il est donc important pour vous de préserver un état psychologique le plus serein possible.

• Si cela vous semble nécessaire, envisagez une préparation : assurez-vous que vous êtes prête, sur le plan émotionnel, à affronter une grossesse. Cette préparation peut être soit une bonne communication avec votre compagnon, soit l'inscription à un cours de relaxation, collectif ou individuel. De nombreuses méthodes existent ; certaines privilégient les assouplissements, le relâchement musculaire ou la maîtrise de la respiration, la plupart d'entre elles se fondant sur les mêmes principes.

• Si la perceptive d'une grossesse vous semble très préoccupante, au point de craindre de ne pouvoir maîtriser la situation, n'hésitez pas à requérir l'aide d'un psychothérapeute. Cela sera peut-être l'occasion de vous débarrasser de quelques fantômes et de bien commencer cette nouvelle vie… au sens propre comme au sens figuré.

• Évitez toutes les situations particulièrement stressantes. Prenez votre temps et refusez les demandes pressantes inutiles. Remettez à demain ce qui n'a nul besoin d'être traité aujourd'hui.

• Si cela vous semble utile pour préparer votre corps, atténuer votre stress et gagner en sérénité, vous pouvez recourir à une médecine alternative, qu'elle soit fondée sur l'utilisation de plantes ou d'huiles essentielles, de massages, d'exercices de relaxation ou de la pratique de la respiration consciente.

• Attention aux contre-indications avec un traitement que vous suivez éventuellement. Parlez de votre projet à votre médecin.

• Soyez vigilante à l'égard de la compétence du thérapeute et de la qualité des produits.

Partie II
de la vigilance

Avant la conception de votre enfant et pour entamer une grossesse dans les meilleures conditions, la vigilance est de mise face à des produits particulièrement nocifs. Il convient donc de ne pas vous exposer à certains dangers.

Votre attitude à l'égard de l'alcool, du tabac et de toutes les drogues est déterminant : il vous revient de ne pas boire, de ne pas fumer et de ne prendre aucune substance toxique. Faites-vous aider si c'est difficile.

Pour ce qui concerne les médicaments contre-indiqués pendant la conception et la grossesse, il est primordial de faire un bilan avec votre médecin, qui vous signalera les traitements dont les effets sont tératogènes, c'est-à-dire qui entraînent des malformations pour le fœtus. Toutefois, n'arrêtez pas votre traitement sans avis médical.

Quant à l'environnement chimique, constitué de polluants, de phtalates, de bisphénols et de pesticides divers, qui risquent de perturber votre fécondité, d'altérer votre santé et celle de votre bébé, il est plus ardu à maîtriser. Toutefois, une bonne connaissance des produits toxiques utilisés dans la vie de tous les jours vous évitera une surexposition et vous permettra de limiter voire de supprimer leur contact et leur consommation. Aujourd'hui, il est possible d'adapter son comportement pour évoluer dans un environnement plus sain, compatible avec une vie moderne.

Chapitre 4
Les substances toxiques

Parmi les substances toxiques à éviter avant et pendant la grossesse sont à bannir avant tout l'alcool, le tabac et les diverses drogues. Elles agissent sur la fertilité tant féminine que masculine et risquent d'avoir des conséquences graves sur le développement du bébé.

L'alcool

Chaque année, en France, 6 000 à 7 000 enfants naissent avec des séquelles dues à l'absorption d'alcool par leur mère pendant la grossesse. L'alcool ne touche pas uniquement le développement de l'embryon, du fœtus, puis du bébé ; il agit également sur la fertilité féminine et masculine. À chaque stade, il peut donc être toxique – une toxicité qui apparaît aussi bien à l'occasion d'une consommation aiguë et isolée que lors d'une consommation régulière. Aucune dose exacte de toxicité n'a jusqu'à ce jour pu être établie. À ce titre, la consommation est à bannir comme principe de précaution.

La baisse de la fertilité féminine

Selon des études récentes, les chances de grossesse sont plus faibles si une femme boit plus de un à deux verres de boisson alcoolisée par jour ; en effet, l'alcool risque de perturber le processus d'ovulation. Par ailleurs, les effets de la consommation d'alcool, à un an, un mois et une semaine avant une fécondation *in vitro*, ont été examinés ; l'abstention de consommation d'alcool un mois avant cette procédure permet d'en augmenter les taux de réussite.

La baisse de la fertilité masculine

Chez l'homme, l'abus d'alcool risque de causer des dysfonctionnements hépatiques et des déficiences nutritionnelles, qui ont des effets néfastes sur la production du sperme et qui endommagent les spermatozoïdes. Des anomalies pourraient apparaître dès la consommation de deux verres par jour ; après trois mois de sevrage, les spermatozoïdes retrouvent leur potentiel et leur nombre, ce qui correspond au cycle de maturation d'un nouveau stock de spermatozoïdes.

L'alcool provoque également une diminution de la réponse hormonale du testicule aux signaux de l'hypophyse ; l'hypophyse est le régulateur de la sécrétion d'une hormone testiculaire, la testostérone. L'alcool aurait pour effet d'abaisser la sécrétion de testostérone.

Les dégâts sur le fœtus

L'alcool traverse la barrière placentaire et atteint, dans le sang du fœtus, la même concentration que dans celui de sa mère ; immature, le fœtus n'a pas les capacités d'un adulte pour l'assimiler. Le risque est grand au premier trimestre de la grossesse, car il s'agit encore de la période de formation des organes ; il reste important pendant les quatre à cinq premiers mois.

La dose d'alcool ingéré est, bien entendu, un facteur décisif quant à la gravité des dégâts. En cas d'alcoolisme chronique de la mère, le bébé peut souffrir d'un retard de croissance intra-utérin, de malformations pouvant toucher le système nerveux, le système ostéo-articulaire, le cœur, le visage, les yeux et les oreilles ; un retard mental et des troubles du comportement risquent également d'apparaître.

La conduite à tenir

- Supprimez l'alcool avant la conception de votre enfant et, bien entendu, pendant votre grossesse (voir le chap. 20, p. 274).
- Attention à la soirée arrosée : au moment de la conception, un simple épisode d'alcoolisation forte serait susceptible de causer des dommages graves sur 1/5e à 1/6e des chromosomes.

Le tabac

Avec l'alcool, le tabac est sans doute l'une des toutes premières substances toxiques à supprimer avant d'envisager une grossesse, et cela pour deux raisons majeures :

- le tabagisme diminue les chances de grossesse ;
- c'est en arrêtant totalement de fumer – et non en diminuant sa consommation – qu'une femme pourra s'assurer que sa grossesse débute hors de toute contamination tabagique.

La baisse de la fertilité féminine

- D'une manière globale, le tabagisme serait responsable d'une baisse de la fertilité féminine de l'ordre de 10 à 20 %, cela en fonction du nombre de cigarettes fumées par jour.
- Le tabagisme allonge le délai de conception de l'ordre de 15 %. Plus une femme fume, plus ce délai s'accroît ; il est en moyenne le double de celui d'une femme qui ne fume pas.
- Il diminue la réserve ovarienne. La réserve ovarienne est le stock de follicules utiles ; chaque mois, une cohorte d'une vingtaine de follicules est engagée dans un processus de croissance, qui donnera un follicule mûr, contenant un ovocyte. Si ce dernier est fécondé, il pourra aboutir à une grossesse. La réduction de ce stock est physiologique et liée au vieillissement ; elle abaisse les chances de grossesse et, à terme, aboutit à la ménopause. Du fait de l'épuisement plus précoce de cette réserve, les fumeuses connaissent un avancement de l'âge de leur ménopause. L'apparition d'une hypofertilité est également plus précoce chez les fumeuses.
- Le tabagisme modifie et diminue la vascularisation de l'utérus, ce qui affecte les chances d'implantation de l'embryon, donc d'une grossesse.
- Le risque de fausse couche semble être accru de 1,5 à 3 fois selon la consommation de tabac. Cela serait dû à l'augmentation du nombre des anomalies chromosomiques embryonnaires.

• Le tabac augmente le risque de grossesse extra-utérine. Une grossesse extra-utérine est une grossesse qui se développe à l'extérieur de l'utérus, le plus souvent dans la trompe, mais également dans la cavité abdominale. Elle ne peut jamais évoluer favorablement et présente des risques graves d'hémorragie. 20 % de ces grossesses extra-utérines semblent imputables au tabac, du fait d'un mauvais péristaltisme tubaire, nécessaire à la migration de l'œuf ; le péristaltisme tubaire est le mouvement de la trompe, qui permet le cheminement de l'embryon vers l'utérus. Le tabagisme favorise aussi les saignements.

• Le tabagisme semble influer sur la fécondité d'une génération à une autre : une fille dont la mère a fumé pendant sa grossesse et qui a donc subi un tabagisme *in utero* connaîtrait une baisse de sa fertilité.

La baisse de la fertilité masculine

Si tout le monde semble aujourd'hui d'accord pour dénoncer la nocivité du tabac pour la santé de la mère et de son enfant – comme pour celle du fumeur en général… –, en revanche les avis divergent quant à son influence sur la spermatogenèse : tandis que certains considèrent le tabagisme comme une cause majeure d'infertilité masculine, d'autres – guère plus optimistes – estiment qu'une consommation régulière de tabac diminuerait le nombre de spermatozoïdes de 20 %, réduirait leur mobilité et augmenterait, de 20 % également, le nombre de spermatozoïdes anormaux. Après un an de sevrage, le sperme aurait entièrement retrouvé ses qualités.

Cela serait dû en partie à un dysfonctionnement hormonal touchant les corticosurrénales, la thyroïde, l'hypophyse et le testicule ; l'ensemble de ces perturbations entraînerait une chute de la testostérone et une élévation de l'hormone folliculo-stimulante (FSH). Le tabac agirait également sur l'ADN des cellules.

En toute honnêteté, il semble difficile d'isoler le rôle du tabac d'autres facteurs environnementaux tels que les produits chimiques – les herbicides, les pesticides, les dioxines, les phtalates, le bisphénol A (voir le chap. 6, p. 86)… Le tabac se surajoute comme un facteur aggravant chez des hommes qui présentent déjà des problèmes de fertilité.

En cas de fécondation *in vitro*

Les études menées pendant des traitements en assistance médicale à la procréation (AMP) ont permis de souligner le rôle du tabac dans la baisse de la fertilité, par la comparaison des résultats obtenus chez des femmes et des hommes fumeurs et non fumeurs.

• Une femme qui fume 10 cigarettes/jour au moins diminue ses chances de grossesse de 8 % ; le taux de succès des fécondations *in vitro* (FIV) est de 15 % seulement, contre 23 % chez une non-fumeuse.

• Les fumeuses connaissent une réduction de la qualité des embryons, une baisse de leur taux d'implantation, donc une diminution des chances de grossesse. Selon une étude américaine, une femme qui a fumé pendant plus de cinq ans aura 4 fois plus de risques de recourir à une fécondation *in vitro*.

• Dans le cas des traitements de stérilité, la baisse de la réserve ovarienne est observée chez 12,8 % des fumeuses, contre 4,8 % chez les non-fumeuses.

• Pour les fumeurs, le taux de succès serait de 18 %, contre 32 % pour les non-fumeurs. Lors de la fécondation *in vitro* (FIV) utilisant la technique de l'injection intracytoplasmique de spermatozoïde dans l'ovocyte (ICSI), les résultats des grossesses issues d'un père fumeur sont également moins importants ; les lésions de l'ADN seraient responsables de l'altération du développement de l'embryon.

Les dégâts sur le fœtus

En 2007, selon la Haute Autorité de santé, 37 % des femmes sont fumeuses avant le début de leur grossesse, et 19,5 % des femmes enceintes continuent de fumer pendant tout ou partie de celle-ci. Souvent, la future mère tente de se déculpabiliser en arguant qu'elle a réduit sa consommation à quelques cigarettes quotidiennes. Attention : une diminution du tabagisme ne suffit pas pour prévenir l'apparition de complications maternelles, fœtales ou néonatales.

Quand on pense tabac, on pense nicotine, mais la fumée de cigarette contient quelque 3 000 substances toxiques et cancérigènes ; la nicotine est responsable de l'accoutumance.

• Pendant la grossesse, l'effet délétère de la cigarette est avant tout lié au monoxyde de carbone, qui représente 2 à 5 % de la fumée – il est inférieur à 2 % dans les gaz d'échappement d'une voiture. Ce monoxyde de carbone entraîne un manque d'oxygène chez la mère et chez le fœtus – entravant en particulier la bonne oxygénation de son cerveau.

• Les principales complications liées au tabagisme sont la grossesse extra-utérine, la fausse couche, le faible poids du fœtus – lui-même responsable d'un surhandicap et d'une surmortalité –, l'hématome rétroplacentaire, l'accouchement prématuré – dont le risque est doublé – et la rupture prématurée des membranes. En vingt ans, le risque de retard de croissance intra-utérin a été multiplié par 3 et semble en partie lié au tabagisme.

• Le tabagisme maternel augmente le risque de mort *in utero* et le risque de mort subite du nouveau-né.

• Une corrélation semble exister entre les retards mentaux, les troubles du comportement et l'exposition *in utero* au tabac.

Les répercutions du tabac sur le poids du bébé

La diminution du poids de l'enfant dépend de la consommation de sa mère.

• En cas de tabagisme passif : – 100 g.

• Pour une consommation de moins de 5 cigarettes/jour : – 100 g.

• Pour une consommation de plus de 20 cigarettes/jour : – 450 g.

Arrêter de fumer

Tout le monde sait qu'il est difficile d'arrêter de fumer ; c'est la raison pour laquelle il faut s'y préparer au plus tôt. Se dire : « Le jour où j'apprends que je suis enceinte, j'arrête de fumer ! » est une erreur qui risque d'être lourde de conséquences et qui frise l'inconscience.

Il convient donc de s'arrêter de fumer avant d'envisager un projet de grossesse. En toute logique, il faut attendre un cycle de régénération cellulaire sans tabac : ainsi, les cellules n'auront pas été (ou peu) exposées aux molécules toxiques du tabac. Chez la femme, la principale toxicité à craindre pour le fœtus étant celle du monoxyde de carbone, et du déficit en oxygène qu'il entraîne, cela rend ce délai plus court que chez l'homme.

Si le sevrage doit se faire avant la conception, il n'est cependant jamais trop tard pour arrêter : le plus tôt possible au cours de la grossesse sera le mieux (voir le chap. 20, p. 275). Un arrêt du tabac pendant la grossesse annule presque instantanément les risques encourus : il ne faut que 48 h en ce qui concerne un retard de croissance du fœtus, 72 h pour un accouchement prématuré et un mois pour une grossesse extra-utérine.

La conduite à tenir

- **Arrêtez-vous de fumer un mois au moins avant votre projet de grossesse.**
- **Cela est aussi valable pour votre compagnon : convainquez-le d'arrêter de fumer un mois et demi avant la conception de votre enfant.**
- **Faites-vous aider : consultez votre médecin.**

Les drogues

Aucune drogue, aussi « douce » soit-elle, ne doit être consommée par une femme enceinte, car toutes possèdent des effets néfastes sur le fœtus : un simple joint de cannabis libère une substance active qui se fixe avant tout sur le cerveau de la mère et du fœtus ; quelques heures à quelques jours après sa naissance, un bébé né d'une femme héroïnomane présente des signes de manque et de dépendance ; la cocaïne serait responsable de malformations du système nerveux central, de la face et du cœur.

Malformations, retard de croissance, troubles neurologiques, troubles du comportement… : toute mère consommatrice de drogue expose son enfant à des problèmes graves. Il est donc indispensable que sa grossesse bénéficie d'un suivi spécifique.

À noter : 1/3 des personnes toxicomanes qui consultent dans une structure sanitaire sont des femmes en âge de procréer.

Le cannabis

De la culture du cannabis sont extraits plusieurs produits : l'herbe, ou marijuana – les feuilles et les fleurs séchées –, le haschich – une résine fabriquée à partir des fleurs – et les huiles de marijuana et de haschich. Les propriétés psychotropes du cannabis proviennent de l'un de ses principes actifs, le D9-THC (delta-9-tétrahydrocannabinol) ; la concentration de ce composant dépend des diverses préparations, allant aujourd'hui de 12 à 40 %.

Le plus souvent fumée, mélangée à du tabac, la marijuana est la partie la plus riche en D9-THC ; le haschich est également fumé, seul ou avec du tabac ; quant aux huiles, plus rares et plus coûteuses, elles sont en général davantage concentrées en cannabinoïdes, pouvant atteindre des teneurs de 30 à 60 % en D9-THC.

• Les effets sur la fertilité : la consommation de cannabis perturbe le mécanisme des hormones de la reproduction. Par l'intermédiaire du D9-THC, il agit sur le cerveau et gêne la sécrétion d'hormones par l'hypophyse – l'hormone folliculo-stimulante (FSH), l'hormone lutéinisante (LH) et la prolactine. Chez l'homme, cette perturbation hormonale tend vers une féminisation de la fonction sexuelle ; une performance moindre est largement observée.

• Les effets sur le fœtus : le cannabis retentit sur le développement du bébé. À la naissance, son poids et sa taille sont diminués d'une façon notable ; les risques de prématurité et de mort subite du nourrisson sont également accrus.

La cocaïne

Extraite de la coca, la cocaïne se présente sous la forme d'une poudre blanche. Selon son mode de consommation – injectée, inhalée ou fumée – et selon la dose, les effets physiologiques et comportementaux varient ; dans tous les cas, une augmentation du rythme cardiaque et de la pression artérielle se produit.

Au fil des prises, la tolérance s'installe et la durée de la phase d'euphorie diminue ; la tentation d'en prendre davantage devient alors de plus en plus forte. Si, pour 90 % des consommateurs, l'usage de la cocaïne reste récréatif, pour 10 % d'entre eux, en revanche, l'addiction devient inévitable ; une cure peut résoudre cette dépendance physique – d'une manière plus rapide que lors de la consommation d'héroïne.

• Les effets sur la fertilité : à long terme, les utilisateurs de cocaïne se plaignent souvent d'une réduction de leurs performances sexuelles ou de leur libido. Les femmes peuvent connaître une irrégularité voire une disparition de leurs règles.

• Les effets sur le fœtus : pendant la grossesse, la cocaïne accroît les risques de décollement placentaire, de fausse couche et d'accouchement prématuré. Parfois sévères, de nombreuses malformations – neurologiques, cardiaques, digestives, génito-urinaires ou osseuses – apparaissent, qui sont dues avant tout aux perturbations de la vascularisation fœtale. La cocaïne peut aussi perturber directement le développement du cerveau, provoquant, en particulier, des erreurs d'orientation de certains neurones dans les différentes couches du cortex cérébral.

L'héroïne

Dérivé de synthèse produit à partir de la morphine, l'héroïne est extraite de l'opium ; elle se présente le plus souvent sous la forme d'une poudre blanche floconneuse, qui est coupée avec des additifs – du lait en poudre, du bicarbonate de soude, du plâtre, de l'aspirine… En général, elle est injectée ou inhalée. La dépendance est très rapide ; une tendance compulsive à augmenter la fréquence des prises et les doses s'installe très vite.

• Les effets sur la fertilité : les femmes héroïnomanes présentent souvent des troubles du cycle, avec anovulation et absence de règles. Les opiacés agissent, au niveau de l'hypophyse, sur le mode de sécrétion d'une neurohormone, la gonadolibérine (GnRH, *Gonadotropin Releasing Hormone)*, ainsi que sur la stimulation d'une autre hormone, la prolactine. La libido est diminuée. Par ailleurs, du fait de l'irrégularité de ses règles, une femme consommatrice d'héroïne s'aperçoit plus tardivement de sa grossesse ; son suivi s'en trouvera donc perturbé.

• Les effets sur le fœtus : les conséquences de la prise d'héroïne sont un risque accru de fausse couche, d'accouchement prématuré et d'un faible poids de naissance du bébé – qui peut être inférieur à 2,5 kg ; ce faible poids peut être responsable de surmortalité et de handicaps. Si l'héroïne ne semble pas être tératogène – à l'origine de malformations –, toutefois les malformations observées sont dues à la consommation de produits souvent associés à l'héroïne tels que l'alcool ou le tabac. Tous les opiacés franchissant la barrière placentaire, les bébés peuvent être atteints d'un syndrome de sevrage, qui associe des signes neurologiques, digestifs et respiratoires ; une prise en charge spécifique sera nécessaire.

La conduite à tenir

- **Même si elle est occasionnelle, toute consommation de drogue est à proscrire lors de la période de préconception et pendant la grossesse : les enjeux sanitaires sont trop importants pour votre futur enfant.**
- **Surtout, faites-vous aider : consultez votre médecin.**

Chapitre 5
Les médicaments contre-indiqués

Différents agents peuvent perturber la grossesse et provoquer un risque de fausse couche ou un risque tératogène, qui se traduit par la survenue d'une malformation du fœtus ; il peut s'agir d'un médicament, d'un agent infectieux ou encore d'un produit chimique. L'effet variera en fonction de l'avancée de la grossesse et de la dose d'exposition. La période la plus dangereuse est avant tout celle des deux premiers mois, au moment de la formation des organes de l'embryon. C'est la raison pour laquelle il est essentiel, avant de concevoir un enfant, de connaître l'éventuelle toxicité des médicaments que vous prenez. Il est aussi capital de ne pas prendre de médicaments en cours de grossesse sans un avis médical.

Avant la conception

Si vous suivez un traitement au long cours – par exemple des médicaments anticholestérol, ou antidiabétiques, ou des neuroleptiques –, en aucun cas il ne vous faut l'arrêter sans en avoir au préalable parlé avec votre médecin. En effet, il peut être extrêmement dangereux de décompenser sa pathologie – par exemple de l'asthme ou une maladie cardiaque – en stoppant un traitement d'une manière intempestive : les risques pourraient être grands pour votre santé comme pour celle de votre futur bébé.

Avant toute chose, et surtout avant de concevoir un enfant, consultez votre médecin pour voir avec lui s'il existe des contre-indications. Certains médicaments pourront être arrêtés, voire remplacés par d'autres ou stoppés avant la conception, puis repris quand ils ne présenteront plus de risques. En effet, chaque molécule possède une action qui peut se révéler dangereuse tout au long de la grossesse ou seulement lors de la conception ou du premier trimestre, et se montrer au contraire inoffensive par la suite.

Il convient également de tenir compte du délai d'élimination d'un médicament dans l'organisme : un traitement peut avoir été arrêté, mais demander un temps assez long avant d'être éliminé. Il faut calculer le délai de son action thérapeutique puis le temps qu'il met à s'éliminer de l'organisme – on parle de demi-vie et de durée d'exposition. Ainsi, les molécules d'un médicament peuvent disparaître après quelques heures, ou être encore présentes un mois après l'arrêt du traitement. Il faut donc anticiper ce délai pour garantir une absence d'exposition du fœtus.

En chiffres

- En France, 2 % à 3 % des enfants naissent avec une malformation. 4 à 5 % de ces naissances peuvent être attribués à une cause médicamenteuse.
- Dans 60 à 70 % des cas, l'origine est inconnue.
- Dans 10 à 20 % des cas, elle est héréditaire.

À partir du treizième jour…

Les trois périodes de la conception d'un enfant – la période embryonnaire, la période fœtale et la période néonatale – ne sont pas égales face aux risques de malformation du bébé.

La période embryonnaire

La période embryonnaire correspond aux huit premières semaines de grossesse, soit cinquante-six jours après la conception – c'est-à-dire jusqu'à la 10e semaine d'aménorrhée, ou fin du 2e mois.

Les douze premiers jours, l'embryon est en cours d'implantation ; les échanges avec la mère sont encore peu importants. En théorie, l'exposition à une molécule chimique est donc moins à craindre.

Mais dès le 13e jour débute une période embryonnaire, également appelée « organogenèse » : les organes apparaissent selon un ordre extrêmement précis. Ainsi, un médicament possédant un rôle tératogène sur la fermeture du tube neural – le *spina bifida* (voir le chap. 7, p. 107) – pourra poser un problème s'il est présent avant le 29e jour ; après cette date, donc après la fermeture du tube neural, il sera sans effet sur le fœtus.

Durant cette période, le risque d'anomalie est maximal. Toutefois, les médicaments les plus toxiques ne provoquent pas pour autant de malformations à tout coup ; le risque dépend également de facteurs maternels tels que l'âge ou certaines prédispositions.

La période fœtale

À l'organogenèse succède, à partir du début du 3e mois de grossesse, la période fœtale. La croissance et la maturation des organes s'effectuent peu à peu jusqu'à la naissance de l'enfant ; le système nerveux, le système uro-génital et certaines parties du cerveau poursuivent leur développement. Pendant cette période, si les médicaments ne peuvent plus avoir de retentissement sur la morphologie du fœtus, ils possèdent en revanche les mêmes effets que ceux qui sont notés chez l'adulte – des effets thérapeutiques et des effets secondaires, qui peuvent se révéler dramatiques sur le fœtus. Si certaines atteintes peuvent éventuellement être dépistées *in utero*, d'autres ne seront constatées que tardivement, après la naissance.

Le DES, ou Distilbène®

Le Distilbène® a été prescrit aux femmes enceintes, en France, à partir de 1955 afin d'éviter les fausses couches ; il fut interdit en 1977 ; il avait déjà été interdit en 1971 aux États-Unis et le fut, en 1983, en Roumanie, le dernier pays à l'avoir donné pendant des grossesses.

Il s'est avéré que le diéthylstilbestrol, un œstrogène de synthèse, provoquait chez les filles des malformations de l'appareil génital et a été responsable de très nombreuses stérilités. Les effets tératogènes de ce médicament n'ont été repérés que plusieurs années après la naissance de l'enfant.

Si les effets sur les garçons sont plus controversés, des malformations mineures de l'appareil uro-génital ont été observées, en particulier des testicules non descendus – on parle de cryptorchidie – et un urètre mal fermé – on parle d'hypospade. L'effet du DES sur la qualité des spermatozoïdes reste sujet à polémique ; une hypofertilité a été montrée par certaines études.

Aujourd'hui, le Distilbène® n'est plus prescrit aux femmes enceintes, mais il reste utilisé en cancérologie et en hématologie.

Le début de la période néonatale

La dernière période commence après l'accouchement : le bébé s'habitue aux conditions extra-utérines ; les premiers moments sont dangereux, car les fonctions importantes peuvent être altérées par un médicament – par exemple un psychotrope – reçu par la mère avant l'accouchement et auquel le bébé a été exposé *in utero.*

Le Centre de référence sur les agents tératogènes (CRAT) classe de la manière suivante les médicaments dangereux pendant la grossesse.

Les médicaments tératogènes

Médicaments tératogènes à proscrire pendant la grossesse (sauf indication exceptionnelle)

- L'acide valproïque, utilisé dans les traitements de l'épilepsie.
- L'acitrétine, un dérivé de la vitamine A, prescrit dans le traitement du psoriasis.
- Les antimitotiques, utilisés en particulier dans le traitement des cancers.
- L'isotrétinoïne par voie orale, utilisée dans le traitement de l'acné.

- Le misoprostol (RU486), utilisé en particulier en gastro-entérologie et dans les interruptions de grossesse.
- Le mycophénolate, un immunosuppresseur.
- La thalidomide, utilisée en particulier, aujourd'hui, dans le traitement de certains cancers.

Médicaments tératogènes utilisables pendant la grossesse
(en l'absence d'alternative thérapeutique plus sûre)

- Certains autres antiépileptiques.
- Le lithium, utilisé dans le traitement des troubles de l'humeur.
- Les anticoagulants oraux.

Les médicaments contre-indiqués pendant la vie fœtale

- Les anti-inflammatoires non stéroïdiens.
- Les inhibiteurs de l'enzyme de conversion et les antagonistes de l'angiotensine 2, utilisés dans le traitement de l'hypertension artérielle.
- En ce qui concerne l'aspirine, en dessous de 60 mg/jour, il n'est pas justifié d'arrêter en vue d'une grossesse ; les prises ponctuelles de doses plus fortes ne semblent pas associées à une augmentation des malformations. Toutefois, en l'absence de certitude et hors d'indications indiscutables, il convient d'éviter l'aspirine à forte dose et d'une manière prolongée.

La thalidomide

Dans les années 1950, la thalidomide fut prescrite aux femmes enceintes, avant tout pour éviter les nausées du matin. Elle fit des ravages, et des dizaines de milliers d'enfants furent victimes de malformations provoquées par ce médicament. Elle fut retirée du marché mondial en 1961.

Aujourd'hui, la thalidomide est utilisée dans un autre cadre, car elle influe sur la croissance des vaisseaux sanguins ; aussi est-elle présente dans le traitement de certains cancers, du lupus érythémateux, des prurigos et des hémorragies intestinales de la maladie de Crohn, ainsi que dans certains cas de rejet de greffes.

La sensibilité à des substances tératogènes avec le seuil de vulnérabilité maximal de quelques organes.

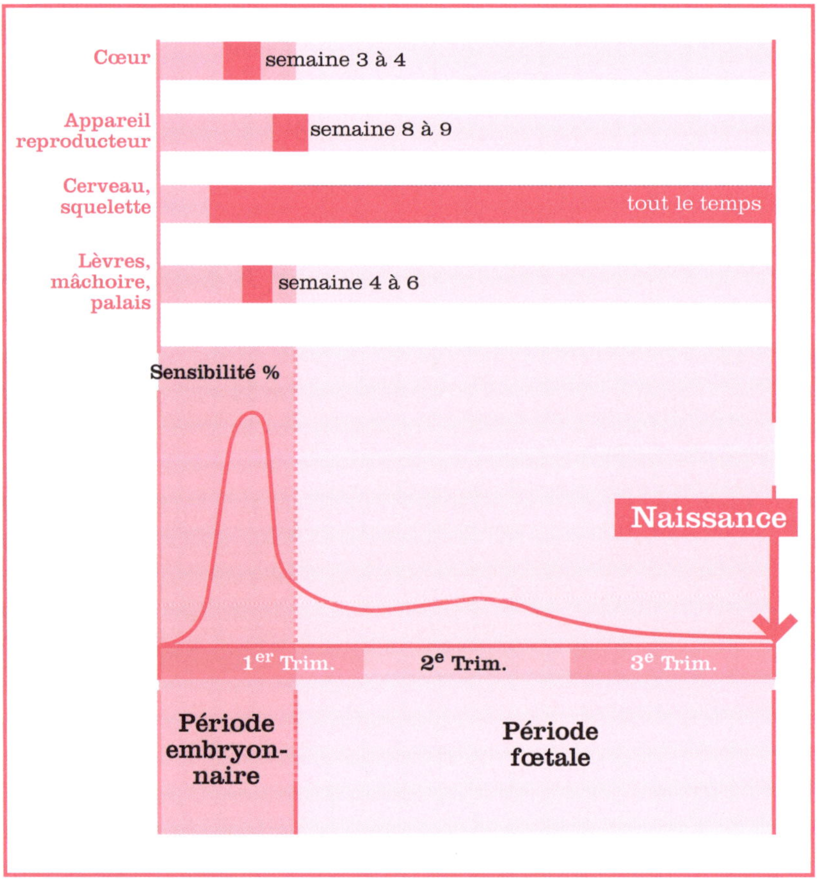

Des plantes à éviter

Certaines plantes médicinales auraient des effets néfastes sur le sperme :

- le palmier scie, ou chou palmiste, *saw palmetto*, ou *Serenoa repens* : en médecine naturelle, ses baies sont utilisées comme aphrodisiaque ou pour traiter des problèmes urinaires et de prostate ;
- le ginkgo biloba : les propriétés de ses feuilles sont vasodilatatrices ; il est utilisé en phytothérapie pour traiter les problèmes de mémoire, la sénilité et les problèmes de peau, ainsi que les hémorroïdes, les varices et les jambes lourdes ;
- le millepertuis : il a reçu une autorisation de mise sur le marché pour son usage dans les manifestations dépressives légères et transitoires ;
- l'échinacée : elle est utilisée comme traitement d'appoint du rhume et des infections chroniques des voies urinaires, ainsi que pour les ulcères chroniques et les plaies cutanées guérissant mal.

Les effets sur le sperme

Des risques d'infertilité masculine sont associés à certains médicaments ; par le biais d'une action sur le sperme, leur prise continue peut affecter les chances de grossesse. Certains médicaments ont une incidence sur la fécondité et sur la qualité du sperme ; ils peuvent diminuer le nombre et la mobilité des spermatozoïdes, ainsi que le pourcentage de formes normales.

Les principaux médicaments incriminés sont :

- les inhibiteurs calciques et la spironolactone, prescrits en cas d'hypertension artérielle ;
- la sulfasalazine et la mercaptopurine, prescrits dans la maladie de Crohn ;
- la colchicine et l'allopurinol, qui luttent contre la goutte ;

- la cimétidine, contre les ulcères gastro-duodénaux ;
- la cyclosporine, administrée après une greffe d'organe ;
- le kétoconazole, prescrite dans les infections fongiques ;
- les traitements anticancéreux ;
- l'interféron, prescrit dans certaines maladies virales ;
- les médicaments contre la polyarthrite rhumatoïde, ou pour traiter des maladies rénales…

D'autres médicaments plus anodins possèdent également des effets néfastes, par exemple les produits antichute de cheveux fabriqués à base de vasodilatateurs ou certaines gouttes nasales – des vasoconstricteurs.

Si vous êtes un adepte du body-building, évitez l'utilisation de stéroïdes anabolisants, car ils agissent directement sur les testicules en intervenant sur le taux de testostérone ; ils risquent d'entraîner une absence totale de spermatozoïdes.

Avant de débuter un traitement médicamenteux au long cours ou si vous en suivez déjà un, demandez conseil à votre médecin. Dans les cas où le traitement de votre pathologie s'avère indispensable mais le médicament toxique, une congélation de votre sperme pourra vous être proposée avant d'entamer le traitement.

Chapitre 6
L'environnement

Cela est désormais connu : l'environnement a une influence néfaste sur la fertilité humaine. Les recherches de laboratoire menées sur des animaux ont révélé que certaines substances perturbaient grandement leur fertilité ; s'il faudra sans doute plusieurs années pour confirmer de tels effets sur l'être humain, il semble toutefois logique que nous ne puissions pas, nous aussi, échapper aux méfaits de certains contaminants.

Une cause majeure d'infertilité

Le taux d'infertilité augmente, toutes les études le prouvent ; si certaines causes ont pu être identifiées, d'autres non, et le doute qui plane laisse suspecter une origine environnementale. Un lien fort semble exister entre la présence de polluants dans le milieu naturel et un ensemble d'anomalies de la reproduction chez les animaux sauvages, en particulier la féminisation de certaines espèces.

De nos jours, quelque 100 000 substances chimiques sont utilisées en Europe ; 30 000 sont produites à plus d'une tonne par an – 1 000 à 2 000 nouvelles sont déclarées annuellement aux États-Unis… Si toutes ne sont pas néfastes, d'autres ont hélas déjà prouvé leur toxicité pour la nature et pour l'homme – par leurs effets cancérigènes, mutagènes ou toxiques pour la reproduction.

Certaines substances sont portées par l'air que nous respirons, par l'eau que nous buvons ou la nourriture que nous consommons ; certaines se fixent dans nos cellules nerveuses ou dans les tissus graisseux, et risquent d'être toxiques ; certaines passent la barrière placentaire et atteignent le fœtus. Le plus souvent, nous n'avons aucune connaissance de ces expositions et subissons une contamination à notre insu. D'autant que la plupart de ces produits chimiques commerciaux n'ont jamais été testés ; leurs conséquences sur la santé, et sur la reproduction, restent donc inconnues ; et quand leurs effets ont été étudiés, les interactions entre toutes ces molécules n'ont jamais été mesurées… En effet, de nombreuses molécules dénuées de toxicité avérée peuvent, quand elles sont mises en présence les unes des autres, constituer un mélange toxique, on parle alors d'« effet cocktail ».

Il y a une dizaine d'années, on a prouvé que certains produits chimiques pouvaient, même à de très faibles doses, perturber les sécrétions hormonales ; aujourd'hui, on commence à mieux mesurer leur influence sur notre fertilité ; mais il faudra encore un peu de temps avant que leur retentissement soit précisé. Combien de décennies a-t-il fallu attendre avant que soit reconnue la toxicité du tabac ou des pesticides ?…

Les premières observations de l'effet néfaste de certains polluants ont été faites sur des ouvriers travaillant dans des bananeraies d'Amérique latine et qui ont été exposés à de fortes doses de DDT : leur stérilité a vite été reliée à une absence de spermatozoïdes, qui est réversible à l'arrêt de l'exposition aux pesticides.

Si vous ne pouvez pas vous exclure de toute pollution – il a été démontré qu'un ours polaire peut être contaminé par du DDT utilisé à des milliers de kilomètres de la banquise –, vous pouvez en revanche limiter vos contacts avec les polluants. Les conseils qui suivent sont là pour vous avertir : la protection commence par l'information.

Une découverte cruciale

En 2008, l'unité de recherche en gamétogenèse et en génotoxicité dirigée par le Pr René Habert a enfin prouvé que l'environnement, et avant tout les phtalates, étaient responsables de la diminution du nombre de spermatozoïdes. En étudiant des cellules fœtales humaines exposées à la variété de phtalates la plus utilisée, elle a en effet démontré que ces phtalates détruisaient les cellules à l'origine de la fabrication des spermatozoïdes. Cette étude a permis d'expliquer en partie un phénomène observé depuis cinquante ans dans les pays industrialisés : l'homme d'aujourd'hui a un sperme 50 % plus pauvre en spermatozoïdes que celui de son grand-père.

Les phtalates

Il existe plusieurs sortes de phtalates (DEHP, DBP, DINP, DIDP, BBP…) ; l'un des plus utilisés et le plus toxique est le DEHP (di-2-éthylhexyle). Dérivés de l'acide phtalique, ces produits chimiques comptent parmi les polluants les plus inquiétants.

Ils sont bioaccumulables – des phtalates de plusieurs origines ont un effet de capitalisation dans l'organisme –, et leur biodégradation – le temps mis par l'organisme pour les détruire ou les éliminer – est lente. Cette accumulation fait leur toxicité.

Où se trouvent-ils ?

Les phtalates sont largement utilisés pour assouplir les plastiques. Ils sont en particulier présents dans :

- les emballages alimentaires ;
- les tissus synthétiques ;
- le PVC ;
- les matériaux médicaux ; les poches de sang et les sondes intraveineuses ;
- les objets de la vie courante : par exemple les jouets, les gants de ménage, les bottes en plastique… ;
- les moquettes ;
- les peintures ;
- les colles ;
- certains cosmétiques et certains parfums ;
- les poussières de l'atmosphère.

Réglementation

- La présence de phtalates dans les jouets et les articles destinés aux enfants âgés de moins de trois ans a été interdite en France en 1999. Attention aux produits d'importation.
- En Europe, les films alimentaires ne doivent pas contenir de phtalates.
- L'emploi du DEHP dans les produits cosmétiques est interdit au sein de l'Union européenne. Si cette réglementation limite donc leur utilisation, l'Asie reste un gros consommateur de phtalates ; les produits importés ne sont pas toujours soumis à une vérification efficace.

Les modes d'intoxication

L'intoxication aux phtalates se fait par :

- inhalation : cela est le cas des aérosols tels que les parfums et les cosmétiques, ainsi que des colles ;
- ingestion : par l'intermédiaire des matériaux plastiques, les phtalates se fixent sur les molécules graisseuses des aliments, par exemple la viande, le fromage ou le lait ;
- contact cutané : utilisés dans certaines crèmes et certains cosmétiques comme fixateurs, ils passent la barrière de la peau ;
- voie intraveineuse : ils sont présents en particulier dans les sondes médicales et les poches de sang.

Les effets nocifs

À l'instar de nombreux autres produits chimiques – par exemple le bisphénol A et le DDT (voir plus loin) –, les phtalates sont des perturbateurs endocriniens. À ce titre, ils sont donc impliqués dans la baisse de la fertilité et dans les anomalies du développement sexuel – avant tout le système reproducteur mâle –, et ils sont soupçonnés de provoquer des cancers des testicules et du sein.

Les perturbateurs endocriniens

Un perturbateur endocrinien est un agent qui, en agissant par le biais du système hormonal, influence ou perturbe le fonctionnement d'un organe.

Il existe des perturbateurs endocriniens naturels tels que les phytoœstrogènes – des isoflavonoïdes, présents dans le houblon de la bière et le soja – et des perturbateurs endocriniens issus de la synthèse chimique, qui sont utilisés dans les détergents, les pesticides, les plastifiants, les médicaments...

À la surface des cellules se trouvent des récepteurs, destinés à recevoir des molécules qui déclencheront une réponse de la cellule, et à générer l'action d'un organe. Un perturbateur endocrinien, ou hormonal, vient occuper cette place : pour cela, il va mimer la molécule acceptée d'ordinaire par le récepteur ; il peut alors bloquer la fonction de l'hormone naturelle, s'y substituer ou la perturber, bouleversant ainsi les processus du métabolisme ou de la croissance, ainsi que la division cellulaire.

Certains perturbateurs endocriniens peuvent imiter une hormone féminine – tel est le cas des xéno-œstrogènes, présents dans divers produits – et induire un caractère féminin – par exemple le bisphénol A.

Les mesures de protection

Dès que vous aurez planifié votre projet de conception, et cela au moins un mois avant, prenez un certain nombre de précautions.

- Préférez le verre. Évitez par exemple les boîtes en plastique qui sont en contact avec les aliments.
- Bannissez l'usage de crèmes cosmétiques ou préférez-leur des produits biologiques, ou qui notifient l'exclusion

de phtalates. Sachez que si le produit n'en contient pas, son emballage n'en sera peut-être pas exempt.

- Aérez souvent votre intérieur.
- Ne repeignez pas vous-même votre intérieur et évitez de vous trouver dans des pièces fraîchement repeintes.
- Évitez de poser de la moquette ou du parquet vitrifié. Préférez-leur le carrelage ou le parquet ciré ; un vieux parquet vitrifié est moins toxique qu'un parquet récemment vitrifié.

Les dioxines et les PCB

Les dioxines constituent une classe de soixante-cinq produits chimiques ayant des propriétés semblables ; elles sont connues pour être les plus grands toxiques jamais fabriqués. Elles sont des sous-produits de procédés industriels qui utilisent le chlore, le brûlage ou l'incinération de matières chlorées avec la matière organique.

Selon des études récentes, tous les adultes présentent un stock plus ou moins important de dioxines dans leurs cellules – avant tout les cellules graisseuses.

La dioxine de Seveso

La forme la plus dangereuse des dioxines est la tétrachlorodibenzo-p-dioxine (TCDD), également appelée « dioxine de Seveso » : en 1976, en Italie, à la suite de l'explosion d'un réacteur dans une usine de produits chimiques, un nuage contenant des dioxines se répandit sur les environs, provoquant chez les habitants de graves lésions cutanées, puis de nombreux cancers.

La TCDD a été classée « cancérigène certain pour l'homme » par le Centre international de recherche contre le cancer.

Où se trouvent-elles ?

Les principales sources de dioxines sont :

• l'incinération des déchets – les usines d'incinération –, les incinérations de produits chimiques de médicaments ou de vinyle (PVC, polychlorure de vinyle…) ;

• la fabrication de produits en plastique dérivés du pétrole, la fonte des métaux, la fabrication de la pâte à papier…

Les modes d'intoxication

S'échappant des cheminées, voyageant au gré des courants atmosphériques, les dioxines se déposent sur les sols et contaminent les cultures et les pâturages consommés par le bétail ; les dioxines se propagent donc par l'air, les sols, éventuellement par l'eau.

Solubles dans la graisse, les dioxines se massent dans les tissus des animaux ; tout au long de la chaîne alimentaire, la dioxine s'accumule de plus en plus. Nous en consommons donc dans les produits d'origine animale.

Les effets nocifs

Les dioxines sont des produits cancérigènes, des perturbateurs endocriniens et des neurotoxiques. Après leur pénétration dans l'organisme, elles sont très difficiles à éliminer. Leurs effets nocifs agissent aux niveaux hormonal et immunitaire, ainsi que sur le système de reproduction – de jeunes garçons exposés aux dioxines lors de l'accident survenu à Yu-Cheng, à Taïwan, en 1979, ont présenté un retard important du développement de leurs organes sexuels.

Les PCB

Les polychlorobiphényles (PCB), ou pyralènes, constituent une famille proche des dioxines et possèdent les mêmes mécanismes. Il s'agit d'un groupe de produits chimiques non inflammables qui ont été utilisés comme isolants et/ou comme réfrigérants dans les transformateurs électriques ; ils sont également présents dans les lubrifiants, les fluides hydrauliques, les huiles de coupe et le papier autocopiant. Ils ont été largement employés entre 1929 et 1977.

Dans l'environnement comme dans notre corps, certains types de PCB montrent un comportement similaire à celui de la dioxine. Ils sont extraordinairement persistants : il faut compter plusieurs dizaines d'années avant de les voir disparaître. Désormais, ils se trouvent dans la graisse du corps de la quasi-totalité des créatures vivantes et sont particulièrement concentrés dans les poissons des cours d'eau pollués.

Les mesures de protection

Les graisses étant les fixateurs majeurs des dioxines, leur élimination sera l'une de vos principales armes.

- **Dégraissez la viande.**
- **Consommez des produits laitiers allégés en matières grasses ou faites cuire les aliments en les allégeant en graisse.**
- **Évitez de consommer la plupart des poissons blancs d'eau douce - gardons, goujons, sandres et brochets - issus de nos rivières chargées en PCB.**
- **Dans la mesure du possible, mangez des fruits et des légumes issus de l'agriculture biologique, qui sont les produits les plus pauvres en produits chimiques.**

Le bisphénol A

Le bisphénol A (BPA) est un composé chimique utilisé dans les polycarbonates, les résines époxy et le PVC.

Où se trouve-t-il ?

Le bisphénol A est présent dans de nombreux plastiques alimentaires, par exemple :

- les emballages ;
- l'intérieur des boîtes de conserve ;
- les biberons, les tétines et la vaisselle pour bébés : cela est depuis peu interdit au sein de l'Union européenne.

Il se retrouve également dans de nombreux produits de la vie courante – les CD, les DVD, les lunettes de soleil… Il est présent dans certaines canalisations.

Les modes d'intoxication

La contamination s'opère avant tout par ingestion : le bisphénol A contenu dans les récipients migre dans les aliments. Cette libération est aggravée par le chauffage du plastique, par le vieillissement du polycarbonate et par l'exposition d'aliments ou d'eau aux UV.

Les effets nocifs

À l'instar des phtalates, le bisphénol A est un perturbateur endocrinien (voir plus haut). Il possède des propriétés similaires à celles des œstrogènes, les hormones féminines. À ce titre, il est accusé de provoquer des pubertés précoces chez la fillette ; son influence est largement suspectée dans la survenue de tumeurs des glandes mammaires, du cancer de la prostate, de certaines fausses couches, de certaines anomalies des spermatozoïdes, du diabète de type 2, des altérations du système immunitaire, de troubles du comportement et de certaines aberrations chromosomiques.

Les mesures de précaution

- **Réchauffez vos aliments non pas dans du plastique, mais dans du verre ou du métal.**

- Jetez toutes vos vieilles boîtes en plastique alimentaire. Préférez le verre pour stocker les aliments. Le lave-vaisselle accélèrerait le vieillissement des plastiques : lavez à la main les contenants plastiques que vous conservez.
- Ne placez pas au soleil des bouteilles d'eau en plastique ou des boîtes de conserve.

Comment reconnaître les plastiques utilisés dans les récipients ?

Repérez le sigle de recyclage placé sous le récipient :

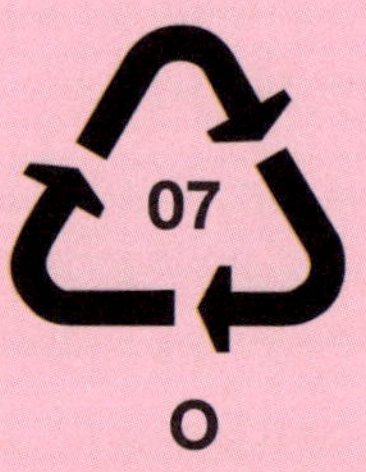

- N° 1. PET ou PETE : polyéthylène (utilisé pour les bouteilles d'eau).
- N° 2. HDPE ou PEHD : polyéthylène haute densité.
- N° 3. V ou PVC : chlorure de polyvinyle. Peut contenir des phtalates. À éviter.
- N° 4. LDPE ou PELD : polyéthylène basse densité.
- N° 5. PP : polypropylène.
- N° 6. PS : polystyrène. À éviter.
- N° 7. Autres types de plastiques tels que le polycarbonate (PC), qui contient du bisphénol A. À éviter.

Les pesticides

Également appelés produits « phytosanitaires » ou « phytopharmaceutiques », les pesticides sont utilisés, dans le cadre d'une agriculture intensive, pour protéger les cultures et éliminer divers organismes : les insecticides, rodonticides, molluscicides, parasiticides, fongicides et autres herbicides contre les insectes, les rongeurs, les escargots, les parasites, les champignons, les végétaux indésirables…

D'autre part, les produits biocides, autrefois appelés « pesticides à usage non agricole », sont destinés à protéger les hommes de divers insectes, bactéries et virus :

• les désinfectants et les produits biocides généraux : conçus pour l'hygiène humaine, dans le domaine privé comme dans celui de la santé publique, ils sont utilisés pour désinfecter l'air, l'eau, les surfaces, les matériaux, les équipements, le mobilier… ;

• les produits de protection : ils sont destinés à protéger le bois, les fibres, le cuir, le caoutchouc, les matériaux polymérisés, les maçonneries… ; il s'agit également des produits antipelliculaires et antimoisissures ;

• les produits antiparasitaires : ils regroupent les rodonticides, molluscicides, avicides, piscicides, insecticides et acaricides, ainsi que les répulsifs et les appâts ;

• les autres produits biocides : ils protègent les denrées alimentaires ou les aliments pour animaux ; ce sont les produits antisalissures, antivermines…

Le nombre de ces produits est considérable.

En chiffres

- La France est le quatrième marché mondial de pesticides.
- Elle constitue le premier marché européen. Avec les Pays-Bas, elle est le pays qui consomme la plus grande quantité de pesticides à l'hectare.
- En France, plus de 100 000 tonnes de produits sont consommées chaque année. La Commission européenne lui a demandé de réduire cette consommation.

- La France est le pays européen qui autorise le plus grand nombre de substances sur le marché (380 environ en 2007).
- Selon l'Organisation mondiale de la santé (OMS), les pesticides sont responsables de plus d'un million d'empoisonnements graves et de 220 000 morts par an.

Les grandes familles chimiques

Les pesticides les plus utilisés appartiennent à quelques grandes familles chimiques.

• Les organochlorés, ou hydrocarbures chlorés : le DDT est le plus connu de ces produits employés comme insecticides ; par bioaccumulation, il se concentre dans les organismes en bout de chaîne alimentaire ; les risques pour la santé humaine ont été démontrés – notamment la stérilité masculine. S'il est aujourd'hui interdit dans de nombreux pays tempérés, le DDT reste présent dans divers milieux aquatiques et continue à être utilisé dans certaines contrées tropicales. Les hydrocarbures chlorés sont accusés de perturber le développement des ovocytes, de diminuer le développement des embryons – chez l'animal – et de provoquer des malformations des spermatozoïdes.

• Les organophosphorés : dominant aujourd'hui le marché des insecticides, ils ont une propension à la bioaccumulation plus faible que les précédents ; parmi eux figurent le malathion et le parathion. Utilisés notamment en agriculture, en milieu industriel et domestique, ils possèdent des effets neurotoxiques sur la plupart des vertébrés, donc sur les êtres humains.

• Les pyréthroïdes : ces dérivés synthétiques de la pyréthrine sont des insecticides très toxiques pour les organismes aquatiques. Ils sont très utilisés par les ménages, en particulier la bifenthrine, la cyfluthrine et la perméthrine, qui est directement vaporisée sur les vêtements et sur les moustiquaires. Provenant avant tout des foyers, ces polluants traversent les stations d'épuration des eaux. Depuis l'interdiction d'autres insecticides, les pyréthroïdes sont en pleine croissance.

• Les carbamates : très toxiques, ces insecticides et fongicides sont largement utilisés en agriculture et pour les travaux ménagers. En aval de leur application, ils subsistent dans l'écosystème : des traces ont été retrouvées dans les fruits, l'eau, le poisson…, signe d'une amplification biologique de leur concentration dans la chaîne alimentaire. De nombreuses études cherchent à détecter tout résidu et à prévenir toute pollution. Les carbamates sont absorbés par toutes les voies – la peau, les poumons, le tube digestif.

• Les triazines : à cette famille appartient l'atrazine, un herbicide et pesticide très commun et encore largement utilisé ; suspectée d'effets nocifs sur l'environnement, d'un caractère cancérigène et d'une action de féminisation de certaines espèces animales, elle est interdite en Europe depuis 2004. Elle reste présente dans de nombreux cours d'eau, en particulier en Île-de-France, en Bretagne et dans le Sud-Ouest.

Les modes d'intoxication

En général, on distingue deux types d'exposition :

• une exposition directe : les agriculteurs sont les premiers touchés, témoignant d'un taux important de cancers rares dans le reste de la population – des cancers des lèvres, des ovaires, du cerveau ou de la peau –, ainsi que d'un taux de problèmes de fertilité très supérieur à la normale ;

• une exposition indirecte : elle concerne l'ensemble de la population qui, par son alimentation et son environnement, est exposée aux résidus de l'usage des pesticides.

Les effets nocifs

Les pesticides sont des perturbateurs endocriniens et des produits cancérigènes. Si les travaux les plus nombreux concernent l'apparition de cancers, les épidémiologistes entrevoient également des liens possibles avec des troubles de la reproduction et des problèmes neurologiques.

Exposée aux pesticides, une femme enceinte compromet la santé de son enfant à naître, puis risque de le contaminer par l'allaitement. Il est donc essentiel que la future mère se protège de cette intoxication.

Manger bio

Choisir des aliments issus de l'agriculture biologique constitue la meilleure solution pour se prémunir en partie contre les pesticides et autres produits toxiques.

Aujourd'hui, nous ne pouvons plus consommer de la même manière, à la fois pour des raisons citoyennes et sanitaires. Cependant, il n'est pas démontré que manger bio augmente les chances de grossesse ou que ne pas manger bio vous expose à des conséquences pour votre grossesse.

La toxicité de l'environnement professionnel

Certains facteurs professionnels peuvent être néfastes : si une personne est exposée d'une manière régulière à des toxines, ces substances risquent d'avoir une incidence, en particulier sur la spermatogenèse. Ainsi, les pesticides, le cadmium, le plomb ou encore le manganèse peuvent perturber la fonction reproductive. L'employeur se doit de procurer à ses salariés des protections contre l'exposition aux substances dangereuses.

Huit produits cancérigènes

Parmi les produits cancérigènes repérés en 2003 par l'enquête Sumer – qui a évalué les expositions professionnelles des salariés et les éventuelles protections proposées –, les huit plus fréquents sont les huiles entières minérales, des solvants tels que le benzène, le perchloroéthylène et le trichloroéthylène, l'amiante, les poussières de bois, les gaz d'échappement des moteurs Diesel et la silice cristalline.

Classé « probablement cancérigène » pour l'homme par le Centre international de recherche sur le cancer (CIRC), le perchloroéthylène est utilisé dans le secteur du nettoyage à sec ; des effets toxiques sur la reproduction ont également été décelés.

D’autres substances dangereuses

Présents à la fois dans un environnement professionnel mais également dans des produits d’utilisation courante, voici quelques composés, parmi les plus fréquents, dont la toxicité semble avérée sur la reproduction et le bon développement de la grossesse.

Le formaldéhyde

Utilisé notamment dans les produits d’ameublement et de décoration – les résines, les panneaux de particules, les contreplaqués… –, les produits d’entretien – les détergents, les désinfectants, les lingettes… –, les produits d’hygiène corporelle et les cosmétiques – le vernis à ongles… –, le formaldéhyde serait responsable d’irrégularité des règles et de fausses couches.

Les éthers de glycol

Présents notamment dans les encres, les colles, les vernis, les peintures, l’électronique, les cosmétiques, les teintures pour cheveux…, les éthers de glycol sont accusés de provoquer des fausses couches et d’être responsables d’infertilité.

Le plomb

Utilisé notamment dans les peintures jusqu’aux années 1960, les appareils électroniques, la céramique artisanale recouverte d’une glaçure plombifère, certains bijoux fantaisie, certains cosmétiques tels que le khôl, certains remèdes ayurvédiques, le PVC, le plomb est accusé d’entraîner des fausses couches et de diminuer le nombre de spermatozoïdes.

Les produits toxiques de la maison

Les taux de pollution relevant des éléments intérieurs d’une habitation sont bien supérieurs à ceux notés à l’extérieur : ils proviennent de la poussière, des matières volatiles issues des revêtements des murs – les peintures –, du sol – les moquettes, les parquets vitrifiés, le linoléum – ou des plafonds – les plaques d'isolation –, ou encore des colles – des meubles en aggloméré. C'est la raison pour laquelle il est indispensable d'aérer chaque pièce 10 min/jour au moins.

Quand on choisit de modifier certains aspects de sa vie – en particulier quand on envisage un projet de grossesse –, il est fréquent de vouloir également transformer le décor de son intérieur et de prévoir quelques travaux. Attention : l'utilisation de certains produits de bricolage n'est pas sans danger. Même si les réglementations évoluent, il vaut mieux éviter certaines substances chimiques, qui risquent d'être toxiques non seulement au cours de leur emploi, mais également plus tard, lors d'une exposition quotidienne.

Choisir ses peintures

Une peinture murale est composée de plusieurs éléments : un colorant ou un pigment, un liant, des additifs et un solvant ; les différents solvants sont des alcools, des essences, des éthers, des cétones ou encore des hydrocarbures : ce sont eux qui, le plus souvent, sont source de pollution ou de toxicité.

Il convient de choisir des peintures NF Environnement ou qui ont reçu l'Écolabel européen (voir logo ci-dessous), attestant du respect de critères écologiques fixés ; elles ne contiennent ni éthers de glycol, ni métaux lourds tels que le cadmium, le mercure ou l'arsenic, ni d'autres substances dangereuses ; même chose pour les enduits, les revêtements et les vernis.

NF ENVIRONNEMENT

• Vous pouvez opter pour des peintures naturelles, à base d'huiles végétales et sans solvant toxique, ou encore pour la chaux, qui garantit une perméabilité du support, laissant le mur respirer et limitant ainsi l'humidité.

• Les peintures acryliques sont aujourd'hui les peintures les plus conseillées ; certaines ont reçu l'Écolabel européen.

• Les peintures alkydes en émulsion sont de nouvelles peintures qui allieraient les qualités des peintures glycérophtaliques – l'aspect et la résistance aux chocs – et celles des peintures acryliques – sans odeur et séchant vite. Certaines ont reçu l'Écolabel européen.

• Les peintures glycérophtaliques, à l'huile, tendent aujourd'hui à disparaître des rayons, car si elles contiennent des huiles végétales pures telles que l'huile de lin, elles comportent également des solvants risquant d'être nuisibles pour l'environnement et pour la santé. **À éviter.**

Le white spirit

Un diluant tel que le white spirit s'ajoute souvent lors de travaux de peinture. S'il est utilisé dans des conditions normales, il ne semble pas intervenir dans le cycle de la reproduction ; mais les études sur l'homme sont difficiles à mener. Chez l'animal, il entraîne une baisse de la motilité des spermatozoïdes.

Les mesures de précaution

• Ne consommez pas d'alcool. Parce qu'il est difficile de fixer une dose à ne pas dépasser, les effets étant très variables, il vaut mieux s'abstenir. Au moment de la conception – et plus tard –, une unique soirée arrosée risque d'avoir des conséquences dramatiques sur le fœtus. Par ailleurs, l'alcool a une influence sur la baisse de la fertilité.

• Ne fumez pas et évitez le tabagisme passif. De telles mesures sont à prendre bien avant la conception de votre bébé. Méfiez-vous de certains lieux, par exemple les terrasses de café, devenues aujourd'hui de véritables fumoirs ; traverser ces lieux ou y séjourner brièvement ne pose aucun problème, mais il faut éviter les expositions prolongées. À l'instar de l'alcool, le tabac diminue les chances de grossesse. Si vous êtes fumeuse, arrêtez-vous totalement le plus tôt possible ; nombreux sont les moyens qui permettront de vous aider. Une aide médicale est vivement conseillée.

• Toute consommation de drogue, même occasionnelle, est à proscrire. Si vous êtes dépendante à une drogue, faites-vous aider pour arrêter au plus vite.

• Si vous suivez un traitement médicamenteux, ne l'arrêtez pas en prévision d'une grossesse : consultez votre médecin. En cas de doute sur les risques tératogènes d'un médicament – provoquant des malformations du fœtus –, consultez également votre médecin.

• Surveillez en particulier la composition de vos détergents, le traitement appliqué à certains papiers-toilette ou filtres à café – qui ne doivent pas être blanchis au chlore.

• Choisissez des produits cosmétiques, des shampooings, des produits d'hygiène personnelle sans produits chimiques agressifs, sans phtalates ni bisphénol A.

• Plutôt que le plastique, utilisez des récipients en verre pour stocker ou réchauffer vos aliments. En effet, certains plastiques risquent d'introduire dans la nourriture des substances chimiques toxiques telles que les phtalates et le bisphénol A, avant tout lors de la montée en température. Grâce au sigle moulé dans le plastique, sachez reconnaître à quel usage il correspond ainsi que les dérivés entrant dans sa composition.

• Si vous utilisez des poêles antiadhésives, soyez vigilante sur la qualité du revêtement ; dès la moindre rayure ou boursouflure, la poêle est à changer, car elle libère dans les aliments des particules de téflon.

• Faites attention à certains produits importés de pays qui n'ont pas une réglementation stricte en matière d'utilisation de produits chimiques. Attention à certains produits non contrôlés tels que des médicaments à base de plantes en provenance de Chine ou des huiles de massage ayurvédiques venant d'Inde.

• Évitez l'usage des désodorisants de synthèse, des adoucisseurs de linge et des parfums d'ambiance.

• Ajoutez des plantes vertes dans votre intérieur, car elles absorbent une partie des polluants de l'air.

• Réduisez ou arrêtez l'utilisation des pesticides et des herbicides pour vos plantes, votre pelouse ou votre jardin. C'est le moment d'employer des techniques respectueuses de l'environnement. Évitez les zones qui ont été traitées récemment. Ne passez pas vous-même des insecticides à vos animaux de compagnie.

• Dans la mesure du possible, choisissez des produits alimentaires issus de l'agriculture biologique, en particulier les fruits et les légumes, qui, sinon, contiennent des pesticides. Modifiez vos pratiques d'achat. Toutes les grandes surfaces proposent des gammes de produits biologiques à des prix abordables.

• Réduisez votre consommation de certains poissons qui peuvent renfermer des niveaux élevés de mercure, de résidus de médicaments ou de dioxines, en particulier les poissons situés en bout de chaîne alimentaire – le thon ou l'espadon – ou les poissons gras – le saumon, la sardine, le maquereau... Si vous prenez des compléments alimentaires tels que des gélules d'huile de poisson, destinés à augmenter votre consommation d'oméga-3 (voir le chap. 1, p. 28), préférez les marques qui garantissent la qualité des poissons utilisés.

• N'utilisez pas de produits de nettoyage à sec. Ne mettez au pressing que le strict minimum ; ventilez les vêtements qui sortent du pressing avant de les ranger dans votre armoire ou avant de les porter.

• Si vous changez votre intérieur, préférez l'ancien au moderne : conçus avec des particules de bois agglomérées, les meubles modernes libèrent dans l'atmosphère des résidus issus des colles utilisées ; un meuble ancien aura déjà évacué ces résidus, ou bien sa conception n'en aura jamais intégré.

• Si vous décidez de tout repeindre, murs et plafonds, ne le faites pas vous-même et trouvez une bonne âme qui le fera et qui ne sera pas impliquée dans votre projet de grossesse.

• Aérez chaque pièce tous les jours pendant 10 min.

Partie III
le bilan de santé

Votre désir d'enfant est là, et vous recherchez désormais des informations afin d'être prête à envisager un projet de grossesse. À ce jour, vous occupez une position privilégiée : vous avez la possibilité de mettre toutes les chances de votre côté pour que cette grossesse se passe au mieux, à la fois pour vous et pour votre bébé.

C'est donc le moment de faire un bilan. Ensemble, nous allons vérifier que tout va bien. Nous allons non seulement faire le point sur votre état de santé actuel, mais nous allons également tenter de dépister un problème que votre grossesse risquerait d'aggraver. C'est l'occasion de consulter votre carnet de santé – si vous le possédez encore – et de vous pencher sur votre enfance et vos éventuelles maladies ; nous allons vérifier que vos vaccinations sont à jour.

C'est le moment d'anticiper certains choix et, parfois, de réfléchir à ce qui peut être amélioré. L'important est de découvrir certaines affections sous-jacentes, ainsi que de vous conseiller et de vous guider vers les professionnels de santé qui sauront traiter ou maîtriser vos problèmes avant ou pendant votre grossesse ; nous allons considérer les éléments qui peuvent retarder ou empêcher son bon déroulement. Le sujet qui nous occupe également est l'avenir de votre enfant : nous allons donc souligner les facteurs qui risquent de gêner son développement.

C'est le moment de vous poser quelques questions sur vos antécédents familiaux ; si vous craignez une maladie héréditaire, il est temps de considérer sereinement la réalité d'un danger. En ce domaine, vous êtes, bien entendu, concernée, au même titre que votre compagnon.

Ce bilan vise à vous permettre de mener une grossesse dans les meilleures conditions, afin que votre enfant arrive sur cette Terre avec une santé éblouissante et des parents bien portants.

Chapitre 7
Les facteurs de risque

Les facteurs qui risquent d'entraver le déroulement de la grossesse sont nombreux, depuis les problèmes cardiovasculaires jusqu'aux anomalies du sang, par exemple. Voici les plus fréquents d'entre eux.

Les troubles cardiovasculaires

La grossesse constitue un bouleversement important au sein du système cardiovasculaire, car l'organisme de la mère doit subvenir à la fois à sa propre circulation sanguine et à celle du fœtus. Cette situation aboutit parfois à des troubles de la fonction cardiaque et, surtout, risque d'aggraver une pathologie connue ou méconnue.

Au cours de la grossesse, le débit cardiaque est supérieur de 30 à 50 % à celui qui est observé d'ordinaire. Ces modifications physiologiques sont dues au développement placentaire et fœtal ; il en résulte une augmentation du volume systolique – c'est-à-dire du volume de sang éjecté par le cœur – et une augmentation du rythme cardiaque – la tachycardie. Cet accroissement du travail cardiaque est compensé par une diminution des résistances vasculaires. Échelonnées tout au long de la grossesse, ces modifications permettent une adaptation cardiaque progressive, mais accentuée pendant l'effort ; le retour à la normale se produira six à douze semaines après l'accouchement. Mais ces modifications risquent également de favoriser l'apparition de décompensations de problèmes existants.

Sur 1000 femmes menant une grossesse, 5 à 10 ont des problèmes cardiaques. Si, dans la plupart des cas, tout se déroule d'une manière satisfaisante, dans 15 % des cas des complications graves peuvent advenir, allant jusqu'au décès. Il est donc indispensable que les femmes qui connaissent leur pathologie consultent le cardiologue avant la conception ; les problèmes cardiaques doivent être stabilisés et maîtrisés au préalable. En effet, les plus graves d'entre eux peuvent, en théorie, contre-indiquer toute grossesse. Il arrive aussi que la cardiopathie se révèle pendant la grossesse.

Si l'amélioration de la prise en charge des maladies cardiaques a permis à de nombreuses femmes de porter un enfant, cela nécessite de réévaluer, avant la grossesse, l'état de santé et le traitement : il est primordial de garantir une sécurité maximale aux futures mères, en évitant les décompensations, et de régler le traitement afin d'éliminer tout risque toxique médicamenteux au fœtus.

La conduite à tenir

Il est de première importance de consulter un cardiologue si vous avez :

- un antécédent de chirurgie cardiaque, même au cours de votre enfance ;
- une maladie cardiaque connue, par exemple un souffle au cœur ou une pathologie des valves cardiaques ;
- une hypertension artérielle diagnostiquée.

L'hypertension artérielle

On parle d'« hypertension artérielle » quand les chiffres de la tension artérielle dépassent 14/9 mm de mercure : le chiffre supérieur (ici 14) représente la pression systolique, qui correspond à la force d'éjection du sang par le cœur ; le chiffre inférieur (ici 9) est la pression diastolique, qui correspond à la pression résiduelle quand le cœur ne se contracte pas.

L'hypertension peut exister au préalable ; quand elle apparaît lors de la grossesse, il s'agit d'une hypertension artérielle gravidique ; dans 10 à 15 % des cas, celle-ci se développera pour un premier enfant et, dans 3 à 5 %, ne surviendra que lors des grossesses ultérieures – et cela même si la tension était normale pendant la première grossesse. Si les mécanismes de cette hypertension restent méconnus, on sait en revanche que les conséquences ne sont pas les mêmes pour les hypertensions préexistantes et pour les hypertensions gravidiques : tandis que les premières sont en général parfaitement maîtrisées par un traitement, les secondes sont plus complexes à contrôler.

L'hypertension artérielle peut être dépourvue de tout symptôme, et c'est ce qui fait son danger. Parfois, des signes cliniques doivent alerter : des maux de tête, des problèmes de vue, des vertiges, de la fatigue, de la nervosité, un bourdonnement d'oreilles, des saignements de nez ou des palpitations. Une hypertension peut également persister après une première grossesse compliquée par une hypertension gravidique ; dans ce cas, le bilan de cette hypertension artérielle doit être établi avant tout nouveau projet d'enfant.

Les examens demandés

Si une hypertension artérielle est dépistée, le médecin recherche la présence de protéines dans les urines émises pendant 24 h – cette protéinurie ne doit pas dépasser 0,3 g/24 h ; en complément, il peut demander une numération formule sanguine (NFS) – afin de détecter une anémie, une glycémie ou une baisse des plaquettes et d'établir un bilan hépatique –, ainsi qu'un fond d'œil et un électrocardiogramme.

Ces examens sont prescrits si des complications apparaissent pendant la grossesse. Parmi les formes les plus sévères des complications majeures figure en particulier le syndrome de pré-éclampsie, qui survient dans la seconde moitié de la grossesse ; il est caractérisé par une hypertension artérielle supérieure à 14/9 mm Hg et par la présence de protéines dans les urines. Si on ne parvient pas à contrôler la tension, cette situation risque de se compliquer ; des modifications des fonctions urinaire et hépatique peuvent alors apparaître. Exceptionnelles, des complications plus graves encore incluent un décollement du placenta, des troubles majeurs de la coagulation – avec une chute des plaquettes –, des manifestations cérébrales – avec un œdème du cerveau et des convulsions (l'éclampsie) –, avec un risque de mort du fœtus. La tension artérielle constitue donc un des éléments clés de la surveillance de la grossesse.

La conduite à tenir

- **Il est indispensable de faire vérifier votre tension artérielle une ou deux fois avant d'entamer une grossesse.**
- **La tension sera contrôlée à chaque visite médicale pendant votre grossesse.**

L'obésité

Depuis plusieurs années, les spécialistes de l'assistance médicale à la procréation ont remarqué que les femmes en surpoids, et avant tout les femmes obèses, présentaient plus fréquemment que les autres des problèmes d'infertilité. Aujourd'hui, des études sont venues confirmer ces observations : d'une manière indiscutable, le surpoids diminue les chances de grossesse, et ce phénomène va en s'aggravant d'une façon tout à fait corrélée avec l'augmentation de l'obésité au sein de la population française. Bien que les études disponibles soient contradictoires, les chances d'implantation embryonnaire diminuent chez les femmes obèses. L'obésité risque également de perturber le déroulement de la grossesse tant par les complications maternelles que fœtales.

Selon plusieurs études actuelles, les troubles de la fertilité touchent également les hommes obèses ; ils sont liés à la fois à une dégradation des valeurs du spermogramme ainsi qu'à la baisse de la fréquence des relations sexuelles et de la qualité des érections.

Des troubles du cycle

Une relation claire et désormais connue a été établie entre l'excès pondéral et les troubles du cycle menstruel ; par voie de conséquence, ces derniers peuvent retentir sur la fertilité. L'obésité représente en soi un déséquilibre hormonal ; il est avant tout noté chez les femmes présentant une obésité abdominale, appelée « androïde », car elle ressemble à celle des hommes. Cette obésité provoque une augmentation de la sécrétion d'androgènes – les hormones mâles –, ce qui influe sur le cycle menstruel, risquant même d'aggraver l'obésité. L'excès de ces androgènes qui, en temps normal, sont fabriqués en très faible quantité chez la femme, favorise l'absence d'ovulation.

Près de 13 % des Françaises sont obèses

Selon la dernière enquête ObÉpi (enquête épidémiologique nationale sur le surpoids et l'obésité) publiée à la fin de l'année 2009, au cours des douze dernières années les Français ont pris 3 kg en moyenne, et nous comptons désormais quatorze millions d'adultes en surpoids et six millions d'obèses. En pourcentage, la prévalence de l'obésité en France est passée de 9,6 % en 2000 à 11,3 % en 2003 et à 12,4 % en 2006. Ce problème est tel que, en 2005, le ministère de la Santé a décidé la création de pôles médicaux spécialisés dans la prise en charge de personnes obèses. Toutefois, rappelons que les Françaises restent les plus minces des Européennes. En France, 29 % des femmes sont en surpoids et 12,6 % sont obèses. Si nous ne possédons pas de chiffres pour les femmes obèses en âge de procréer, en 2003 une estimation à 11 % a été établie.

Le syndrome des ovaires polykystiques

L'obésité peut être associée au syndrome des ovaires polykystiques ; on ne sait pas avec certitude si l'obésité provoque cette pathologie ou si, au contraire, le syndrome provoque le surpoids. Le nom de ce syndrome provient du fait qu'une échographie des ovaires montre des dizaines de follicules, qui ont été pris à tort pour des kystes, car ils persistent et ne s'engagent que rarement et d'une manière irrégulière dans le cycle de maturation des follicules. En réalité, ces « kystes » sont tout simplement des follicules qui n'entrent pas en croissance et qui sont beaucoup plus nombreux qu'à l'ordinaire ; on en compte 25 à 30 par ovaire, pour un chiffre normal de 10. Souvent vécu comme inquiétant, le terme « polykystique » est donc erroné, car il ne s'agit pas de kystes, mais de follicules.

Les femmes présentant ce syndrome ont des cycles irréguliers voire absents ; cela témoigne d'une absence d'ovulation qui, de fait, empêchera la survenue d'une grossesse.

Le syndrome des ovaires polykystiques est lié à une augmentation de certains facteurs, qui modifie la régulation entre le cerveau et les ovaires.

Les effets d'une perte de poids

En cas d'infertilité, une perte de poids, même minime – de l'ordre de 5 % –, peut favoriser la fertilité. En l'absence d'autres facteurs de stérilité, il a même été démontré que les résultats de cet amaigrissement, obtenu par des règles d'hygiène de vie et de diététique, sont meilleurs que ceux obtenus par les techniques d'assistance médicale à la procréation (AMP) – qu'il s'agisse de stimulation ovarienne, d'inséminations ou de fécondation *in vitro* (FIV).

En cas de difficulté à concevoir, l'obésité influe également sur les résultats de la prise en charge de l'infertilité, car elle rend les traitements plus ardus à mettre en place et diminue les succès. Souvent, on s'interroge sur la marche à suivre : faut-il mobiliser les techniques de procréation ou, dans un premier temps, miser sur une perte de poids ? Si l'âge de la femme le permet et si son surpoids est important, il vaut mieux préférer une perte de poids préalable afin de favoriser la grossesse et réduire les complications obstétricales (voir p. 108).

En valeur absolue, le poids n'est pas assez significatif, car la taille d'une femme entre en ligne de compte ; pour pallier ce problème, l'indice de masse corporelle (IMC), qui permet de rapporter le poids à la taille, a été défini.

L'indice de masse corporelle (IMC)

L'IMC est ainsi établi = poids/taille (en m) au carré.

Pour connaître directement son IMC, sans le calculer, se reporter au tableau en annexe (page 309)

- Si l'IMC d'une femme est compris entre 25 et 30, elle est en surpoids ; cela peut déjà être responsable de pathologies de la reproduction. Avec un IMC supérieur à 27, le risque d'absence d'ovulation et de fausse couche précoce (au premier trimestre) est multiplié par 3.

• Si l'IMC d'une femme est supérieur à 30, elle souffre d'obésité ; un amaigrissement est recommandé avant toute prise en charge.

• Si l'IMC d'une femme est supérieur à 35, la prise en charge de son infertilité est contestable avant une perte de poids, et les risques de sa grossesse sont accrus.

Les complications de la grossesse

Pendant sa grossesse, les principaux risques que court une femme obèse sont :

• l'hypertension artérielle – dont les conséquences ont déjà été mentionnées, en particulier la pré-éclampsie (voir p. 103) ; dans certains cas, cette hypertension existait au préalable mais n'a pas été dépistée ; le risque d'hypertension artérielle est 2,5 fois plus élevé, et celui de pré-éclampsie 1,6 fois plus élevé ;

• le diabète gestationnel, forme de diabète qui survient pendant la grossesse ; il est 2,5 fois plus élevé en cas d'obésité et 4 fois en cas d'obésité importante (quand l'IMC est supérieur à 40) ;

• l'augmentation des risques de fausse couche a été démontrée par plusieurs études, et cela sur toutes les grossesses, obtenues spontanément ou avec assistance médicale.

Les complications pour le fœtus

L'obésité entraîne diverses complications pour le fœtus.

• Le risque de non fermeture du tube neural, ou *spina bifida*, est accru. Il s'agit d'une malformation localisée de la moelle épinière, de ses enveloppes et des vertèbres qui l'entourent. À travers cette malformation osseuse survenant lors du développement fœtal se produit une hernie, contenant du tissu nerveux et/ou de la moelle ; cela peut entraîner une paralysie des membres inférieurs, d'une importance et d'un niveau variables. Il a été démontré qu'une supplémentation en acide folique, au moins deux mois avant la conception, diminue le risque de *spina bifida* (voir le chap. 1, p. 14).

• Le risque d'anomalie cardiaque est également accru. L'obésité d'une femme rend l'échographie plus difficile et diminue la possibilité de dépister certaines anomalies, ce qui explique en partie l'augmentation du nombre de malformations fœtales.

• L'obésité augmente le risque d'avoir un enfant de taille et de poids anormalement élevés (on parle de « macrosomie »), ce qui provoque souvent des complications au moment de l'accouchement, ainsi que des complications fœtales : les taux de décès des bébés de très gros poids sont supérieurs à la normale.

• Les risques de la mort du fœtus *in utero* sont accrus ; ils seraient 3 fois supérieurs chez les femmes à obésité importante (dont l'IMC est supérieur à 40).

L'ensemble de ces complications est bien proportionnel au poids de la mère : le risque d'une macrosomie fœtale est multiplié par 1,7 en cas de surpoids, par 2,7 en cas d'obésité et par 4,7 en cas d'obésité sévère.

Les complications de l'accouchement

L'obésité entraîne des complications lors du déroulement du travail et de l'accouchement.

• La durée du travail est plus longue.

• Le risque de déclenchement médical de l'accouchement est largement augmenté, car le travail ne s'est pas mis en route d'une manière spontanée et le terme de la grossesse a été dépassé.

• Selon certaines études, la nécessité d'utiliser des forceps est plus fréquente.

• L'accroissement du risque de blocage des épaules du bébé peut être responsable de déchirements du plexus brachial – le réseau des nerfs du bras ; il existe un risque de paralysie définitive de ce bras chez le bébé.

• Le poids du fœtus entraîne chez la mère un risque supplémentaire de déchirement du périnée.

• Deux fois plus de césariennes sont pratiquées chez les femmes qui présentent une obésité sévère. Cette élévation du taux de césariennes est liée en partie à l'augmentation des pathologies obstétricales, qui nécessitent d'interrompre la grossesse et qui provoquent chez le nouveau-né d'éventuelles complications. Cependant, et cela a été démontré, l'obésité reste isolément un facteur de risque de césariennes.

• Les césariennes sont plus difficiles à réaliser et leurs complications plus fréquentes – en particulier des risques d'hémorragie, d'abcès de cicatrice, de phlébite et d'embolie pulmonaire.

La conduite à tenir

- **Avant la conception d'un enfant, vous devez envisager la prise en charge de votre obésité : elle augmentera vos chances de grossesse spontanée et réduira les risques tant pour vous que pour votre futur bébé.**
- **Le plus souvent, cette prise en charge passe par un suivi médical spécialisé. En cas d'obésité majeure, qualifiée d'obésité-maladie, la prise en charge pourra être chirurgicale.**
- **La décision de ces prises en charge extrêmes doit être pluridisciplinaire, faisant intervenir le médecin traitant, un nutritionniste, un psychologue et un chirurgien.**

L'insuffisance pondérale ou la maigreur extrême

Le plus souvent, l'accent est mis sur l'excès pondéral, alors qu'un poids très inférieur à la normale peut également poser des problèmes. En effet, la maigreur extrême n'est pas sans conséquence sur la fertilité : si un IMC inférieur à 18,5 risque de perturber la fécondité d'une femme, en réalité c'est avant tout la proportion de la masse grasse, quand elle est trop faible, qui peut provoquer des perturbations ; cette masse grasse doit être comprise entre 25 et 30 % de la masse corporelle totale.

On sait depuis plus de trente ans que le déclenchement de la puberté peut être inhibé si la masse grasse est peu importante ; puis, un lien a été établi entre l'anorexie mentale et l'absence de cycles menstruels ; cela a été confirmé chez les sportives de haut niveau, chez les femmes pratiquant des sports d'endurance – par exemple les marathoniennes –, chez celles pour lesquelles la minceur est exigée – patineuses, gymnastes ou danseuses –, ou encore chez celles qui ont une activité excessive – témoignant d'une véritable addiction au sport.

La perte de 10 à 15 % du poids corporel par rapport à un poids idéal risque d'entraîner des troubles des cycles menstruels. En général, ces troubles apparaissent peu à peu ; les cycles sont plus courts – moins de 25 jours –, puis deviennent irréguliers et enfin absents : c'est l'aménorrhée, qui témoigne de l'absence d'ovulation, donc de l'impossibilité d'une grossesse.

Cependant, certaines femmes sont maigres depuis toujours, et cela malgré une alimentation variée : on parle alors de maigreur « constitutionnelle ». Si les données relatives à la fertilité et à la grossesse de ces femmes restent méconnues, cette maigreur constitutionnelle ne semble pas engendrer de problème. Il en est autrement pour la maigreur liée à une sélection alimentaire : tel est par exemple le cas des femmes qui suivent un régime végétalien, de celles qui évitent systématiquement toute matière grasse ou encore celles qui souffrent d'une véritable anorexie, imposant un suivi médical et diététique strict, avec supplémentation si nécessaire.

La conduite à tenir

- Le retour à des apports nutritionnels normaux ou la baisse des dépenses énergétiques liées à une activité sportive vous permettront de retrouver des cycles menstruels réguliers, donc une fertilité satisfaisante.
- Toutefois, cet effet peut être décalé dans le temps : plusieurs mois seront peut-être nécessaires entre le retour à un poids normal et la régularisation de vos cycles.

Le diabète

Notre organisme a besoin d'un taux constant de sucre circulant dans le sang, qui se situe aux alentours de 0,9 à 1 g/l. Pour réguler ce taux, il existe deux hormones principales sécrétées par le pancréas : le glucagon, qui augmente le taux de sucre, et l'insuline, qui diminue le taux de sucre.

Au sein de ce couple, l'insuline joue un rôle majeur. Quand elle n'est pas ou pas assez sécrétée par le pancréas, le taux de sucre augmente : on parle de diabète de « type 1 », ou insulinodépendant. Le traitement consiste à injecter de l'insuline de synthèse par voie sous-cutanée. Dans d'autres cas, le dérèglement de l'équilibre en glucose peut être lié à un excès pondéral : on parle de diabète de « type 2 », ou diabète gras, non insulinodépendant. En réalité, ce diabète de type 2 est une combinaison de résistance à l'action de l'insuline et une réaction de sécrétion d'insuline compensatoire et inadéquate. En général, le traitement comprend la recommandation d'un amaigrissement et, éventuellement, la prescription de médicaments par voie orale.

Le diabète gestationnel

Pendant la grossesse, le processus normal passe à la fois par une augmentation de la sécrétion de l'insuline et une diminution de son efficacité. Chez certaines femmes prédisposées, un diabète se développe parfois : on parle alors de « diabète gestationnel ». En France, 6 % des femmes enceintes en sont affectées.

• Les risques pour le fœtus : les principaux risques d'un diabète sont une fausse couche, un retard de croissance et un poids de naissance supérieur à la normale – on parle de « macrosomie ». Parfois, quand la mère diabétique présente des troubles vasculaires importants, le poids du fœtus peut être inférieur à la normale. Il existe également un risque de mort *in utero*. Une étude canadienne a démontré qu'en cas de diabète maternel – de type 1 ou 2 – non stabilisé les risques de malformations du fœtus étaient de 1,9 à 10 fois plus élevés que dans la population générale – malformations du système cardiovasculaire, du système nerveux central, des reins, du visage, des membres... Le diabète est également un facteur de complications à l'accouchement – césarienne, déchirements du plexus brachial... –, avant tout du fait de la macrosomie fœtale.

• Les risques pour la mère : la grossesse peut aggraver les risques du diabète, en particulier l'hypertension artérielle et les atteintes oculaires et rénales. La grossesse ne semble pas aggraver les complications à long terme du diabète.

Les facteurs qui prédisposent au diabète gestationnel

- La notion de prédisposition familiale est très importante. Des antécédents familiaux de diabète sont à noter, surtout si l'un de vos parents voire les deux souffrent de diabète de type 2.
- Si vous avez plus de trente/trente-cinq ans.
- Si vous étiez en surcharge pondérale avant votre grossesse ou si vous prenez plus de 12 kg pendant votre grossesse.
- Si vous témoignez d'antécédents d'hypertension artérielle ou de toxémie gravidique lors d'une grossesse antérieure.
- Si vous avez déjà eu des enfants d'un poids de naissance supérieur à 4 kg.

Le taux de sucre dans le sang

- À chaque visite médicale pendant la grossesse, le gynécologue ou la sage-femme pratiquera un test au moyen d'une bandelette urinaire, qui permettra de vérifier le taux de sucre dans les urines (la glycosurie) et la présence ou non d'albumine dans les urines (l'albuminurie).
- Si le taux de sucre est supérieur à la normale, une prise de sang vérifiera ces dosages, à jeun puis 1 h après l'ingestion de 75 g de sucre.
- La mesure normale de la glycémie à jeun doit être inférieure à 1,05 g/l ; la valeur suivant la prise de sucre doit rester inférieure à 1,4 g/l.

La conduite à tenir

- **Si vous présentez plusieurs facteurs de risque de diabète gestationnel, il est nécessaire d'en parler à votre médecin avant la réalisation de votre projet de grossesse.**
- **Une surveillance sera mise en place par un diabétologue avant et pendant votre grossesse.**

Si vous êtes déjà diabétique

Quel que soit le type de diabète dont souffre une femme, la grossesse est envisageable ; dans la mesure du possible, elle doit être programmée, avec un suivi médical engagé dès les deux mois précédant la conception. La surveillance du diabète vise à obtenir l'équilibre glycémique, à prévenir ou à contrôler les complications propres à cette maladie ; la surveillance obstétricale s'assurera du bon développement du fœtus.

Il reste indispensable de traiter son diabète, car l'hyperglycémie maternelle constitue un facteur important de fausse couche et expose le bébé à un risque accru de malformations. S'il s'agit d'un diabète de type 2 traité par médicaments oraux, il conviendra parfois de passer à l'insuline ; soupçonnés d'être à l'origine de malformations, les antidiabétiques sont en effet contre-indiqués pendant la grossesse.

Le premier des traitements est un régime alimentaire, qui sera essentiel tout au long de la grossesse et qui pourra être complété par un traitement à l'insuline.

• Le régime diététique : en premier lieu, il consiste à réduire voire à supprimer tous les sucres simples ou rapides, c'est-à-dire d'absorption rapide – le sucre raffiné et les aliments qui en contiennent ; s'ils sont admis en quantité très réduite et réglementée pendant les repas, ils sont proscrits en dehors des trois repas quotidiens. Les sucres complexes ou lents constituent la voie royale pour apporter les glucides indispensables à l'organisme (sur la définition et la répartition des nutriments, voir le chap. 21, p. 282). Les légumineuses, les pommes de terre et les légumes verts sont largement conseillés, ainsi que tous les aliments riches en fibres ; il convient de privilégier les céréales complètes, ou peu raffinées, et dans la mesure du possible issues de l'agriculture biologique, car les pesticides se concentrent dans l'enveloppe du grain. La journée sera ponctuée par trois repas principaux et deux collations, dont une prise juste avant le coucher afin de couvrir la durée de la nuit.

• Le traitement à l'insuline : si le régime diététique est insuffisant, le diabétologue sera amené à prescrire de l'insuline. Les tests sanguins seront ses guides : si la glycémie reste au-dessus de 1,05 g/l à jeun et de 1,25 g/l 2 h après le repas, l'insuline deviendra nécessaire.

La conduite à tenir

- **Si vous êtes diabétique, parlez-en à votre médecin avant votre grossesse : il mettra en place un suivi préconceptionnel.**
- **En cas de diabète de type 2, si vous prenez des médicaments par voie orale, ils seront contre-indiqués pendant votre grossesse.**
- **Un régime alimentaire et un éventuel traitement à l'insuline vous permettront de contrôler l'équilibre de votre glycémie.**

Après l'accouchement

Si vous étiez diabétique avant l'accouchement, rien ne changera : en cas de diabète de type 1, vous reprendrez vos injections d'insuline et vous pourrez allaiter votre enfant ; en cas de diabète de type 2, et si vous reprenez votre traitement à base d'antidiabétiques oraux, l'allaitement sera contre-indiqué.

Si vous avez été affectée par un diabète gestationnel, la glycémie redeviendra normale, le plus souvent quelques jours après la naissance. Toutefois, une surveillance annuelle sera préconisée afin de surveiller le développement éventuel d'un véritable diabète à long terme.

Les anomalies hématologiques

Les problèmes de coagulation

S'ils ne sont pas connus et correctement pris en charge pendant la grossesse, tous les problèmes de coagulation risquent d'avoir des conséquences dramatiques : ils constituent l'une des premières causes de la mortalité maternelle, la fréquence de ces troubles étant de 3 pour 1000 grossesses.

Le risque majeur se situe au moment de l'accouchement, un moment particulièrement hémorragique. Si les mécanismes de coagulation ne sont pas normaux, l'arrêt des saignements ne se fera pas d'une manière satisfaisante, ce qui présentera un risque grave pour la mère. Cela est également vrai en cas de césarienne réalisée en urgence ; si, à cette occasion, le médecin se trouve confronté à des difficultés de coagulation, ralentie ou absente, la situation peut s'aggraver davantage et mettre en péril la vie de la femme.

La conduite à tenir

Faites impérativement un bilan de coagulation si :

- vous faites facilement des hématomes lors de chocs peu violents ;
- vous avez des antécédents de phlébite ou d'embolie pulmonaire ;
- si ces manifestations sont présentes dans votre famille proche. En effet, certaines pathologies de la coagulation sont transmissibles génétiquement.

En cas d'anomalies importantes de la coagulation, l'accouchement devra se dérouler dans une structure expérimentée.

L'anémie

L'anémie est caractérisée par une baisse de la concentration en hémoglobine dans le sang.

10 à 15 % des femmes enceintes souffrent d'anémie. Une pâleur importante ou une grande fatigue peuvent évoquer une anémie ; dans les formes graves, une tachycardie, des bourdonnements d'oreille et des vertiges sont présents.

Les causes d'anémie les plus courantes sont des pertes de sang conséquentes ; elles risquent d'entraîner une carence en fer, qu'il faudra impérativement compenser (voir le chap. 21, p. 290). L'anémie est également présente lors des atteintes de l'hémoglobine ou en cas de drépanocytose, une maladie fréquente chez les femmes d'origine africaine ou antillaise. Dans les formes graves, les risques sont la mortalité maternelle, la souffrance fœtale et l'accouchement prématuré.

La thrombopénie

La thrombopénie correspond à une baisse du nombre des plaquettes sanguines – des éléments essentiels à la coagulation. Les femmes qui en témoignent doivent absolument être prises en charge avant l'accouchement.

Les problèmes de thyroïde

Les dysfonctionnements de la thyroïde risquent d'affecter la grossesse et le fœtus.

Une hyperthyroïdie – une sécrétion trop importante d'hormones thyroïdiennes – risque de provoquer une fausse couche, un accouchement prématuré, des malformations et des retards de croissance de l'enfant. Les signes d'une hyperthyroïdie sont un goitre, ou gonflement du cou, la présence d'une exophtalmie – un aspect particulier des yeux, qui semblent proéminents –, ainsi que des vomissements incoercibles en début de grossesse.

En cas d'hypothyroïdie, les signes cliniques sont la fatigue, la constipation, la frilosité, la prise de poids et la peau sèche. Elle risque de favoriser la prééclampsie (voir p. 103), le retard de croissance *in utero* et surtout le retard intellectuel de votre futur enfant.

L'asthme

C'est l'affection pulmonaire la plus fréquente en cours de grossesse, touchant 4 à 10 % des femmes.

Tandis que l'asthme léger ou modéré n'entraîne aucune complication, l'asthme sévère accroît le risque d'accouchement prématuré et de mortalité périnatale, et peut également augmenter le risque de mortalité maternelle ; en revanche, il n'existe pas de risque de malformations du fœtus.

Dans un tiers des cas, l'asthme est aggravé par la grossesse ; pour un autre tiers il s'atténue et, pour le dernier tiers, il n'est pas modifié. La plupart des traitements ne sont pas contre-indiqués lors de la grossesse.

La conduite à tenir

- **Faites un bilan respiratoire préalable et, éventuellement, répétez-le en cours de grossesse.**
- **Essayez de comprendre quels sont les facteurs déclenchants de vos crises ; dans la mesure du possible, tentez d'éviter ces causes.**
- **Poursuivez votre traitement habituel, qui n'est pas contre-indiqué pendant la grossesse.**

L'hygiène bucco-dentaire

Parce que la grossesse est souvent un moment difficile pour les dents d'une femme, il est indispensable de faire un bilan avant la conception d'un enfant.

Les problèmes dentaires qui surviennent souvent pendant la grossesse semblent en partie provoqués par la diminution de l'acidité de la salive, due aux transformations hormonales. La flore buccale s'en trouve modifiée ; elle fait proliférer une bactérie sous-gingivale, *Prevotella intermedia*, qui est responsable de la plupart des gingivites – l'inflammation des gencives – et autres lésions de la bouche, cela malgré une excellente hygiène.

Au contraire, les vomissements et les nausées, avant tout en début de grossesse, ainsi que les reflux gastriques risquent d'accroître l'acidité au niveau de la bouche ; quand cette acidité abîme l'émail, on parle d'érosion dentaire. Par ailleurs, les fringales parfois ressenties par une femme enceinte peuvent entraîner une surconsommation de sucres, source avérée de caries.

À noter : 1 Français sur 4 se brosse les dents deux fois par jour ; 1 Français sur 2 ne se brosse pas les dents avant d'aller se coucher…

Les risques de gingivite et de parodontite

Ce sont avant tout les transformations hormonales dues à la grossesse qui provoquent des modifications des tissus de soutien des dents et des gencives. Une gingivite risque d'être d'autant plus importante quand l'hygiène dentaire laisse à désirer ; cette gingivite sera entièrement réversible si un programme d'hygiène bucco-dentaire efficace et respecté est mis en place. Au contraire, si on la laisse évoluer, elle peut se compliquer d'une parodontite – une inflammation plus ou moins grave de la gencive. Cette parodontite est beaucoup plus sévère, et la reconstruction du tissu osseux perdu plus problématique ; cela peut conduire à la perte d'une voire de plusieurs dents. Si, en terme d'hygiène bucco-dentaire, le traitement est identique à celui de la gingivite, en revanche il réclame de la part du chirurgien-dentiste la prescription d'antiseptiques et, si nécessaire, d'une antibiothérapie ciblée.

5 % des femmes enceintes souffrent d'un épulis gravidique – une tumeur gingivale bénigne apparaissant à partir du troisième mois. Si son origine reste incertaine, il semble que les facteurs d'irritation provoqués par le tartre et la plaque dentaire soient en cause. Le détartrage et le polissage pourront être une solution ; parfois, en cas de gêne, il faudra intervenir au bistouri pour ôter cette tumeur.

En cas d'inflammations graves

Une relation entre les parodontoses sévères et la fréquence d'enfants prématurés ou de petit poids de naissance a été récemment mise en évidence. 30 à 50 % des cas de menace d'accouchement prématuré et de retard de croissance possèdent une origine infectieuse locale, par exemple une infection génitale ou urinaire, ou une maladie parodontale.

Selon d'autres études, le risque de donner naissance à un enfant de faible poids est 7,5 fois supérieur chez une femme souffrant de parodondite ; il a aussi été démontré qu'une infection du parodonte est associée à un risque accru de pré-éclampsie.

La conduite à tenir

- Prendre soin de ses dents et de ses gencives est de première importance. D'une manière préventive, consultez votre dentiste afin de sauvegarder votre patrimoine dentaire. C'est le bon moment pour vérifier qu'aucune carie n'est à soigner. Votre dentiste fera un bilan de l'état de vos gencives. Cela sera aussi l'occasion d'effectuer un détartrage.
- Avant puis pendant votre grossesse, brossez-vous soigneusement les dents trois fois par jour durant 4 min ; choisissez un dentifrice fluoré et, en cas de gingivite, une brosse à dents souple voire ultrasouple.

L'âge des parents

Les grossesses menées après l'âge de quarante ans doivent être considérées comme des grossesses à risque : plus souvent que les autres, elles sont émaillées de complications et, à ce titre, réclament un suivi plus attentif. L'âge du père constitue également un facteur de risque.

L'âge des parents a une influence non seulement sur le bon déroulement de la grossesse et la santé du fœtus, mais également sur les problèmes d'infertilité. Voir le chap. 13 et le chap. 14, p. 193 et 203.

Si vous avez déjà été enceinte

Certains facteurs de risque liés à une ou plusieurs grossesses précédentes doivent vous amener à envisager une consultation préconceptionelle avec un gynécologue obstétricien :

- une hypertension artérielle ou un diabète pendant la grossesse ;
- la mort du fœtus *in utero* ;
- une mort néonatale précoce ;
- des fausses couches à répétition (plus de trois) ;
- un accouchement prématuré ;
- un accouchement difficile ou des complications, en particulier une hémorragie ;
- une malformation du bébé.

Au cours de cette consultation, on s'assurera que les causes des complications ont été recherchées, et tous les moyens seront mis en œuvre pour empêcher une récidive.

Chapitre 8

Maladies chroniques, infections virales et bacteriennes

Diverses affections risquent de retentir sur votre grossesse. La liste qui suit n'est, bien entendu, pas exhaustive. Si vous êtes porteuse – ou si votre compagnon est porteur – d'une pathologie diagnostiquée, le plus simple est de demander à votre médecin ou à un gynécologue obstétricien si la grossesse présente un risque pour cette maladie ou si, au contraire, c'est la maladie qui présente un risque pour la grossesse. Dans tous les cas, la vigilance sera de mise.

Le lupus

Le lupus est une maladie auto-immune inflammatoire ; son nom provient de l'atteinte assez fréquente, le lupus érythémateux cutané, qui se manifeste par des éruptions au niveau du visage, évoquant le masque vénitien – le loup, en latin *lupus*. Il n'existe pas une seule forme de lupus, mais plusieurs, qui peuvent toucher de nombreuses parties du corps telles que les articulations, les reins ou le cœur ; dans ce cas, on parle de lupus disséminé, ou systémique.

Des facteurs génétiques seraient à l'origine de la maladie, qui touche avant tout les femmes. L'exposition au soleil, le stress et certains médicaments déclenchent son apparition. La grossesse peut être le moment de sa découverte ; parfois, c'est à la suite de fausses couches à répétition que son diagnostic est établi.

Il y a quelques dizaines d'années encore, on déconseillait aux femmes atteintes par un lupus ou par une maladie auto-immune d'avoir des enfants – excepté pour la polyarthrite rhumatoïde, améliorée et provisoirement arrêtée par la grossesse –, car les fausses couches étaient nombreuses et la vie de la mère comme celle de l'enfant mises en danger ; par ailleurs, les traitements étaient à l'origine de stérilité ou risquaient de provoquer des malformations fœtales. Aujourd'hui, si nous sommes loin de cette position médicale, en revanche la surveillance des femmes est très réglementée ; tandis que certains immunosuppresseurs peuvent être maintenus – telle l'azathioprine –, d'autres sont contre-indiqués – tels le cyclophosphamide, le méthotrexate et le mycophénolate mofétil.

En chiffres

- 9 femmes pour 1 homme sont atteintes d'un lupus.
- La maladie concerne avant tout les femmes âgées de quinze à quarante-cinq ans ; 40 cas pour 100 000 habitants sont dénombrés.
- Les peaux noires sont cinq fois plus atteintes que les autres.

La conduite à tenir

Afin que le traitement du lupus soit compatible avec un projet d'enfant, vous allez, avec votre médecin, programmer votre grossesse. Un suivi préconceptionnel s'avère indispensable.

Les antécédents de cancer

Grâce aux progrès de la médecine, il est aujourd'hui de plus en plus fréquent de rencontrer des jeunes femmes qui ont subi un traitement anticancéreux et qui envisagent d'avoir un enfant. Excepté des cas très spécifiques – tels certains cancers hormonodépendants –, aucune interdiction définitive n'est justifiée sur le plan médical.

Quand une équipe spécialisée dans le traitement du cancer reçoit une jeune fille, ou une jeune femme, le souci de préserver ses fonctions de reproduction fait partie du choix thérapeutique ; la congélation de sperme avant un traitement anticancéreux se fait depuis bien longtemps ; la congélation de tissu ovarien ou d'ovocytes, pour envisager, dans un temps ultérieur, une restauration de la fertilité, fait l'objet de progrès intéressants et peut, dans certains cas, être proposée.

Si votre compagnon a été traité pour un cancer, un spermogramme doit être réalisé pour s'assurer que le traitement n'a pas altéré la production de spermatozoïdes.

La conduite à tenir

- **Si vous avez subi un traitement, l'équipe de cancérologie doit avoir donné son accord pour votre projet de grossesse ; puis, vous pourrez la programmer avec votre médecin.**
- **Dans le cas de certaines suites de cancer du sein, il convient d'attendre deux ans avant tout projet de grossesse, car les grossesses précoces - entamées moins de six mois après - sont associées à un risque plus élevé de récidive. Votre âge peut être un facteur à considérer : la baisse de la fertilité liée au passage du temps et aux thérapeutiques risque d'entraver votre projet.**

L'épilepsie

Affection neurologique, l'épilepsie est caractérisée par des décharges excessives de neurones, qui provoquent des crises imprévisibles et parfois lourdement handicapantes. Aujourd'hui, les traitements permettent de contrôler ces crises, et les personnes épileptiques peuvent mener une existence normale ; il est donc légitime qu'une femme épileptique puisse envisager une grossesse, car elle peut être bien traitée.

Pour que tout se passe au mieux, un suivi préconceptionnel est indispensable, car il existe, en moyenne, deux fois plus de malformations congénitales chez les enfants de mère épileptique et six fois plus en cas de traitements associant plusieurs médicaments ; ces malformations seraient en grande partie liées aux antiépileptiques. L'effet néfaste de ces médicaments est majeur pendant le premier trimestre ; c'est la raison pour laquelle le diagnostic précoce de la grossesse s'avère essentiel. D'une manière générale, le risque de malformations – en particulier la non fermeture du tube neural, ou *spina bifida* (voir le chap. 7, p. 107) – serait deux fois plus élevé avec le valproate de sodium qu'avec les autres antiépileptiques ; les anomalies cardiaques seraient dues au phénobarbital, les malformations du visage au phénytoïne et les malformations digestives à la carbamazépine.

En chiffres

- En France, 500 000 personnes souffrent d'épilepsie.
- Chaque année, 5 000 femmes épileptiques environ mènent une grossesse. Pour 92 à 96 % d'entre elles, il n'y a aucune complication et la naissance se déroule bien.

La conduite à tenir

- La prise en charge de votre grossesse doit être faite dans une bonne coordination entre votre neurologue et votre gynécologue obstétricien.
- Le médicament que vous prendrez pendant la grossesse doit être choisi le plus tôt possible par une équipe spécialisée.
- Le risque de crise épileptique peut être atténué par une prise contrôlée - une monothérapie minimale - et certaines malformations prévenues par une prescription d'acide folique deux mois au moins avant la conception (voir le chap. 1, p. 12).
- Le traitement sera guidé par la fréquence et l'intensité de vos crises ; compte tenu de votre projet de grossesse, la dose et le type de médicament pourront être réexaminés.

Les pathologies psychiatriques

Tandis que la grossesse aurait plutôt un rôle protecteur à l'égard de certaines psychoses et des troubles bipolaires (alternance de dépression et de crise d'excitation), en revanche des troubles dépressifs risquent d'être aggravés par une grossesse, en particulier au cours du premier trimestre. D'autres affections psychiatriques telles que la schizophrénie et certains syndromes psycho-maniaco-dépressifs peuvent être décompensés par la grossesse ou à la suite de l'accouchement.

La conduite à tenir

- **Si vous souffrez d'une pathologie psychiatrique, consultez votre médecin pour évoquer avec lui votre projet de grossesse. Il vérifiera l'innocuité des médicaments que vous consommez. Certaines molécules comme le lithium sont à éviter si possible et peuvent être remplacées par un autre principe, sans danger pour le fœtus.**
- **Votre médecin pourra également mettre en place un suivi spécifique et, si nécessaire, un soutien familial sera envisagé.**

Un bilan des vaccinations

Constituant l'une des grandes avancées de notre médecine moderne, les vaccins protègent l'individu, mais également la société, des épidémies. Tandis que certains sont obligatoires, d'autres sont seulement recommandés ; la plupart sont à effectuer dès les premiers mois de la vie. Souvent, à l'âge adulte, les rappels n'ont pas été faits et la protection est devenue inefficace.

Avant tout projet de grossesse, il convient donc de vérifier si vos vaccins sont à jour. Si votre carnet de santé est le premier guide à consulter, il a parfois été perdu ou bien une partie des vaccinations n'a pas été retranscrite. Il existe un seul examen fiable : une prise de sang, qui vous fournira une véritable information sur votre statut sérologique. En effet, il est indispensable de connaître votre protection à l'égard de certaines infections virales : contractées pendant votre grossesse, elles risquent d'avoir des conséquences dramatiques pour votre enfant.

En cas d'infection, l'organisme se défend en sécrétant des anticorps spécifiques, qui combattent la maladie engendrée par tel virus ou telle bactérie. Ces anticorps resteront présents dans le sang pendant toute votre vie, comme une trace de la bataille menée ; cependant, la protection peut s'affaiblir voire disparaître après une période prolongée.

Le calendrier des vaccinations

Pendant l'enfance

En France, le seul vaccin obligatoire est :

- le vaccin combiné diphtérie, tétanos et poliomyélite (DTP).

Les vaccins de base recommandés sont :

- le vaccin antituberculeux par le BCG : il était obligatoire jusqu'en 2007 ; il est réservé aux enfants exposés à un risque élevé ;
- l'anticoquelucheux : il est conseillé en association avec le DTP ;
- l'antihépatite B ;
- le ROR (rougeole, oreillons et rubéole) : chaque vaccin peut être pratiqué séparément ; l'antirubéolique pourra être effectué en rattrapage chez la fillette, avant la puberté ;
- le vaccin contre l'*Haemophilus influenzae B* ;
- le vaccin contre le pneumocoque ;
- le vaccin contre le méningocoque C ;
- le vaccin contre la varicelle : uniquement pour les enfants à risque.

À l'adolescence

À 14 ans ou entre 15 et 25 ans :

- le vaccin contre les papillomavirus humains (HPV).

Entre 16 et 18 ans :

- le rappel DTP ;
- la coqueluche pour ceux n'ayant pas eu de rappel entre 11 et 13 ans.

À l'âge adulte

À partir de 18 ans :

- le rappel DTP tous les dix ans ;
- la coqueluche pour les adultes non vaccinés depuis dix ans et souhaitant devenir parents ;
- la rubéole pour les femmes en âge de procréer ;
- la varicelle : pour les personnes à risque, en particulier les femmes en âge de procréer sans antécédent de varicelle.

Entre 26 et 28 ans :

- la coqueluche pour les adultes non vaccinés depuis dix ans.

Les anticorps

Il existe deux sortes d'anticorps :

- les immunoglobulines de type G (IgG), qui témoignent d'une infection ancienne et constituent la cicatrice de l'infection ;
- les immunoglobulines de type M (IgM), qui témoignent d'une infection en cours ou récente, et qui disparaîtront avec le temps.

En cas de vaccination, on injecte soit un virus inactivé non pathogène, soit des morceaux de virus, que l'organisme reconnaît comme étranger et qui lui fait fabriquer des anticorps. On retrouvera donc les anticorps de type G, qui révéleront l'efficacité de la vaccination. Lors d'une prise de sang visant à dépister certaines maladies, il sera donc aisé de distinguer une infection ancienne – par la présence d'IgG seuls – ou une infection récente – par la présence d'IgM seuls ou associés à des IgG.

> **La conduite à tenir**
>
> - Vérifiez si toutes vos vaccinations sont à jour.
> - Seule une prise de sang vous informera de votre statut sérologique.
> - Attention : pendant votre grossesse, certains vaccins seront contre-indiqués (voir ci-après et au chap. 20, p. 272).

Un bilan sur les infections

La rubéole, la toxoplasmose et le cytomégalovirus sont trois infections virales de première importance pour une femme enceinte, car leurs effets peuvent être extrêmement graves sur le développement du fœtus. C'est la raison pour laquelle il est indispensable, avant d'entamer une grossesse, de réaliser les sérologies spécifiques de dépistage, en recherchant la présence d'anticorps – les immunoglobulines de type G et de type M (IgG et IgM) –, ce qui permettra de savoir si l'infection est ancienne ou récente.

Si une femme a déjà contracté ces infections, elle est protégée définitivement et ne risquera rien pendant sa grossesse ; dans le cas contraire, l'attitude dépendra de la maladie :

• pour la rubéole, il existe un vaccin, qui doit être fait deux mois au moins avant la grossesse ;

• pour la toxoplasmose et le cytomégalovirus, il n'existe pas de vaccin ; des mesures de précaution devront être appliquées d'une manière scrupuleuse pendant toute la grossesse afin d'éviter les risques de contamination maternelle et fœtale (voir le chap. 20, p. 267).

La rubéole

La rubéole est due à un virus de la famille des rubivirus. L'être humain en est le seul réservoir naturel ; la contagion se fait soit par voie aérienne, soit, pour un embryon, par voie placentaire. Elle dure une semaine avant et une semaine après l'éruption.

Dans la plupart des cas, la rubéole passe inaperçue, car ses signes sont assez simples – un mal de gorge, une petite éruption de boutons, une fièvre en dessous de 39 °C et la présence de ganglions. L'éruption en plaques rouges, sans démangeaisons, s'étend sur l'ensemble du corps et persiste pendant trois à quatre jours ; une fois sur deux, ces lésions ne se voient pas. Il n'existe pas de traitement.

La rubéole est une maladie bénigne, excepté pour la femme enceinte, car elle risque d'atteindre le fœtus et de provoquer des malformations graves.

Les risques pour le fœtus

Pendant les vingt premières semaines de grossesse, la contamination du fœtus risque d'entraîner la mort *in utero*, une fausse couche ou des malformations – des lésions oculaires entraînant une cécité, des lésions auditives entraînant une surdité, des lésions nerveuses, génito-urinaires, cardiaques…

La conduite à tenir

- **Si vous avez été vaccinée ou si vous avez eu la rubéole pendant votre enfance, vous êtes immunisée.**
- **Si cela n'est pas le cas, la vaccination contre la rubéole est indispensable et implique de reporter votre projet de grossesse : vous devez donc vous faire vacciner, puis être sous contraceptif pendant deux mois. En effet, le vaccin utilisé est un virus vivant atténué ; il est donc extrêmement important qu'il n'y ait pas de grossesse durant les deux mois qui suivent la vaccination.**

La toxoplasmose

Infection parasitaire, la toxoplasmose est due à un protozoaire – les protozoaires sont des organismes unicellulaires, qui s'associent souvent en colonies ; quand les conditions de vie sont difficiles, ils s'enkystent jusqu'à ce que celles-ci deviennent à nouveau favorables.

Les animaux sont porteurs de ce protozoaire et vont donc transmettre l'infection : on dit que la toxoplasmose est une zoonose. Le mode de transmission le plus fréquent est celui du chat, qui s'infecte en mangeant des souris ou des oiseaux porteurs ; ses selles éliminent de nombreux kystes, qui infecteront les humains – par le contact des griffes, la manipulation du bac à litière… La toxoplasmose peut infecter d'autres animaux tels que les porcs, les moutons ou les bœufs qui auront brouté de l'herbe infectée par les selles d'un chat.

En général, la toxoplasmose est accompagnée de peu de symptômes – une fièvre modérée, un syndrome pseudo-grippal, quelques courbatures, de la fatigue, parfois l'apparition de ganglions. On est donc souvent immunisé sans le savoir. Excepté les personnes atteintes par le sida ou bien le fœtus d'une femme, pour lesquels la toxoplasmose peut être très grave, elle est bénigne et sans conséquence.

Seul un examen de sang à la recherche d'anticorps pourra confirmer ou infirmer le statut d'immunisation. Obligatoire, le sérodiagnostic de toxoplasmose est réalisé à deux occasions : lors de l'examen prénuptial et lors du premier examen prénatal. Parce que plus d'un enfant sur deux est aujourd'hui conçu hors mariage, il est courant de ne pas connaître son statut face à cette infection. Toutefois, de très nombreuses femmes sont immunisées, et l'évolution de l'hygiène a fait diminuer cette infection.

Les risques pour le fœtus

Chez la femme enceinte, le protozoaire traverse la barrière placentaire, surtout en fin de grossesse. Si la toxoplasmose n'est pas toujours grave, ses conséquences dépendent de la période de contamination : plus celle-ci se produit tard dans la grossesse, moins les effets seront importants ; en réalité, l'infection est grave mais rare au premier trimestre, fréquente et moins grave en fin de grossesse.

Le diagnostic est établi en recherchant les signes échographiques d'atteinte du fœtus – l'augmentation de la taille du foie, la présence de liquide intra-abdominal, la dilatation des ventricules cérébraux, les calcifications intracrâniennes… Une amniocentèse – le prélèvement de liquide amniotique – voire une ponction de sang du cordon ombilical seront éventuellement envisagées pour affirmer le diagnostic d'infection du fœtus.

En chiffres

- En France, 50 % environ des femmes ne sont pas immunisées contre la toxoplasmose.
- Sur 800 000 femmes enceintes, on estime que 2 000 environ attraperont la toxoplasmose et que 700 fœtus seront contaminés d'une manière plus ou moins grave.
- Le risque de contamination croît régulièrement du début à la fin de la grossesse, passant peu à peu de 1 % en période périconceptionnelle à 20 % autour de la 20e semaine, pour atteindre 75 % à 90 % près du terme.
- Le risque maximal pour le fœtus intervient entre la 10e et la 16e semaine de grossesse.

Les mesures de protection

Il n'existe pas de vaccin contre la toxoplasmose. Si le sérodiagnostic révèle qu'une femme n'est pas immunisée, il lui faudra adopter certaines mesures de protection tout au long de sa grossesse :

- éviter le contact avec les chats et les animaux domestiques ;
- se laver souvent les mains ;
- éviter de manger de la viande crue ou peu cuite ;
- laver soigneusement les fruits et les légumes, ou bien les manger cuits ;
- enfin vérifier par une prise de sang toutes les quatre à six semaines qu'elle n'a pas été contaminée (pour plus de détails sur ces mesures de protection, voir le chap. 20, p. 269).

Le traitement

Le plus souvent, la guérison est spontanée. En cas de complication, le traitement passe par la prescription d'antibiotiques – de spiramycine.

Les immunoglobulines de type M (IgM) qui signalent l'atteinte récente de la toxoplasmose peuvent être retrouvées plus de trois mois après l'infection ; cela rend parfois l'interprétation des sérologies délicate en début de grossesse – d'où l'utilité de connaître son statut sérologique avant d'être enceinte. Dans ce cas, des tests plus sophistiqués – dits tests d'« avidité » – permettent, en utilisant des tests de sensibilités différentes, de dater plus précisément l'infection.

Parfois, des examens invasifs sont recommandés. Si une infection du fœtus a été démontrée et selon la décision de la mère, le médecin peut proposer une interruption médicale de grossesse (IMG) ou un traitement actif à base de médicaments ; dans des cas rares, ces derniers peuvent être toxiques, donc présenter des dangers pour la mère comme pour son enfant.

La conduite à tenir

- **Il n'existe pas de vaccination contre la toxoplasmose : il est donc important de savoir avant le début de votre grossesse si vous êtes ou non immunisée : faites une prise de sang pour établir le sérodiagnostic de toxoplasmose.**
- **Si vous êtes immunisée, vous passerez une grossesse plus tranquille.**
- **Si vous ne l'êtes pas, vous devrez suivre des mesures d'hygiène strictes et faire une prise de sang mensuelle afin de surveiller la survenue d'une éventuelle contamination.**

Le cytomégalovirus

Le cytomégalovirus appartient à la famille des herpèsvirus *(Herpesviridae)*. Sa contamination se fait par contact, en particulier avec la salive, les larmes ou l'urine, mais aussi par les projections lors de la toux.

Dans 60 % des cas, l'infection d'un adulte en bonne santé passe inaperçue. Elle se manifeste parfois par une fièvre modérée pendant deux semaines, accompagnée de douleurs articulaires et musculaires – une arthralgie et une myalgie –, par une fatigue importante, une pharyngite et la présence de ganglions. Chez une personne immunodéprimée, le cytomégalovirus peut être très grave et provoquer des atteintes pulmonaires, cérébrales, hépatiques ou rétiniennes ; dans ce cas seulement, un traitement médicamenteux est donné.

À ce jour, le vaccin est encore au stade de la recherche.

En chiffres

- En crèche ou en maternelle, 1 enfant sur 2 est porteur du virus.
- 30 à 50 % des femmes en âge de procréer ne sont pas immunisées.

Les risques de contamination

Les femmes à risque sont celles qui, par leur profession, travaillent auprès des enfants – les puéricultrices, les infirmières, les personnels des crèches, les professeurs des écoles… – ou qui sont déjà mères d'un jeune enfant. En effet, le virus est très présent dans la salive et l'urine des enfants en bas âge.

En cas de primo-infection de la mère, la contamination est transmise par voie sanguine au fœtus dans 40 à 50 % des cas. Si la mère a déjà été infectée par le cytomégalovirus, les anticorps seront détectés dans le sang, mais une réactivation peut se produire lors d'un contact avec le virus ; dans ce cas précis, le risque de transmission au fœtus est très faible, inférieur à 2 %.

Le diagnostic d'infection

Un diagnostic d'infection peut être établi au cours de la grossesse, soit parce que le médecin recherche l'origine d'une fièvre, soit parce que les résultats de l'échographie lui semblent repérer un problème chez le fœtus.

Une prise de sang de la mère est effectuée, qui recherchera les immunoglobulines de type M (IgM) spécifiques du cytomégalovirus ; puis la présence du virus sera recherchée dans le liquide amniotique et dans le sang du fœtus. À ce stade, trois situations sont possibles :

• le virus n'est pas détecté chez le fœtus et l'échographie ne révèle aucun signe d'atteinte : tout le monde est rassuré et la surveillance continue ;

• le virus est détecté chez le fœtus et l'échographie révèle des anomalies : une interruption médicale de grossesse (IMG) est proposée ;

• le virus est détecté chez le fœtus, mais aucune anomalie n'est signalée à l'échographie : à ce stade, aucun pronostic ne peut être fait sur la suite de la grossesse ni sur les conséquences chez le fœtus. La surveillance va continuer et, si une anomalie survient, une interruption médicale de grossesse sera proposée.

Les risques pour le fœtus

Comme pour tous les virus, l'atteinte du fœtus est rare mais grave au cours du premier trimestre ; elle sera plus fréquente mais souvent moins dangereuse au cours du dernier trimestre.

Au début de la grossesse, l'infection aboutira 1 fois sur 10 à une fausse couche, une mort *in utero*, une prématurité – dans 30 à 50 % des cas – et des séquelles graves – une hépatosplénomégalie (l'augmentation du volume du foie et de la rate), un purpura (une éruption cutanée), un ictère (une jaunisse), une microcéphalie (un périmètre crânien inférieur à la normale), une hydrocéphalie (une anomalie neurologique grave), une choriorétinite (une maladie de l'œil)…

5 à 10 % des enfants infectés *in utero* et nés indemnes développeront des séquelles neurosensorielles avant l'âge de deux ans.

La conduite à tenir

- **Si, par votre profession, vous êtes en contact avec des enfants en bas âge ou si vous êtes déjà mère d'un jeune enfant, il est important, avant d'être enceinte, de connaître** votre statut immunologique à l'égard du cytomégalovirus : une prise de sang vous le révèlera.

- Si le sérodiagnostic montre une absence d'anticorps, il vous faudra, pendant votre grossesse, respecter des mesures d'hygiène particulières (voir le chap. 20, p. 271).
- Pendant votre grossesse, et en particulier lors du premier trimestre, si des cas d'infection au cytomégalovirus sont annoncés sur votre lieu de travail, une éviction temporaire pourra être demandée par votre médecin.

La varicelle

Maladie infantile par excellence, la varicelle est due au virus varicelle-zona, qui appartient à la famille des herpèsvirus *(Herpesviridae)*. 95 % des adultes sont immunisés. Le risque de contagion se situe deux jours avant l'apparition des vésicules et persiste tant que les lésions vésiculaires sont présentes – les croûtes ne sont pas contagieuses.

Pendant la grossesse, la survenue de la varicelle est très rare – 0,7 % de cas. Elle est dangereuse en cas d'atteinte du fœtus au premier ou au deuxième trimestre.

Les risques pour le fœtus

Si cette maladie est bénigne chez l'enfant et le jeune adulte – en dehors de cas rares de complications pulmonaires –, en revanche elle peut provoquer chez la femme enceinte des séquelles graves pour son bébé – des lésions neurologiques telles qu'une microcéphalie ou une hydrocéphalie, des problèmes de développement musculaire ou squelettique, des lésions ophtalmiques, des malformations cutanées ou encore un retard de croissance intra-utérin.

La vaccination

Il existe un vaccin contre la varicelle, qui peut être réalisé avant la conception d'un enfant afin d'éviter toute atteinte en cours de grossesse. Il est composé de deux injections sous-cutanées, espacées de quatre à huit semaines.

Commercialisé en France depuis 2004, non obligatoire, il est recommandé par le Comité technique des vaccinations et le Conseil supérieur d'hygiène publique chez certaines catégories de personnes à risque, en particulier les femmes en âge de procréer n'ayant pas été contaminées dans leur enfance. Une contraception pendant trois mois est recommandée après chaque injection.

Pendant la grossesse

Si vous êtes infectée pendant votre grossesse, votre médecin mettra en place une surveillance spécifique, en particulier échographique ; il prévoira – 48 à 72 h après le contact avec une personne atteinte – une injection intraveineuse d'anticorps spécifiques, capables de bloquer le virus, voire un traitement antiviral.

La recherche de l'infection chez le fœtus peut être effectuée par ponction. Ensuite, la conduite à tenir dépendra de la période pendant laquelle la contagion a eu lieu : les moments les plus graves se situent entre la 8e et la 24e semaine d'aménorrhée, puis dans le temps précédant l'accouchement – où il existe des risques pulmonaires pour le bébé.

La conduite à tenir

- **Si vous n'avez pas souvenir d'avoir contracté la varicelle dans votre enfance, la prescription par votre médecin, avant votre grossesse, d'un sérodiagnostic à la recherche des immunoglobulines spécifiques sera nécessaire.**
- **Si le résultat montre que votre organisme a déjà été en contact avec le virus, vous êtes donc immunisée et vous pourrez mener sereinement une grossesse.**

- **Si le résultat révèle que vous n'avez pas d'immunoglobulines spécifiques de la varicelle, vous n'êtes pas à l'abri d'attraper ce virus. Dans ce cas, vous pouvez dès à présent envisager de vous faire vacciner. Vous devrez prendre un contraceptif pendant les trois mois qui suivent cette vaccination.**
- **Après le début de votre grossesse, il sera trop tard ; vous n'aurez plus qu'à faire attention au contact rapproché avec des enfants porteurs de la maladie.**

La coqueluche

La coqueluche est une infection respiratoire due à la bactérie *Bordetella pertussis*. La contagion se fait par voie aérienne.

Dans sa première phase, la coqueluche passe très souvent pour un rhume, avec une très légère fièvre et une toux sèche nocturne ; la personne est alors très contagieuse. Dans une seconde phase, sept à dix jours plus tard, les quintes de toux sont caractéristiques ; appelées en « chant de coq », elles sont épuisantes.

Le traitement de la coqueluche est constitué de médicaments contre la toux, d'antibiotiques pour l'enfant et son entourage – quel que soit leur état d'immunisation ; le bébé de moins de trois mois peut être hospitalisé afin d'être placé sous surveillance cardiorespiratoire.

Les risques pour le nourrisson

Actuellement en recrudescence chez les adolescents et les adultes, la coqueluche peut être très grave pour les bébés ; il est donc nécessaire que les adultes soient protégés pour éviter d'être à l'origine de la contamination des nourrissons – trop jeunes pour être déjà vaccinés. Selon l'Organisation mondiale de la santé (OMS), la coqueluche serait responsable de 300 000 décès d'enfants par an, avant tout dans les pays en voie de développement.

La vaccination

Il existe deux vaccins contre la coqueluche :

• l'un est à germes entiers tués ; l'immunité est plus longue, mais les réactions plus fréquentes ;

• l'autre, plus récent, est un vaccin acellulaire, c'est-à-dire qui n'utilise que quelques parties de la bactérie ; il est employé pour les rappels effectués tous les cinq ans.

La conduite à tenir

- **Avant votre grossesse, vérifiez si vous êtes à jour de vos rappels DTP (vaccin combiné diphtérie, tétanos, poliomyélite). Si vous n'avez pas été vaccinée contre la coqueluche depuis dix ans, faites un rappel d'une dose DTcaP (« ca » pour coqueluche acellulaire).**
- **Depuis 2004, la vaccination (en une dose) des futurs ou des nouveaux parents, ainsi que des professionnels en contact avec les nourrissons, est recommandée.**
- **Attention : si les vaccins contre la coqueluche et la diphtérie n'ont pas d'effet sur le fœtus, ils sont déconseillés pendant la grossesse, car ils sont très mal tolérés, provoquant en particulier une forte fièvre.**

Le VIH

Le virus de l'immunodéficience humaine (VIH) est le rétrovirus responsable du sida – ou syndrome de l'immunodéficience acquise –, qui correspond à un état affaibli du système immunitaire ; cela le met à la merci de toutes sortes d'infections opportunistes. L'infection d'une femme par le VIH n'est pas une contre-indication à la grossesse.

La grossesse n'a pas d'influence négative sur le sida. Le problème majeur concerne la contamination du nouveau-né :

• si une femme est déjà sous traitement du VIH, celui-ci sera poursuivi pendant toute sa grossesse, et les principales précautions seront centrées sur l'accouchement, le moment de risque de contagion de l'enfant ;

• si elle n'est pas sous traitement, un traitement antiviral sera en général mis en place au dernier trimestre.

La conduite à tenir

- **Avant d'être enceinte, pratiquez un test de dépistage de l'infection au VIH.**
- **En cas de test positif, vous serez surveillée pendant votre grossesse, en particulier au moment de l'accouchement.**

Chapitre 9
Les maladies génétiques

Toutes nos cellules comportent de l'ADN dans leur noyau – excepté les globules rouges, qui ne possèdent pas de noyau. Au cours des divisions cellulaires, cet ADN forme 46 chromosomes, qui sont organisés par paires. Le génome de chaque être humain est réparti sur ces 23 paires de chromosomes : les 22 homologues deux à deux, identiques chez les deux sexes, sont appelés « autosomes » ; la dernière paire est nommée « paire des chromosomes sexuels » et comporte des chromosomes qui peuvent être différents l'un de l'autre : tandis qu'un homme est porteur d'un chromosome X et d'un chromosome Y – on parle alors d'une paire de chromosomes XY –, une femme est porteuse de deux chromosomes X – soit une paire de chromosomes XX.

D'un point de vue génétique, un enfant est le résultat d'un mélange d'ADN. À l'origine, l'embryon contient une information génétique nouvelle, constituée de 23 paires de chromosomes – dont la moitié est héritée de la mère et l'autre du père. Mises en évidence au XIXe siècle par le botaniste Gregor Mendel, les lois génétiques appelées « dominance » et « récessivité » régissent le modèle de l'hérédité dont nous ne connaissons pas, aujourd'hui encore, tous les mécanismes.

Chaque gène dont nous héritons présente deux exemplaires, ou allèles – un exemplaire paternel et un exemplaire maternel. Même si ces deux copies sont responsables d'un même caractère, elles ne sont pas pour autant identiques. Certains de ces allèles sont dits « dominants » : ils se manifesteront d'une manière prédominante sur le caractère exprimé. D'autres allèles sont dits « récessifs » : le caractère ne s'exprimera que si les deux copies du gène sont identiques et portent ce caractère.

Les anomalies chromosomiques

Les anomalies chromosomiques touchent 1 fœtus sur 300. Elles peuvent être dues à une anomalie du nombre de chromosomes :

• dans la trisomie 21, la plus fréquente d'entres elles (voir le chap. 20, p. 277), il y a trois chromosomes 21 au lieu de deux ;

• il peut également exister des trisomies 13, 14, 15, 18 ou 22. Des anomalies portant sur les chromosomes X ou Y sont également possible ;

• dans le syndrome de Klinefelter (XXY), il existe un chromosome X en trop ;

• parfois, il manque un chromosome : on parle alors de « monosomie » ; dans le syndrome de Turner (XO), il n'existe ainsi qu'un seul chromosome X au lieu de deux chromosomes X pour une fille.

La plupart de ces erreurs chromosomiques sont accidentelles ; 98 % d'entre elles survenant pendant la division des gamètes, le risque est donc très faible que cette anomalie se reproduise lors d'une grossesse ultérieure. Pour leur grande majorité, elles sont non viables et provoquent les deux tiers des fausses couches au premier trimestre.

Quelquefois, cette anomalie tient à la structure d'un chromosome ; cela risque de perturber la sécrétion d'une protéine et de développer une pathologie.

L'origine d'une maladie génétique

Une maladie génétique est une maladie liée à une anomalie, ou mutation, de l'ADN. La partie de l'ADN muté peut correspondre à un ou à plusieurs gènes.

Si les maladies génétiques peuvent être héréditaires, elles peuvent également survenir brutalement, sans aucune trace dans les générations précédentes. Dans ce cas, il s'agit d'une mutation nouvelle.

Deux situations sont possibles :

• l'atteinte est transmise par l'un ou par l'autre parent, voire par les deux ;

• il s'agit d'une mutation accidentelle. Une mutation est un changement microscopique au niveau du gène, qui transforme un gène normal en un gène atteint, et qui aboutit à une affection.

Les maladies monogéniques

Dans les quelque 7 000 maladies monogéniques, un seul gène est responsable. Ces maladies se transmettent selon les lois mendéliennes. Ces lois mendéliennes permettent d'expliquer la transmission de maladies héréditaires monogéniques et de comprendre comment, par le phénomène des « porteurs sains », ces maladies peuvent sauter plusieurs générations : le porteur sain n'est pas malade, mais il peut transmettre à sa descendance le gène de la maladie.

Pour qu'une maladie récessive puisse s'exprimer, il faut que les deux parents soient porteurs de cette mutation. Pour une maladie dominante, il suffit qu'un seul parent soit porteur : dans ce cas, la transmission est verticale ; il n'y a pas de saut de génération ; tout enfant recevant le gène malade sera atteint et, par définition, aura au moins un parent atteint. Les maladies génétiques peuvent également être classées selon le mode de transmission.

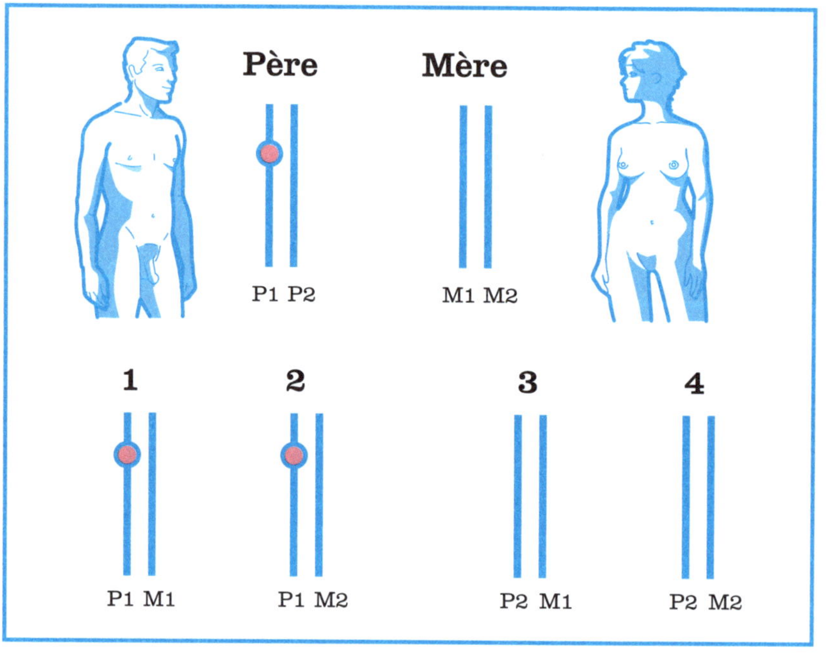

Schéma 1 : maladie autosomique dominante, les sujets 1 et 2 sont atteints.
À chaque grossesse, le risque qu'un enfant soit atteint est de 50 %.

La transmission autosomique

La transmission des caractères génétiques est appelée « autosomique » quand ces caractères sont portés sur les chromosomes 1 à 22 – les autosomes –, et non sur les chromosomes sexuels.

• Si la maladie est transmise sur le mode autosomique dominant (schéma 1), il suffit que l'un des deux chromosomes porte le gène malade pour que la personne soit atteinte. Il suffit donc qu'un seul membre du couple soit atteint.

– Le risque de transmettre la maladie à son enfant est de 1 sur 2.

– Exemples de maladies : l'achondroplasie, qui correspond à une forme de nanisme ; la maladie de Huntington, qui est une affection neurodégénérative ; la maladie de Steinert, qui est une maladie musculaire.

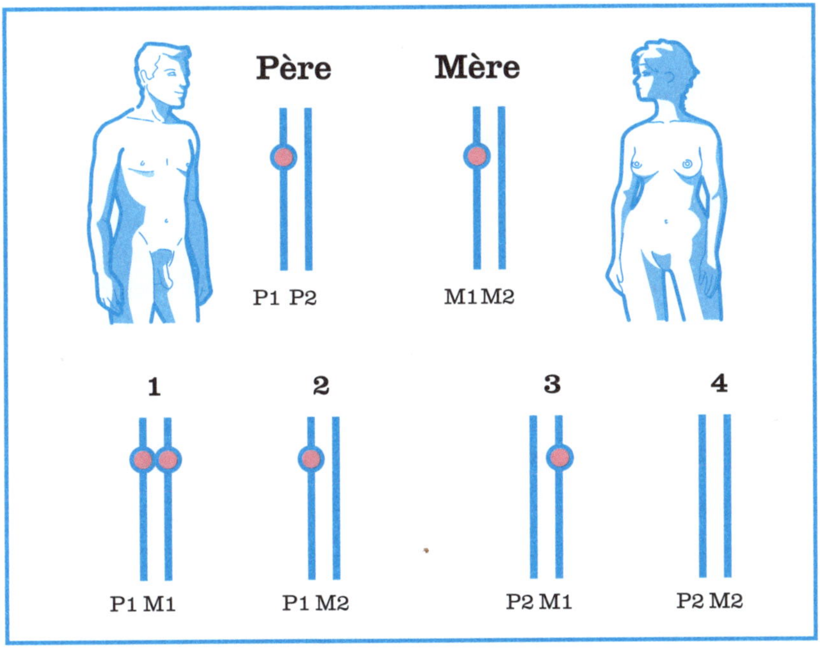

Schéma 2 : maladie autosomique récessive, seul le sujet 1 est atteint.
Les sujets 2 et 3 sont porteurs sains.
À chaque grossesse, le risque qu'un enfant soit atteint est de 25 %.

Les maladies génétiques

• Si la maladie est transmise sur le mode autosomique récessif (schéma 2), il faut que les deux chromosomes portent l'allèle responsable de la maladie. Il faut donc que les deux parents soient porteurs de cette mutation – qu'ils aient ou non des symptômes, car ils peuvent être porteurs sains.

– Si les deux parents sont exempts de la maladie, mais porteurs du même gène, il y a 1 risque sur 4 que leur enfant hérite du gène muté de son père et de celui de sa mère. Le risque de transmettre la maladie est donc de 1 sur 4 ; le risque de transmettre la mutation, sans la maladie, est de 1 sur 2.

– Exemples de maladies : la plus courante est la mucoviscidose, qui est une atteinte pulmonaire, intestinale et pancréatique ; l'ataxie de Friedreich et la drépanocytose, qui sont des maladies du sang ; la maladie de Wilson et la phénylcétonurie, qui sont des atteintes enzymatiques, la première atteignant avant tout le foie et la seconde le développement mental ; l'amyotrophie spinale infantile, qui est une maladie neuromusculaire avec dégénérescence de neurones moteurs.

La transmission liée aux chromosomes sexuels (X ou Y)

Pour certaines maladies, ce sont les chromosomes sexuels qui portent le gène atteint.

• La transmission la plus fréquente est la transmission liée au chromosome X. La femme est porteuse de la mutation qui est à l'origine de la maladie ; l'enfant héritera de l'un des chromosomes X de sa mère – soit du chromosome sain, soit du chromosome muté.

– Dans ce cas, les enfants atteints sont presque toujours des garçons.

– Le risque de transmettre le gène de la maladie est, pour les garçons, de 1 sur 2. 1 fille sur 2 est conductrice, c'est-à-dire qu'elle peut transmettre la maladie à ses descendants.

– Exemples de maladies récessives liées au chromosome X : l'hémophilie, qui est une atteinte de la coagulation du sang ; la myopathie de Duchenne, qui est une atrophie musculaire et une atteinte cardiaque ; l'albinisme oculaire, qui altère la vision des couleurs.

– Exemple de maladie dominante liée au chromosome X : le syndrome de l'X fragile, qui peut entraîner un retard mental et une malformation faciale chez les garçons ; le retard mental est plus modéré chez les filles.

• Les maladies liées au chromosome Y sont très rares, car les anomalies de ce chromosome provoquent très souvent une stérilité.

La transmission mitochondriale

Dans ce type de maladies, l'ADN mitochondrial, qui n'est transmis que par la mère, est atteint – la mitochondrie est l'usine énergétique de la cellule. À noter : cette transmission n'obéit donc pas aux lois mendéliennes.

• Exemple de maladie : la myopathie mitochondriale, qui est une affection musculaire.

Les maladies communes, ou multifactorielles

Ces maladies comptent parmi les plus nombreuses et leur origine reste parmi les moins bien connues. Il existe une prédisposition, due à l'altération de plusieurs gènes, sur lesquels influent les facteurs environnementaux.

Une composante génétique a été déterminée ; on observe l'existence de cas familiaux sur plusieurs générations. L'étude des vrais jumeaux, ou jumeaux monozygotes – qui sont donc génétiquement identiques –, a également montré que lorsque la maladie touche un des jumeaux, le second présente des risques importants de développer lui aussi la maladie ; mais on a également prouvé que l'environnement peut intervenir : l'alimentation, le tabagisme, l'alcoolisme, le stress, la sédentarité et la qualité de l'air constituent par exemple des facteurs qui, sur un même terrain de prédisposition, agissent sur le déclenchement et l'évolution d'une maladie.

• Ces maladies touchent 1 personne sur 50 à 1 personne sur 100.

• Exemples de maladies : l'hypertension artérielle, le diabète, certains cancers, l'asthme, la polyarthrite rhumatoïde, la schizophrénie...

La fréquence des maladies génétiques

Plus de 5 % des personnes âgées de moins de 25 ans présentent une affection génétique, toutes causes confondues.

Catégorie	Fréquence
Maladies chromosomiques	0,19 %
Maladies monogéniques	0,36 %
Maladies multifactorielles, ou polygénétiques	4,70 %
Maladies non classées, mais de cause génétique	0,12 %
Total	5,37 %

Exemples de maladies autosomiques

Drépanocytose : 1/500 naissances (dans les Antilles françaises).

Mucoviscidose : 1/3 000 naissances.

Maladie de Huntington : 1/5 000 naissances.

Amyotrophie spinale infantile : 1/6 000 naissances.

Phénylcétonurie : 1/10 000 naissances.

Maladie de Steinert : 1/25 000 naissances.

Exemples de maladies liées au chromosome X

Syndrome de l'X fragile : 1/4 000 garçons et 1/8 000 filles.

Myopathie de Duchenne : 1/3 500 garçons.

Hémophilie : 1/10 000 garçons.

Le dépistage prénatal

S'il existe des signes cliniques ou morphologiques, les atteintes peuvent être repérées à la naissance de l'enfant, ou plus tard. Mais si elles sont accompagnées de signes précoces, ces atteintes peuvent être dépistées *in utero*, à l'échographie ; elles sont alors confirmées par une analyse génétique du fœtus. Ce diagnostic nécessite un geste invasif de prélèvement de cellules avec une amniocentèse ou une biopsie du trophoblaste (le tissu placentaire) ou un prélèvement de sang du cordon ombilical.

Ces examens peuvent également être proposés à une femme qui envisage une grossesse en cas d'atteinte familiale connue, et cela est un point capital : car si des maladies existent dans l'une ou l'autre lignée, il sera possible d'effectuer un dépistage avant la grossesse pour déterminer si cette maladie est portée par la future mère ou par le futur père, et d'évaluer les risques de transmission au fœtus.

Pour certaines maladies graves, un dépistage anténatal sera proposé qui, dans les cas extrêmes, conduira à une interruption médicale de grossesse (IMG). Pour certaines pathologies, un diagnostic génétique pré-implantatoire (DPI) pourra également être réalisé : il permettra de repérer les embryons malades et de sélectionner les embryons bien portants, qui seront transférés dans le cadre d'une fécondation *in vitro* et d'éviter le risque d'atteinte fœtale ou d'interruption de grossesse (voir le chap. 17, p. 243).

Un test contestable

Aux États-Unis, un site Internet propose aux futurs parents de détecter avant la conception d'un enfant le risque d'une centaine d'affections. Ce test est interdit en France. La fiabilité et l'intérêt de ce type de tests sont très limités et, sur le plan éthique, extrêmement contestables. En effet, nombreux sont les professionnels de la santé qui s'insurgent contre l'utilisation de la génétique à des fins de sélection d'« enfants parfaits », ce qui aboutirait à un eugénisme, proprement scandaleux.

Cette proposition de bilan constitue plus une opération commerciale, sans intérêt médical, qu'une réalité scientifique. En revanche, son existence a permis d'obtenir des chiffres encore inconnus :

- 35 à 40 % des personnes ayant passé le test étaient porteurs d'une anomalie génétique au moins, et cela uniquement au sein de l'échantillon des cent maladies référencées par le site ;
- dans 0,6 à 0,8 % des cas seulement, les deux parents étaient concernés.

Prise isolément, cette estimation ne signifie pas grand-chose, compte tenu des lois de transmission génétique et du caractère dominant ou récessif des maladies (voir p. 140) ; il reste donc difficile de donner un pronostic de risque génétique. À cela s'ajoute le risque de mutation génétique, non détectable et spontanée (30 % des hémophilies sont de nouvelles mutations), qui peut conduire à une atteinte du fœtus, imprévisible et plus ou moins grave.

La conduite à tenir

En cas de maladies familiales connues, il est indispensable de prendre un avis médical ou génétique afin de déterminer la meilleure conduite à tenir lors de votre désir de grossesse.

Les risques de la consanguinité

Le mariage consanguin – entre frère et sœur, oncle et nièce, tante et neveu... – est prohibé par la loi (articles 161 à 164, 366 et 342-7 du Code civil). Chez les enfants nés de ce type d'unions, une survenue plus courante de certaines maladies et malformations a été observée ; en effet, les lois mendéliennes sur la transmission récessive expliquent aisément que, lorsqu'on associe des patrimoines génétiques proches, le risque de retrouver la même anomalie chromosomique est plus grand.

Tel est le cas de la mucoviscidose, pour laquelle la fréquence des individus porteurs de cette mutation est de 1 personne sur 25 : 4 % de la population est porteuse du gène à un seul exemplaire, donc ne développera pas la maladie, mais pourra la transmettre. Une union entre cousins germains multiplie donc le risque de transmettre la maladie.

QUESTIONNAIRE D'AUTODÉPISTAGE

Votre état de santé

A • Souffrez-vous d'une maladie chronique ?

A • Prenez-vous des médicaments tous les jours ?

A • Vos vaccins sont-ils à jour ?

A-B • Êtes-vous obèse ? Votre IMC est-il supérieur à 27 ?

A-B • Votre rapport taille/hanches est-il supérieur à 0,85 (en ce cas, il s'agit d'une obésité androïde) ?

B • Votre cycle menstruel est-il inférieur à 28 jours ?

B • Votre cycle menstruel est-il supérieur à 35 jours ?

A • Avez-vous un lien de consanguinité avec votre compagnon ?

Vos antécédents

B • Avez-vous eu des infections gynécologiques ?

B • Avez-vous été affectée par une maladie sexuellement transmissible ?

B • Avez-vous subi des interventions abdomino-pelviennes (au niveau de l'abdomen et du bassin) ?

Vos antécédents familiaux

B • Votre mère ou votre grand-mère ont-elles eu une ménopause précoce ?

A • Y a-t-il dans votre famille des maladies auto-immunes telles que le diabète ou des pathologies thyroïdiennes ?

A • Y a-t-il dans votre famille des maladies thrombo-emboliques ou des troubles de la coagulation ?

B • Votre mère a-t-elle fait des fausses couches ?

B • Votre mère a-t-elle pris du Distilbène® – un médicament prescrit jusqu'en 1977 (voir le chap. 5, p. 73) ?

A • Plusieurs enfants de votre famille souffrent-ils de retards mentaux ?

Une réponse « oui » aux questions A doit amener à une consultation avec un obstétricien avant de débuter une grossesse.

Une réponse « oui » aux questions B doit amener à une consultation avec un spécialiste de l'infertilité si la grossesse tarde à venir.

Partie IV
le temps de la conception

La grossesse est un rendez-vous réussi entre un spermatozoïde et un ovocyte : tout le monde est là, au bon endroit et au bon moment.

Cela n'est pas une situation si fréquente, car l'espèce humaine, comparée à d'autres mammifères, n'est pas très efficace en terme de reproduction : un couple jeune, exempt de tout problème de fertilité et ayant eu un rapport sexuel au meilleur moment du cycle, aura 15 à 20 % seulement de chances de grossesse. Un spermatozoïde trop lent ou mal formé, un ovocyte de mauvaise qualité ou encore une muqueuse utérine peu accueillante, et le rendez-vous est manqué.

De très nombreux paramètres risquant d'influer sur la qualité des cellules tant mâles que femelles, et sur le milieu dans lequel elles vont évoluer, ont été définis par la science. Aujourd'hui, une grande partie des mécanismes cellulaires sont connus, le bon équilibre entre les milieux a été défini par la biologie et quelques pistes ont été découvertes, qui permettent de favoriser certains éléments, donc d'obtenir une grossesse réussie. Il vaut mieux s'y prendre assez tôt afin de mettre toutes les chances de votre côté.

Chapitre 10
Le bon moment de la rencontre

Un des moyens de mettre toutes les chances de son côté pour concevoir un enfant dans les meilleures conditions passe par la connaissance des mécanismes de la procréation : en comprendre les principes physiologiques permet de mieux saisir le pourquoi et le comment, donc de favoriser la survenue d'une grossesse.

Un follicule, un ovocyte, une ovulation

L'ovaire d'une femme stocke un capital de plusieurs centaines de milliers de follicules. Chaque mois, il sélectionne une cohorte d'une vingtaine d'entre eux, qui sont destinés à entrer en croissance. Chacun de ces follicules contient un ovocyte. Les follicules « élus » seront stimulés par une hormone, l'hormone folliculo-stimulante (FSH), qui est sécrétée par l'hypophyse, une glande endocrine située à la base du cerveau.

Au sein de cette cohorte, un follicule, appelé « follicule dominant », atteindra l'ovulation. C'est au cours de cette étape que deux follicules parviennent parfois à maturité : dans ce qui représente 10 à 15 % des cas, cette double présence peut entraîner une grossesse gémellaire, qui sera composée de deux embryons différents : ce seront des jumeaux dizygotes, ou « faux jumeaux ».

Au moment de l'ovulation, l'hypophyse sécrète une autre hormone, l'hormone lutéinisante (LH), qui est responsable de cette ovulation ainsi que de la maturation de l'ovocyte.

Le follicule se rompt, entraînant la libération de l'ovocyte qui, si tout se déroule normalement, parviendra dans la trompe. C'est à ce stade, et dans la trompe, que la fécondation peut avoir lieu… si l'ovocyte se trouve en présence d'un spermatozoïde.

Le cycle féminin

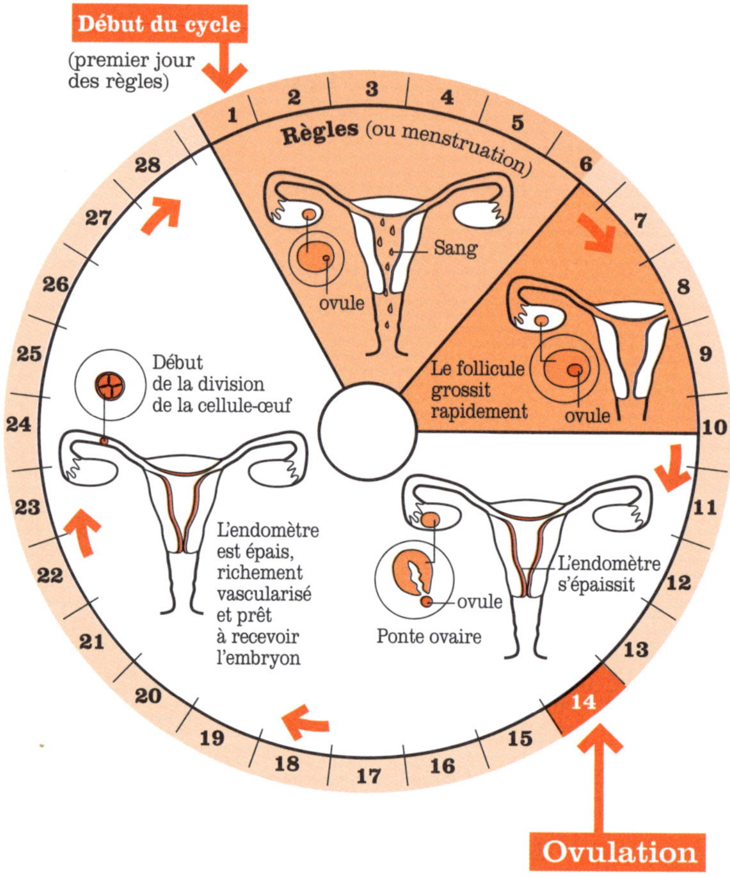

L'arrivée des spermatozoïdes

Après un rapport sexuel, les spermatozoïdes déposés dans le vagin, franchissent le col de l'utérus, traversent la cavité utérine et gagnent le tiers externe des trompes, qui sont situées de chaque côté de l'utérus. C'est également les trompes qui permettront à l'embryon de regagner l'utérus pendant les cinq jours qui suivent la fécondation.

De son côté, le follicule rompu continue à jouer un rôle primordial : il se transforme en une structure appelée « corps jaune », qui assurera la sécrétion de la progestérone, une hormone essentielle de la grossesse, car elle rendra l'utérus apte à la nidation de l'embryon.

Grâce à la fécondation *in vitro*, nous savons que l'ovocyte ovulé possède une durée de vie de 10 à 15 h environ ; au-delà, les fécondations sont souvent absentes ou anormales. En parallèle, les spermatozoïdes normaux sont mobiles pendant 24 à 48 h. Un couple est donc fertile 2 jours environ par mois. De plus, cette fertilité est assez faible, de l'ordre de 15 à 20 % – nous sommes très loin des performances de certaines espèces animales, qui peuvent atteindre les 100 %… La répétition des rapports à chaque cycle aboutit à des chances cumulées de grossesse.

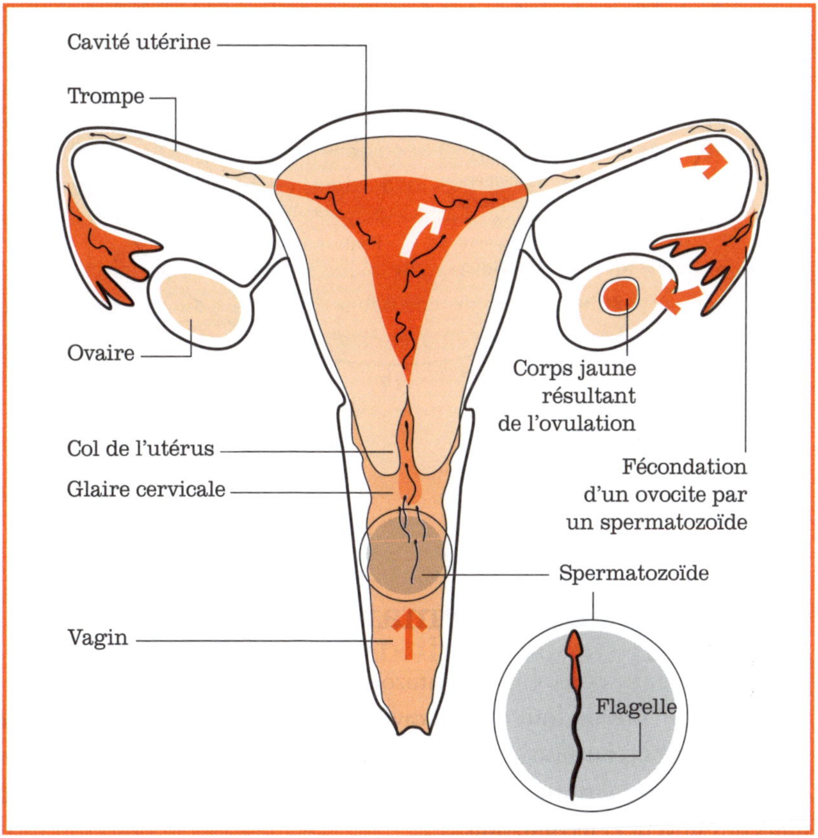

La période et la fréquence des rapports sexuels influenceront donc grandement les chances de grossesse.

Cycle court, cycle long

Le cycle menstruel d'une femme dure de vingt-huit à trente jours en moyenne.

- La première partie du cycle est appelée « phase folliculaire », car elle correspond à la période de croissance des follicules.
- La seconde partie du cycle commence après l'ovulation et est appelée « phase lutéale » ; en général constante, elle dure 14 jours.
- C'est pendant la première partie que se produisent les variations qui expliquent les différentes longueurs de cycle : inférieur à 26 jours, un cycle court comprend une phase folliculaire courte et une ovulation précoce ; un cycle long comprend une phase folliculaire longue et une ovulation tardive. Donc les cycles courts inférieurs à 26 jours traduisent en général une baisse de la fertilité tandis que les cycles très longs supérieurs à 35/40 jours sont associés à des chances réduites de grossesse.
- La phase de fécondité maximale d'une femme varie en fonction du moment où se déroule l'ovulation. La durée du cycle n'est malheureusement pas un moyen fiable pour calculer la période propice à la fécondation, car le jour de l'ovulation diffère d'une femme à une autre et, pour une même femme, peut varier d'un cycle à un autre.

Le calcul de la période d'ovulation

Le jour de l'ovulation, qui correspond à la rupture du follicule, 15 % des femmes environ ressentent une douleur latéralisée. Pour ces femmes-là, le calcul est simple : il suffit d'avoir des rapports sexuels le jour même de cette douleur ou, d'une manière idéale, la veille et le jour même ; cela est, bien entendu, plus facile si cette douleur survient presque constamment le même jour du cycle. Toutefois, il convient de s'assurer par les méthodes décrites ci-après qu'il s'agit bien de la période d'ovulation. Car, même si une femme qui a des cycles réguliers de 28 jours ovule autour du 14e jour du cycle, cela n'est pas toujours le cas.

L'observation de la glaire cervicale

Sur le plan physiologique, la période d'ovulation est accompagnée d'une augmentation de la sécrétion du mucus cervical, ou glaire cervicale, à l'origine des pertes dites « blanches » – en réalité, plutôt translucides –, qui apparaissent au milieu du cycle et qui, d'ordinaire, ont l'aspect et la consistance du blanc d'œuf ; d'ailleurs, l'observation de ces pertes est à la base d'une méthode de contraception – également appelée « méthode Billings », du nom de deux médecins australiens –, qui consiste à apprécier les propriétés de ce mucus et à déterminer la période de fertilité maximale. Plus que les Latins, les Anglo-Saxons utilisent l'examen du mucus comme repère.

Si le recours à cette méthode est en général réservé à des fins contraceptives, l'employer pour programmer les rapports sexuels favorise la grossesse. En effet, une femme peut observer ce changement et en déduire la période optimale pour concevoir un bébé :

- en période non féconde, c'est-à-dire avant l'ovulation, la glaire cervicale est inexistante ou très peu abondante ;
- plus une femme s'approche de sa période d'ovulation, plus cette glaire augmente en quantité et voit sa consistance devenir plus fluide ;
- après l'ovulation, la glaire s'appauvrit et se dessèche.

La mesure de la température

Une autre méthode consiste à réaliser des courbes de température (voir le schéma). Cette méthode, fondée sur les recherches du Dr Ogino, puis du Dr Knauss – qui la développa à des fins contraceptives –, part du fait que l'ovulation entraîne une sécrétion de progestérone, dont certains dérivés ont une action hyperthermiante, c'est-à-dire qui augmente – légèrement – la

Schéma 1

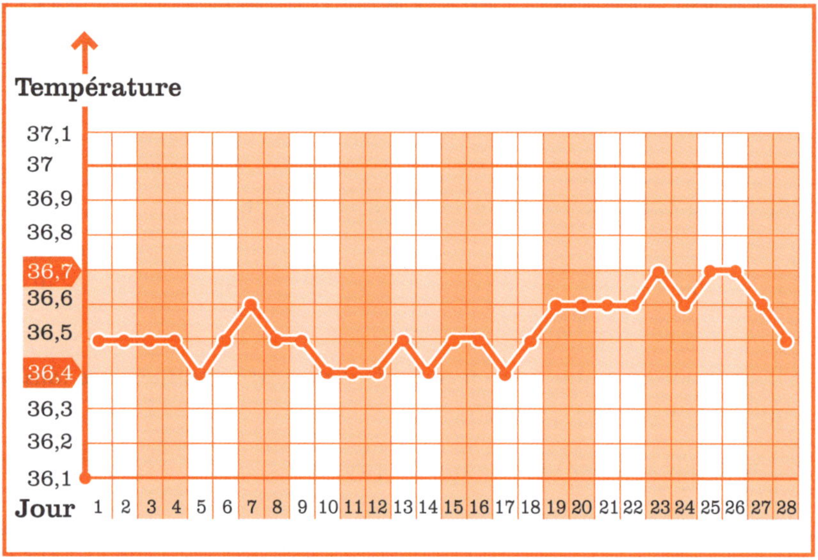

Schéma 2

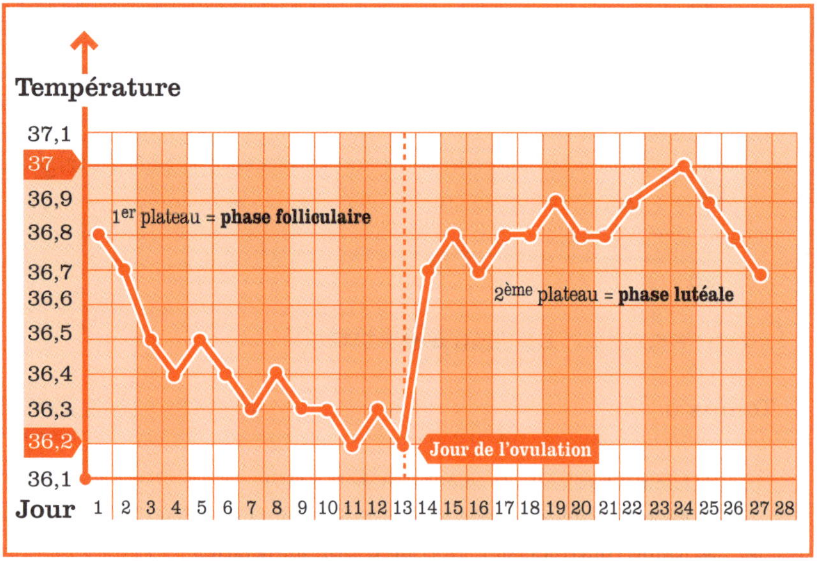

température corporelle. Dans la seconde phase du cycle, la phase lutéale, la température d'une femme s'élève, en général, d'un degré.

Si la méthode des températures, également appelée « méthode des courbes thermiques », reste très utilisée, elle présente plusieurs inconvénients :

• le principal inconvénient est le caractère rétrospectif du procédé : dès que la température s'élève, l'ovulation est terminée. Cette élévation indique donc la période pendant laquelle la femme n'est plus féconde ; son utilisation permet de savoir si les rapports sexuels ont eu lieu au bon moment, ou bien d'avoir des rapports jusqu'à l'élévation de la température ; mais elle ne permet pas de programmer des rapports ;

• la méthode est fastidieuse, puisqu'il faut prendre sa température tous les jours, à la même heure ;

• la méthode est assez imprécise, donc peu fiable.

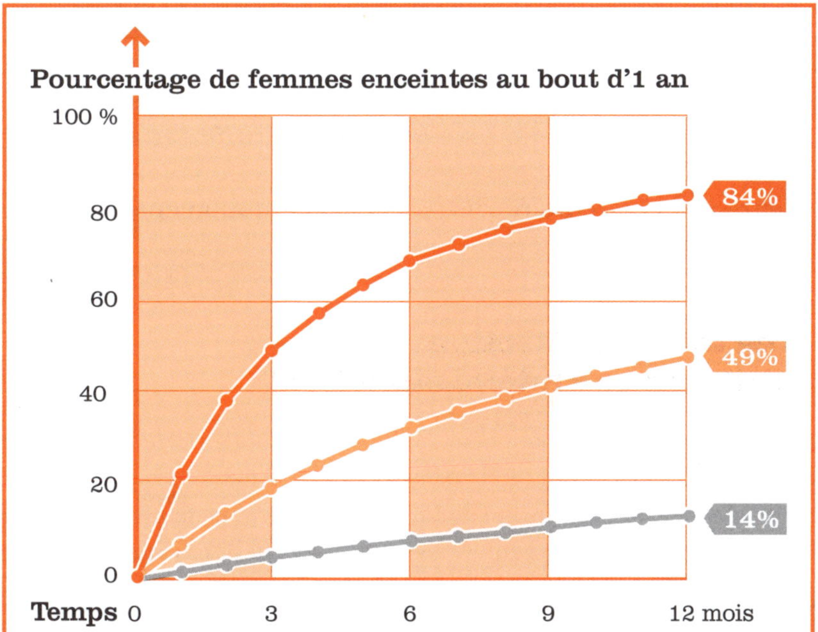

de femmes fertiles (juste après l'arrêt de la pilule)
de femmes subfertiles (après avoir essayé pendant un an sans succès)
de femmes infertiles (après trois ans d'essais infructueux)

Comment surveiller sa température ?

- Prenez votre température tous les matins, avant de vous lever, et consignez-la sur un graphique (à photocopier dans les annexes p. 306).
- Repérez le jour de l'ovulation, qui correspond au jour précédant la montée de la température ou, plus précisément, à une légère baisse de la température juste avant la montée (schéma 1).
- Répétez les courbes de température pendant trois mois maximum.
- La montée d'un degré signifie l'existence d'une ovulation (schéma 1).
- Les courbes de cycles sans ovulation sont dites « plates » (schéma 2).
- La courbe de température permet aussi une appréciation sommaire de la qualité de l'ovulation. La seconde phase du cycle - phase durant laquelle la température est haute - dure en général de douze à quatorze jours. Si cette seconde phase, dite « de plateau », est inférieure à huit ou à neuf jours et à plusieurs reprises, une consultation spécialisée est souhaitable.

Les tests de détection de l'hormone lutéinisante (LH)

Une troisième méthode pour dater l'ovulation est la détection de la montée de l'hormone lutéinisante (LH) dans les urines. Rappelons que cette hormone sécrétée par l'hypophyse est en partie responsable du déclenchement des diverses phases de maturation ovocytaire, ainsi que de celui de l'ovulation.

Cette méthode est simple, car elle peut être appliquée chez soi. Vendus en pharmacie ou sur Internet, les tests d'ovulation se présentent le plus souvent, dans une boîte, sous la forme de bandelettes ou de bâtonnets, sur lesquels on dépose quelques gouttes d'urine. Le test dépiste la montée de l'hormone LH, qui annonce la survenue de l'ovulation 24 à 48 h plus tard.

Ces tests présentent l'avantage d'être prédictifs, précis et faciles d'utilisation. Selon la longueur de son cycle, une femme commence l'analyse quotidienne de ses urines le jour qui a été calculé à partir d'une approximation théorique. Plus le cycle est long, plus l'ovulation sera tardive. Il est inutile de débuter trop tôt ; cela ne sert à rien et les tests sont coûteux. D'une manière schématique, pour choisir la date de début d'utilisation des tests, on peut retrancher seize à dix-huit jours à la durée du cycle. Exemple : pour un cycle de 28 jours, les tests doivent être démarrés au 10e jour (28 – 18).

Comment utiliser les tests d'ovulation ?

- Achetez deux ou trois boîtes de tests.
- Faites un test tous les matins, en y déposant quelques gouttes de vos premières urines.
- Si les tests ne virent pas au positif à la fin de la première boîte – il y a environ cinq tests par boîte –, enchaînez avec une seconde boîte de tests, soit dix jours au total.
- Si vous n'avez pas détecté l'ovulation au bout de ces dix jours, recommencez les tests au cycle suivant, en commençant deux jours plus tôt.
- Quand le test change de couleur, la période de fertilité se situe dans les 24 à 48 h suivantes. Les rapports doivent avoir lieu le lendemain et le surlendemain du virage du test.
- Si, au bout de trois mois, vous n'arrivez pas à détecter d'ovulation – si les tests ne deviennent jamais positifs –, consultez un médecin.

Des tests d'ovulation disponibles

Nom	Fabricant	Caractéristiques	Nombre de tests dans la boîte
Polidis®	Polidis	25 UI/l	9
Clearblue®	Novartis	22 à 40 IU/l	7
Ovudate®	Nicar	25 IU/l	5
Conceive®	Pharmascience	40 IU/l	7
Ovuquick®	Pharmascience	35 à 40 UI/l	6 ou 9
Primatime®	Matara	20 UI/l	5

L'analyse médicalisée du cycle

L'analyse du cycle peut être effectuée au moyen d'une prise de sang et d'une échographie, en particulier lors de problèmes d'infertilité (voir le chap. 15, p. 219).

La prise de sang mesure les taux d'œstradiol, d'hormone lutéinisante (LH) et de progestérone :

• l'œstradiol est une hormone œstrogénique qui est sécrétée par le follicule ; son taux s'élève peu à peu à partir du 4e ou du 5e jour du cycle selon la croissance folliculaire ; son taux optimal est de 100 à 250 pg/ml par follicule dont la taille est égale ou supérieure à 14 mm ;

• l'hormone lutéinisante (LH) dont le taux s'élève annonce l'ovulation (si son taux est supérieur à 15 UI/l) ; mais le pic de cette hormone est bref (ne durant que 24 à 48 h), voire fugace (inférieur à 24 h) ; à moins de faire des prises de sang quotidiennes, on peut donc rater le pic de LH ;

• la progestérone repère l'ovulation *a posteriori*, si son taux est élevé (supérieur à 2 ng/ml) ; elle peut être mesurée pour s'assurer qu'on n'a pas raté l'ovulation. À noter : il existe de grandes différences entre les laboratoires quant au taux de progestérone. La valeur de 2 nanogrammes (ng/ml) est indicative.

L'échographie, quant à elle, permet de mesurer la taille du follicule qui, en règle générale, ovule quand il a atteint 18 à 22 mm ; néanmoins, des ovulations ont été observées pour des follicules d'une taille de 14 à 26 mm. L'échographie analyse le nombre de follicules, évaluant ainsi le risque de grossesse multiple si un traitement a été administré. Elle permet également d'étudier la taille et l'aspect de l'endomètre qui recouvre les parois de la cavité utérine, sur lequel s'implante l'embryon, et de dépister de rares anomalies de l'utérus ou des trompes qui risqueront d'empêcher la survenue d'une grossesse.

Chapitre 11
Un enfant après quarante ans

Nombreuses sont les femmes qui pensent qu'elles peuvent avoir des enfants tant qu'elles ont leurs règles. Mais la fécondité féminine est maximale jusqu'à l'âge de trente-cinq ans, puis décroît peu à peu, pour chuter rapidement dès la quarantaine. Chez une femme, l'âge limite de conception est donc une réalité physiologique qu'il n'est pas bon d'oublier. Hélas, l'âge idéal pour devenir parents n'est pas toujours en accord avec l'organisation de la vie professionnelle des femmes d'aujourd'hui ainsi qu'avec les hasards des rencontres amoureuses.

La période de fertilité

Pour une femme, la fenêtre de fécondité – c'est-à-dire la période fertile – débute avec la puberté et s'achève à la ménopause ; la fécondité est moindre lors des périodes extrêmes. Cette fécondité résulte de la mise en place du cycle menstruel qui, chaque mois, aboutit à l'ovulation d'un follicule : c'est le début de la fertilité.

De nos jours, une fillette a ses premières règles à l'âge de douze ans et demi en moyenne, soit trois ans plus tôt environ qu'il y a un siècle. L'âge de la ménopause, quant à lui, n'a pas évolué et survient en général autour de cinquante ans. À noter : il existe une grande variabilité de la date d'apparition de la ménopause qui, sur le plan physiologique, peut survenir entre quarante et soixante ans.

Dans cette fenêtre de fécondité, l'activité hormonale d'une femme se poursuit pendant quatre cents cycles environ, soit à peu près trente-trois ans de cycles. Les premiers cycles menstruels sont souvent irréguliers, puis se régularisent : c'est le début de la « vie génitale » ; à partir de ce moment, une femme peut être enceinte. En réalité, la durée de la période de fertilité maximale d'une femme est de quinze à vingt années, et se situe à un âge moyen compris entre quinze et trente-cinq ans.

Définitions

- La mesure de la fertilité est calculée *a posteriori* par la proportion de couples qui, parmi ceux qui tentent de mettre au monde un enfant, y parviennent.
- Le taux, ou l'indice, de fécondité est la fréquence des naissances au sein de la population.
- La fécondabilité correspond à la probabilité de grossesse pour un cycle menstruel, c'est-à-dire au nombre de chances qu'a une femme de concevoir un enfant. À l'âge de 25 ans, cette fécondabilité est de l'ordre de 20-25 % par cycle, et le délai nécessaire de conception va de trois à six mois.

Un âge moyen qui recule

En France, l'âge moyen de la première grossesse recule d'année en année : il est passé de 24,2 ans en 1978 à 30,0 ans en 2009 au niveau national ; il est de presque 32 ans pour les Franciliennes. À noter : il a dépassé 30 ans dans de nombreux pays européens et 31 ans au Luxembourg, en Italie, en Irlande et aux Pays-Bas. C'est l'âge de la pleine fertilité ; mais si cette tendance se confirme, il ne faudra pas attendre trop longtemps pour mettre en route un deuxième enfant – ce qui est le désir de 75 % des couples – voire un troisième – pour 25 % des couples –, avant que l'horloge biologique épuise le capital de fertilité d'une femme.

Aujourd'hui, comme le note l'Institut national d'études démographiques (Ined), 1 enfant sur 5 naît d'une femme âgée de plus de 35 ans : 20 % des maternités peuvent être considérées comme des grossesses « tardives » – 16 % environ de femmes âgées de 30 à 40 ans et 4 % de femmes âgées de 40 ans et plus. Depuis une dizaine d'années, le nombre de femmes enceintes après quarante ans a doublé.

Le vieillissement ovarien

L'âge est le paramètre principal qui possède une influence sur la fertilité féminine (voir aussi le chap. 13, p. 193). Cette dernière tend à diminuer après 35 ans. Le risque de fausse couche augmente également avec l'âge de la mère : de 8,9 % entre 20 et 24 ans, il passe à 74,7 % au-delà de 45 ans. La combinaison du taux de grossesse déclinant et du taux de fausse couche augmenté explique la baisse sensible des chances de conception après l'âge de 38 ans.

Plusieurs années avant la ménopause, les cycles menstruels deviennent plus courts, passant à 26 jours environ au lieu de 28 à 32 jours. Ce raccourcissement est le premier signe du vieillissement ovarien ; dès lors, il devient difficile de tomber enceinte ; à 41 ans, une femme sur deux est infertile.

Cette baisse de la fertilité féminine est presque exclusivement liée au vieillissement ovarien. La sénescence de l'utérus n'existe pratiquement pas, ainsi que le montrent les résultats du don d'ovocyte ; en effet, l'utilisation d'un ovocyte provenant d'une femme jeune a permis d'obtenir de très bons taux de grossesse après l'âge de quarante-cinq ans.

De même que l'âge de la puberté ou de la ménopause varie beaucoup selon les femmes, l'infertilité fluctue : tandis que certaines femmes peuvent être infertiles dès l'âge de trente ans, d'autres peuvent encore concevoir autour de quarante-cinq ans – même si ces derniers cas restent exceptionnels.

44 % de chances

En l'absence de pathologie, les chances d'une femme d'être enceinte sans l'aide de la médecine sont directement liées à son âge.

- À 30 ans, une femme qui souhaite un enfant a 75 % de chances de réussir au bout d'un an.
- À 35 ans, elle a 66 % de chances de réussir.
- À 40 ans, elle a 44 % de chances de réussir.

Des grossesses à risque

Les grossesses menées après l'âge de quarante ans doivent être considérées comme des grossesses à risque, car elles sont, plus souvent que les autres, émaillées d'incidents et de complications :

• une fausse couche ;
• des problèmes cardiovasculaires ;
• un diabète gestationnel ;
• des malformations du fœtus ;
• des retards de croissance du fœtus ;
• un accouchement prématuré ;
• des taux plus élevés de mortalité fœtale et maternelle.

Ces grossesses tardives réclament donc un suivi attentif.

Et le père ?

Longtemps, on a pensé que l'âge de l'homme n'avait aucune importance, et quelques pères illustres et tardifs ont défrayé la chronique : Yves Montand eut un fils à soixante-sept ans, Charlie Chaplin son dixième enfant à plus de soixante-dix ans et Anthony Quinn son treizième enfant à quatre-vingt-un ans !

L'influence de l'âge paternel a fait l'objet de moins d'études que l'âge maternel. Le taux optimal de fertilité correspondrait à un âge paternel de trente/trente-quatre ans, puis diminuerait au-delà. La fertilité masculine n'est donc pas égale ; par ailleurs, il a été démontré qu'une grossesse survient en six mois avec un homme de vingt ans et en trente mois avec un cinquantenaire. À l'instar de celui de la mère, l'âge moyen d'un homme qui devient père pour la première fois recule : il est passé de 26,5 ans en 1978 à plus de 30 ans aujourd'hui.

Si un homme peut concevoir pendant toute son existence, son âge constitue un facteur de risque pour le déroulement de la grossesse et la croissance du fœtus :

• selon une étude de l'Inserm-Ined, les risques de fausse couche sont augmentés de 30 % quand le père est âgé de plus de trente-cinq ans ; ce risque est multiplié par 2 quand il a plus de cinquante ans ;

• la fréquence de certaines anomalies chromosomiques ou de malformations congénitales, ou encore les risques de développer une schizophrénie semblent accrus chez les enfants nés d'un père âgé ;

• un âge paternel élevé peut diminuer les taux de réussite d'une fécondation *in vitro* (voir le chap. 14, p. 203).

Chapitre 12
Des questions pour devenir parents

La pilule contraceptive a-t-elle des effets néfastes sur la reprise de la fécondité ? Et si les règles ne reviennent pas ? Quel est le meilleur moment pour faire l'amour ? Les méthodes pour choisir le sexe de son enfant sont-elles fiables ? Comment sont déterminés ses caractères physiques ? Les groupes sanguins peuvent-ils être incompatibles ? Autant de questions, parfois angoissées, que se posent les couples avant la conception d'un enfant.

À quel moment est-il bon d'arrêter la pilule ?

En France, 3 femmes sur 4 recourent à un moyen de contraception. Les plus utilisés sont la pilule (pour 60 % d'entre elles), un dispositif intra-utérin tel que le stérilet (pour 23 %) et le préservatif masculin (pour 16 %).

Dans un projet de conception, à quel moment faut-il arrêter la pilule ? Du fait des variations du taux de grossesse selon les femmes, un conseil précis est difficile à donner. Une grossesse peut très bien survenir lors du cycle qui suit l'arrêt de la pilule, ou bien six mois à un an plus tard.

Une paresse apparaît parfois

La pilule contraceptive empêche le phénomène de l'ovulation et abolit une partie des sécrétions cycliques des hormones. Elle n'est autre qu'une combinaison hormonale, qui provoque les règles d'une manière artificielle par l'arrêt de la prise des comprimés.

À l'arrêt de la pilule, il peut se produire une paresse à la reprise de l'activité cérébrale qui stimule les ovaires ; cela explique que la plupart des femmes reprennent rapidement leur cycle ovulatoire naturel, tandis que pour d'autres un traitement devra être mis en place. Quelquefois, l'hypothalamus, qui sécrète les hormones responsables du cycle (voir le chap. 2, p. 35), a du mal à reprendre son activité ; plusieurs mois peuvent être nécessaires avant qu'il régule de nouveau le cycle menstruel.

Quand la pilule masque un problème

Parfois, ce n'est pas la pilule qui est responsable des troubles ovulatoires et d'un retard de fécondité. En réalité, elle n'a fait que cacher des problèmes préexistants : pendant la durée de son traitement contraceptif, la femme pense avoir des cycles réguliers, mais ceux-ci sont uniquement artificiels, liés au traitement hormonal que constitue la pilule ; la pathologie réapparaîtra dès l'arrêt de la pilule.

La pilule ne rend pas stérile

Récemment, une étude a porté sur soixante mille femmes jeunes, qui utilisent un contraceptif oral. Dans le mois suivant l'arrêt de la pilule, 21 % d'entre elles ont été enceintes. Ce taux, qui est comparable à celui de la fertilité naturelle, semble confirmer que la pilule n'affecte pas les chances de grossesse.

Une autre étude a concerné deux mille femmes ayant arrêté la pilule : 80 % d'entre elles ont été enceintes au bout d'un an. De nouveau, cette proportion s'apparente à celle des femmes qui n'utilisent aucune contraception. En moyenne, il leur a fallu trois mois pour obtenir une grossesse.

La pilule n'a pas d'effets nocifs

La durée de la prise du traitement contraceptif ne semble avoir aucune influence sur la reprise de la fécondité. De même, la pilule n'est pas apparue plus nocive chez les femmes âgées de plus de trente-cinq ans. Suivant en cela une croyance très répandue, certaines femmes font des pauses dans leur traitement contraceptif afin de préserver leur fertilité : totalement inefficace, une telle mesure est avant tout une source de grossesses non désirées ; ces dernières peuvent aboutir à une interruption volontaire de grossesse (IVG), qui est accompagnée de risques rares mais réels de complications, à l'origine de certaines stérilités.

Et le stérilet ?

Le stérilet possédant un effet mécanique, son ablation est, en théorie, suivie dès le mois suivant par la reprise de la fécondité.

Les stérilets à diffusion hormonale progestative – par exemple le stérilet Mirena – peuvent provoquer un effet atrophiant de l'endomètre, qui prolonge de quelques cycles un état peu favorable à la grossesse. Le délai pour retrouver une fertilité normale varie d'une femme à une autre.

Le stérilet peut entraîner ou, plus exactement, favoriser une infection de l'utérus ou des trompes, ce qui fait courir un risque de stérilité. À cause de cette complication rare, le stérilet est en général réservé aux femmes qui ont des enfants ; néanmoins, des exceptions sont permises, en particulier en cas de contre-indication à la pilule.

Conseil

- **Arrêtez la pilule ou faites retirer votre stérilet à partir du moment où vous désirez une grossesse.**
- **Si vos règles ne reviennent pas dans les trois à six mois, allez consulter votre gynécologue.**
- **Dans des conditions normales, vous avez 80 % de chances d'être enceinte dans l'année.**

Avoir un enfant

En 2007, une enquête menée par Arnaud Régnier-Loilier, sociologue et chercheur à l'Institut national des études démographiques (Ined), a pris pour sujet les désirs des futurs parents. Pourquoi et comment un couple se décide-t-il à avoir un enfant ?

- Du fait de la généralisation de la contraception, la naissance d'un enfant est de plus en plus planifiée.
- Cette décision est prise par le couple après un temps de réflexion assez long.
- La stabilité affective du couple est un des critères primordiaux entrant dans cette décision, une stabilité qui ne passe plus par le mariage – un tiers des mariages, et la moitié dans les grandes villes, se soldent par un divorce –, mais par le nombre d'années de vie commune. De nos jours, il naît plus d'enfants issus de couples non mariés que de couples mariés.
- Si 91 % des couples considèrent qu'il est avant tout « très important d'avoir envie d'un enfant », la plupart pensent qu'il faut disposer de moyens financiers conséquents. Les autres critères matériels invoqués tiennent aux notions d'espace et de qualité de vie.
- Les trois quarts des couples souhaitent avoir terminé leurs études avant d'envisager d'être parents. Plus les femmes sont instruites, plus elles repoussent l'âge de leur premier enfant ; plus que leurs aînées, elles peuvent parfois renoncer à la maternité pour des raisons professionnelles.
- Avoir profité de la vie à deux, avoir voyagé, eu des loisirs... permet, dans un second temps, d'envisager la venue d'un enfant.
- Les hommes veulent des enfants en moyenne 4 ans plus tard que les femmes. Cet élément est important dans le décalage de la grossesse pour certaines femmes.
- C'est une fois que toutes ces conditions sont réunies qu'un couple s'autorise à élaborer un projet d'enfant.

Et si on pouvait choisir le mois de naissance ?

Le calendrier est sans doute l'une des références que le couple consulte le plus souvent : 1 couple sur 7 arrête la contraception en essayant de planifier la naissance de son enfant pour une période donnée. À ce sujet, une recherche a été publiée en 2010 par l'Institut national des études démographiques (Ined).

• Janvier : les naissances en début d'année seraient sur représentées du fait de l'échec de la programmation des naissances…

• Au printemps : si elles avaient le choix, 80 % des femmes opteraient pour les mois d'avril, de mai ou de juin. La saison préférée pour accoucher est donc le printemps : avec les beaux jours qui arrivent, une femme peut envisager de profiter d'une période propice pour son bébé ; pour les femmes qui travaillent en milieu scolaire, en particulier les enseignantes, c'est aussi la possibilité d'enchaîner leur congé de maternité et les grandes vacances. Cela correspond à une conception pendant l'été.

• L'été : il semble favorable aux femmes qui désirent être absentes le moins longtemps possible de leur poste de travail.

• Septembre : dans toute l'Europe, il existe un pic à la fin du mois de septembre, avec une pointe le 24 du mois ; cette sur représentation des naissances serait explicable par l'augmentation du nombre des conceptions autour du 1er janvier : « les étrennes de septembre ».

• L'automne et l'hiver : souvent, les femmes souhaitent éviter la fin de l'année qui est marquée par la prévalence des infections ORL ; cela leur paraît diminuer les risques de cumuler le stress des premiers mois et l'appréhension des maladies à répétition.

• Décembre : si l'hiver n'est pas la période favorite pour envisager une naissance, le mois de décembre est parfois choisi pour des raisons matérielles et fiscales – l'enfant n'a pas engendré de dépenses supplémentaires pendant l'année, et il sera possible d'ajouter une demi-part dans la déclaration de revenus. Et les déclenchements de l'accouchement pour convenance personnelle les 30 et 31 décembre ne sont pas exceptionnels. Toutefois, selon une étude récente menée par Julien Grenet, chercheur en économie au CNRS et à l'École d'économie de Paris, les enfants nés en décembre – qui seront donc les plus jeunes de leur classe – témoigneront de plus grandes difficultés scolaires.

Enfin, si le signe du Zodiaque de leur futur enfant ne semble pas constituer une priorité pour les couples français, en revanche, l'année de naissance peut être considérée comme très importante dans certains pays d'Asie.

Quand faire l'amour ?

Si vous avez un cycle régulier, la période de fertilité de votre couple est de 2 jours environ tous les mois ; sur une année, cela fait peu, d'autant que la probabilité de grossesse n'est, à chaque fois, que de 15 à 20 %.

Si vous faites l'amour une fois par mois, vous avez, bien entendu, peu de chances de tomber enceinte. Mais si, pendant la période de fécondité, la fréquence de vos rapports est quotidienne, vos chances deviendront bien supérieures.

De nombreux couples ne se sentent pas capables d'assurer un rythme aussi fréquent ; ils préfèrent alors cibler la période faste et augmenter leurs rapports à ce moment-là. Si les cycles de la femme sont réguliers, cette fenêtre de fécondité peut se situer autour du 14e jour ; mais ce n'est qu'une estimation, car il existe de grandes variations d'une femme à une autre et d'un cycle à un autre.

Conseils

- **Tous les mois, notez précisément la date du début de vos règles. Le premier jour du cycle est le premier jour des règles.**
- **Si votre cycle est régulier et dure 28 jours, l'ovulation se produit 12 à 14 jours environ avant la survenue des règles, soit autour du 14e jour du cycle.**

• Si votre cycle est plus long, retirez 12 à 14 jours à la durée du cycle. Par exemple, si votre cycle dure 32 jours, votre période de fécondité se situe autour du 18ᵉ-20ᵉ jour du cycle.

Quelle est la fréquence optimale des rapports ?

La fréquence de vos rapports sexuels est en grande partie le secret de la réussite. La période féconde d'une femme étant brève, l'ovocyte doit être, au moment de l'ovulation, entouré de spermatozoïdes en pleine forme. Sur une période d'une année, il a été calculé que :

• si vous faites l'amour une fois par semaine, vos chances d'être enceinte sont de l'ordre de 17 % ;

• deux fois par semaine, elles sont de 32 % ;

• trois fois par semaine, elles passent à 46 % ;

• plus de quatre fois par semaine, elles atteignent 83 %.

En pratique, il faut avoir des rapports au minimum tous les deux jours autour de la période estimée de l'ovulation.

Une position idéale existe-t-elle ?!

Les cuillères, la position du bambou ou de la barre, de l'enclume ou du crabe, de la charrue, de la brouette ou du roseau, de l'éléphant… : depuis la nuit des temps, l'existence d'une position idéale des partenaires pour concevoir un enfant a passionné non seulement les scientifiques, mais également un grand nombre de couples. Pour certains, elle était même capable d'influencer le sexe du bébé.

Si les chercheurs semblent ne pas se lasser de ce sujet et continuent leurs investigations, elles restent, bien entendu, difficiles, car il faut pouvoir analyser les phénomènes internes au moment même du rapport sexuel, ou dans les minutes qui suivent…

En 2000, une expérience célèbre, réalisée par un médecin britannique, a consisté à introduire dans le vagin d'une patiente une caméra miniaturisée pendant et après un rapport sexuel. Diffusé sur la BBC, le film fut très controversé et connut un fort retentissement médiatique. S'il n'a pas permis de comparer les diverses positions, en revanche il a montré, par exemple, lors de l'orgasme féminin, le phénomène d'aspiration du sperme par le col utérin lié aux contractions utérines.

Dans d'autres méthodes, le cheminement de particules, détectables sur le plan radiologique, a été suivi dans l'appareil génital féminin ; deux minutes après leur mise en place dans le vagin, ces particules étaient localisées dans les trompes, avec une concentration plus importante du côté où s'était produite l'ovulation. Mais ces observations n'ont rien décelé sur une éventuelle position idéale des partenaires…

Que faut-il éviter ?

Il existe des gestes et des pratiques à éviter, par exemple les douches intimes qui sont effectuées à la suite d'un rapport sexuel. En effet, pendant très longtemps, les douches intimes, ou les bains de siège, ont constitué un moyen contraceptif.

Certains gels ou certains lubrifiants, y compris ceux qui sont à base d'eau, risquent d'affecter ou d'inhiber 60 à 100 % des spermatozoïdes. De même, l'huile d'olive et la salive peuvent diminuer les chances de grossesse. Évitez donc les lubrifiants et, si nécessaire, employez des produits à base d'huile de canola ou d'hydroxyéthylcellulose.

Est-il possible d'améliorer son sperme ?

Voici trois conseils pour votre compagnon.

• Consommer des aliments riches en vitamines, en minéraux et en oligoéléments : certains sont indispensables tels que le sélénium, le zinc et l'acide folique. Une alimentation variée et équilibrée dispense de toute supplémentation (voir le chap. 1, p. 25). Contenant des vitamines et des antioxydants, les fruits et les légumes sont connus pour leur effet bénéfique sur la qualité du sperme.

• Réduire son stress : néfaste pour l'activité sexuelle, le stress influe sur le psychisme, affaiblit la libido et peut être à l'origine de nombreuses difficultés. Un lien existe entre le stress et les sécrétions hormonales, ou les substances agissant sur ces sécrétions. Ces mécanismes pourraient agir sur la fabrication des spermatozoïdes.

• Maintenir une activité physique mesurée : si l'activité physique est excellente pour le corps et l'esprit, il ne faut pas aller jusqu'à l'épuisement, qui sera contre-productif. En effet, les sportifs de l'extrême présentent des spermogrammes catastrophiques (voir le chap. 2, p. 36).

Les méfaits de la chaleur

La température idéale pour le fonctionnement du testicule est de 32 °C.

Les spermatozoïdes détestent la chaleur : c'est en grande partie pour cette raison qu'ils sont stockés dans les testicules, des organes externes au corps. La chaleur – en particulier si elle est au contact des testicules ou si ces derniers sont plaqués contre le corps – risque également d'affecter la qualité du sperme.

La chaleur peut être due :

- à une atmosphère surchauffée dans certains métiers : les forges, les sidérurgies, les boulangeries, le métier de pompier… ;
- à des expositions de proximité – si un cuisinier est collé à son fourneau ;
- aux stations assises pendant toute la journée – les chauffeurs, les hommes travaillant dans un bureau… ;
- aux vêtements trop serrés ;
- à l'utilisation très fréquente de douches, de bains brûlants, du hammam et du sauna.

Comment est déterminé le sexe d'un enfant ?

Le sexe d'un enfant dépend de l'assemblage des chromosomes sexuels (X et Y). Chaque cellule de l'organisme dispose de 23 paires de chromosomes, dont une paire de chromosomes sexuels, X ou Y. Tandis qu'une fille a deux chromosomes X (soit XX), le garçon a un chromosome X et un chromosome Y (soit XY).

Des spermatozoïdes X ou Y

Chez les êtres vivants, il existe deux types de division cellulaire, la mitose et la méiose :

• dans la mitose, la cellule mère se divise pour donner naissance à deux cellules filles, qui sont identiques sur le plan génétique ; chaque cellule fille reçoit le même nombre de chromosomes répliqués que la cellule mère, soit 46 chromosomes ; il s'agit d'une multiplication asexuée ;

• quant à la méiose, elle concerne, dans le cadre de la reproduction, la fabrication des cellules sexuelles, les gamètes – les ovocytes et les spermatozoïdes. Par la division de son noyau, la cellule mère donne naissance à quatre cellules filles ; chacune de ces cellules filles possède la moitié des chromosomes de la cellule mère, soit 23 chromosomes.

Quand l'ovocyte et le spermatozoïde fusionnent pour créer un embryon, ils reconstituent le double stock de chromosomes nécessaire à l'être humain, soit 46 chromosomes – 23 chromosomes de la mère et 23 chromosomes du père.

La particularité de la constitution des gamètes est que tous les ovocytes sont porteurs d'un chromosome X. *A contrario*, il existe deux types de spermatozoïdes : les spermatozoïdes X, qui donneront un embryon XX, de sexe féminin, et les spermatozoïdes Y, qui donneront un embryon XY, de sexe masculin. C'est donc le spermatozoïde qui, dès la fécondation, détermine le sexe de l'enfant. Pour influencer ce choix, il faudrait savoir intervenir sur les types de spermatozoïdes, X ou Y, ce qui n'est aujourd'hui pas le cas.

Influer sur le hasard...

Dans l'espèce humaine, et cela sur tous les continents, il naît cent petites filles contre cent cinq à cent six garçons. Pour chaque grossesse, il y a donc une chance sur deux d'avoir le sexe espéré.

Depuis la nuit des temps, les couples ont cherché à influer sur le sexe de leur enfant. De multiples méthodes, ou plutôt des recettes maison, des trucs ou autres astuces circulent, dont la quelconque efficacité n'a jamais été démontrée.

Ainsi, au temps d'Hippocrate – qui, à la fin du ve siècle avant Jésus-Christ, est à l'origine d'un des premiers traités connus sur le traitement de la stérilité –, les médecins pensaient que les enfants de sexe masculin étaient le produit du testicule droit de l'homme. Il n'y a pas si longtemps, on le croyait encore dans certains pays d'Amérique du Sud, où il était de coutume, au cours de l'acte sexuel, de pincer l'un ou l'autre des testicules selon le sexe désiré.

Réciter des cantiques pendant le coït ou programmer les rapports sexuels selon la direction du vent, la pluie, la température ou encore les phases de la Lune – une lune montante pour un garçon – devait également permettre de choisir le sexe de son enfant. En 1932, le Dr Felix Unterberger indiquait que, pour avoir un garçon, il fallait saupoudrer de bicarbonate de soude l'intérieur du prépuce et le sillon balano-préputial...

Des méthodes non validées

Les méthodes prétendument scientifiques sont celles qui se réfèrent soit à la fréquence ou au moment du coït, soit à l'étude des éléments biochimiques qui peuvent influer sur le milieu dans lequel se trouvent les spermatozoïdes et l'ovocyte ; plus récemment encore, il s'agit d'intervenir sur la sélection des spermatozoïdes.

• La modification du milieu vaginal : dans les années 1980, la tendance était à la douche vaginale, car, selon certains chercheurs, les spermatozoïdes X et Y seraient sensibles d'une manière différente à l'acidité vaginale. Avant un rapport, ces douches permettraient de modifier cette acidité et de favoriser la survie des spermatozoïdes les moins sensibles, les « spermatozoïdes filles » ; en ajoutant par une injection intra-vaginale une solution à base de bicarbonate de soude, la naissance de garçons serait favorisée.

Attention : cette méthode peu recommandable risque plutôt de retarder la grossesse.

• La méthode Selnas, ou méthode de sélection naturelle du sexe : elle a été conçue dans les années 1990 par le Dr Patrick Schoun. Selon cette théorie, l'ovocyte aurait une charge électrique, qui serait positive pendant soixante-dix jours, négative pendant soixante-dix jours également, et neutre le reste de l'année, c'est-à-dire pendant deux cent vingt-cinq jours. Tandis que l'ovocyte accepterait indifféremment les spermatozoïdes X ou Y pendant la phase neutre, il attirerait les spermatozoïdes X en charge positive et les spermatozoïdes Y en charge négative. Le tout serait de connaître les jours de charge positive et négative… Cela serait possible en répondant à un questionnaire sur les groupes sanguins, la date des règles et la date de naissance de la femme. Un cycle de variation d'expression des ovocytes est alors établi. Après règlement de quelque 400 € à un laboratoire, un calendrier personnalisé est envoyé.

Attention : cette méthode coûteuse n'a pas été évaluée par des auteurs indépendants ; le nombre de jours (soixante-dix) qui favoriserait la naissance d'un garçon ou d'une fille est très faible et ne correspond pas aux dates d'ovulation ; ne transformez pas cette méthode de sélection des sexes en une méthode contraceptive !

• Le régime alimentaire du Dr François Papa : dans les années 1970, ce gynécologue développa sa méthode, qui visait à modifier l'acidité du milieu vaginal par une alimentation adaptée, quatre mois au moins avant la conception. Pour avoir une fille, la mère devrait avoir une alimentation pauvre en sel, riche en calcium et en potassium, riche en laitages mais pauvre en viande, et contenant du poisson frais, du jaune d'œuf, des légumes verts, des pâtes, du riz, de la semoule. Les seuls fruits autorisés sont la framboise, la fraise, le kiwi, les agrumes et le raisin. Pour avoir un garçon, la femme devrait consommer en priorité des aliments salés, de la viande et de la charcuterie, des pommes de terre, des lentilles, des avocats ; les seuls fruits autorisés sont la banane, la pomme, la poire et l'abricot.

Attention : ce régime alimentaire très strict est extrêmement contraignant ; en cas d'échec, il sera facile d'accuser une incartade. Privilégier des aliments salés peut être déconseillé en cas d'hypertension artérielle.

• La date du rapport sexuel : il s'agit ici de spéculer sur la durée de vie des spermatozoïdes ; les porteurs de Y seraient plus rapides et moins résistants. Il faudrait donc cibler la date de la relation sexuelle par rapport à l'ovulation : pour une fille, la relation sexuelle devrait avoir lieu 2 à 4 jours avant l'ovulation ; pour un garçon, 12 h seulement avant l'ovulation…

Cette méthode cumule les impossibilités : le repérage précis de l'ovulation est virtuellement impossible ; il est impossible d'établir le temps que mettra le spermatozoïde à atteindre l'ovocyte. Compliquée et sans fondement, cette technique pseudo-scientifique est donc impossible à mettre en œuvre.

Des méthodes validées

La sélection des spermatozoïdes serait le moyen le plus fiable. De nombreuses études ont été faites, mais à ce jour elles sont trop compliquées et souvent fatales pour les spermatozoïdes. Quelques méthodes existent pourtant.

La sélection des spermatozoïdes peut se faire par des **cytomètres de flux**, machines très compliquées qui permettent de trier les spermatozoïdes. Les spermatozoïdes X à l'origine des filles possèdent 3 % d'ADN en plus par rapport aux spermatozoïdes Y. Si on marque l'ADN des spermatozoïdes par des sondes colorées, les spermatozoïdes X sont plus lumineux et peuvent être sélectionnés. Ce système est coûteux, très long et des questions se posent sur l'innocuité du marquage par fluorescence.

La méthode d'Ericsson est basée également sur cette différence. Cette fois-ci on va prendre en considération le poids des spermatozoïdes, les spermatozoïdes X étant plus lourds que les Y. Le sperme est centrifugé, ce qui du fait de la force centrifuge permet de sélectionner les cellules les plus lourdes qui se déplaceront plus vite vers le fond du tube. Ceci permet donc en théorie de séparer les X, qui sont plus lourds, des Y et d'utiliser des préparations riches en spermatozoïdes X ou Y en fonction du sexe désiré. Malheureusement là encore les résultats pratiques sont décevants, puisque le sexe souhaité n'est obtenu que dans 60 à 80 % des cas. De fait, la préparation du sperme enrichi la proportion des spermatozoïdes X ou Y. Là encore nous sommes loin d'avoir la garantie d'obtenir le sexe désiré.

Les méthodes de tri sélectif des spermatozoïdes ne sont pas au point pour être proposées en pratique clinique en dehors des cas où l'on recherche une simple augmentation modérée des chances d'avoir le sexe désiré.

Seule **la sélection des embryons** permet avec une quasi-certitude d'obtenir le sexe désiré. Il s'agit d'utiliser la méthode du diagnostic génétique pré-implantatoire (DPI). Ceci implique le passage par une fécondation *in vitro* pour constituer des embryons. Les médecins réalisent alors le prélèvement d'une ou deux cellules de l'embryon. Ces cellules sont analysées pour déterminer s'il s'agit d'un embryon XX (fille) ou XY (garçon). L'analyse des chromosomes peut se faire grâce à des sondes fluorescentes spécifiques de certaines régions des chromosomes X ou Y (méthode FISH). Les sondes sont teintées et l'on recherchera alors l'existence des spots colorés correspondant aux chromosomes recherchés. Si la sonde spécifique du chromosome X est par exemple verte, les embryons porteurs de deux taches vertes seront de sexe féminin (présence de deux chromosomes X) alors que les embryons où une seule tache verte est repérée sont de sexe masculin (un seul chromosome X). Une fois les embryons diagnostiqués, on ne transfère dans l'utérus de la patiente que les embryons du sexe désiré. Cette méthode forcément médicalisée n'est autorisée en France que dans un cadre très réglementé qui ne concerne que les couples ayant un risque de transmettre une pathologie grave liée au sexe. Il n'y a en France aucune méthode légale permettant, pour des raisons de convenance personnelle, de sélectionner avec succès le sexe du futur bébé.

L'utilisation du DPI pour un choix de sexe de convenance est interdit dans la plupart des pays d'Europe, mais il est possible de le pratiquer dans certains pays de l'Est, d'Asie ou aux États-Unis. Certains de ces pays restreignent l'acceptation aux cas de « family balancing ». Il faut avoir plusieurs enfants du même sexe pour avoir le droit à une sélection d'un enfant du sexe opposé. Le choix du sexe pour le premier enfant est refusé. Rappelons qu'en 1994 le comité d'éthique de la Fédération internationale des gynécologues et obstétriciens formulait ainsi son opposition à la sélection de convenance du sexe du futur enfant : « La sélection du sexe avant la conception peut être justifiée en raison de considérations sociales dans certains cas, afin de permettre aux enfants de chaque sexe de bénéficier de l'amour et de l'attention de leurs parents, une indication sociale ne saurait se justifier que dans la mesure où elle ne s'oppose pas aux autres valeurs de la société dans laquelle elle se situe. La sélection du sexe avant la conception ne doit jamais être utilisée comme un moment de discrimination sexiste en particulier à l'encontre du sexe féminin. »

Le sexe peut être déterminé et non choisi, une fois la grossesse démarrée par la biopsie du trophoblaste (vers 2 mois ½ de grossesse) ou l'amniocentèse (vers 3 mois). Ces 2 méthodes sont invasives et donc non sans risque pour le fœtus.

Des recherches sont en cours pour tenter de repérer des cellules fœtales dans le sang maternel, prélevé vers 9 à 11 semaines de grossesse. Cette méthode très simple et séduisante n'est pas disponible pour le grand public actuellement.

Elle s'appuie sur l'existence d'un mélange entre les sangs de la mère et du fœtus. Une fois que l'on saura différencier avec exactitude les cellules qui proviennent du bébé et celles de la mère, il sera possible d'effectuer de nombreux tests (dont celui de la détermination du sexe) à partir d'une simple prise de sang maternel.

Des sélections interdites

En France, il n'existe aucune méthode scientifique légale qui permette, pour des raisons de convenance personnelle, de choisir le sexe de son enfant. Dans ce cadre, le tri sélectif des spermatozoïdes est interdit (voir le chap. 9, p. 147). De même, la sélection d'embryons ne peut être effectuée que dans un cadre médical : l'utilisation du diagnostic pré-implantatoire (voir le chap. 17, p. 243) pour un choix de sexe de convenance est interdit dans la plupart des pays d'Europe – il est pratiqué ailleurs, en particulier aux États-Unis, moyennant finance.

En 1994, puis d'une manière plus ferme encore en 2005, le comité d'éthique de la Fédération internationale des gynécologues et obstétriciens (FIGO) a exprimé son opposition à la sélection de convenance du sexe d'un futur enfant : « La liberté de procréation doit être respectée, sauf quand sa pratique aboutit à la discrimination contre l'un ou l'autre sexe. Le droit individuel à la liberté de procréation doit se pondérer par l'obligation collective de protéger la dignité et l'égalité des femmes et des enfants. Indépendamment de la thématique de la sélection du sexe hors indication médicale, tous les professionnels de santé et leurs associations ont l'obligation de favoriser et de promouvoir des stratégies qui encouragent et privilégient l'avènement de l'égalité des sexes et des genres. »

À qui ressemblera-t-il ?...

À partir du moment où la décision est prise de faire un enfant, il est fréquent d'imaginer le bébé désiré. Aujourd'hui, l'échographie constitue très souvent le premier portrait dans l'album photo. Alors, à qui ressemblera-t-il ? Aura-t-il les cheveux bouclés ? les yeux noisette ? une fossette sur le menton ? Sans jouer au magicien, il est possible de bâtir quelques hypothèses ; pour cela, il convient de se référer aux lois de l'hérédité et au jeu des caractères dominants et récessifs (voir aussi le même processus pour les maladies génétiques, au chap. 9, p. 140).

Chaque gène dont hérite l'embryon possède deux exemplaires, appelés « allèles » – un exemplaire provenant de son père et un exemplaire provenant de sa mère. Ces deux copies sont responsables d'un même caractère, mais elles ne sont pas pour autant identiques. Tandis que certains allèles sont *dominants* et se manifesteront donc d'une manière prédominante sur le caractère exprimé, d'autres allèles sont *récessifs*, et le caractère ne s'exprimera que si les deux copies du gène sont identiques et portent ce caractère.

C'est la raison pour laquelle un enfant ressemble parfois plus à son père qu'à sa mère, ou peut être le portrait craché d'un de ses ancêtres. Car si la répartition génétique était si simple, tous les enfants nés de mêmes parents auraient le même physique...

Pour avoir les yeux bleus...

Par exemple, le caractère « yeux bruns » est dominant sur le caractère « yeux bleus ». Si l'embryon porte un allèle yeux bruns et un allèle yeux bleus, c'est le brun qui l'emportera : l'enfant aura les yeux bruns.

Pour que l'enfant ait les yeux bleus, il faut que les deux allèles soient ceux des yeux bleus. Cela explique également pourquoi deux parents aux yeux bruns peuvent avoir un enfant aux yeux bleus : ces deux parents sont hétérozygotes pour le gène responsable de la couleur des yeux, c'est-à-dire qu'ils portent chacun un allèle yeux bruns et un allèle yeux bleus. Leur enfant pourra alors hériter des deux allèles yeux bleus... et avoir les yeux bleus. Il sera homozygote pour ce gène : cela signifie que les deux allèles de ce gène seront identiques.

Des gènes dominants et codominants

Parmi les caractères dominants figurent, par exemple, les yeux foncés, les cheveux foncés, les cheveux bouclés, l'implantation des cheveux en « pic de sorcière », les taches de rousseur, le lobe de l'oreille non attaché, la fossette du menton ou de la joue, la capacité à rouler la langue en forme de U vers le haut, ou encore la capacité à détecter un composé organique, le PTC, ou phénylthiocarbamide, d'une saveur amère ; et si un enfant a ses deux parents gauchers, il aura 30 à 40 % de chances de l'être à son tour – et 8 % seulement si ses parents sont droitiers.

Le groupe sanguin A est dominant, tandis que le groupe sanguin O est récessif : les personnes portant les allèles AA, AO ou OA exprimeront un groupe sanguin A ; seules celles qui ont les allèles OO seront de groupe O. Les groupes A et B peuvent également être codominants ; c'est la raison pour laquelle il existe un groupe sanguin AB (voir p. 184).

Il existe également d'autres gènes codominants qui peuvent s'exprimer en même temps, comme celui de la taille : ainsi, un gène dominant « petite taille » et un gène dominant « grande taille » pourront donner un adulte de taille moyenne. En réalité, il existe peu de caractères physiques d'une personne qui soient déterminés par une seule paire d'allèles ; le plus souvent, ils font intervenir plusieurs gènes : ainsi pour la forme du nez ou encore pour la couleur de la peau qui, régie par six gènes au moins, montre des nuances extrêmement variées d'un enfant à un autre.

Et si nos groupes sanguins sont incompatibles ?

Toutes nos cellules portent, à leur surface, des éléments spécifiques de l'organisme auquel elles appartiennent : ce sont les antigènes. Quand des cellules pénètrent dans le corps, ce dernier vérifie que les antigènes présents à la surface de ces cellules lui appartiennent bien. Si cela n'est pas le cas, si les antigènes sont reconnus comme étrangers, alors l'organisme se défend en fabricant des anticorps, qui sont destinés à détruire les antigènes étrangers et les cellules qui les portent.

De nos jours, la Société internationale de transfusion sanguine reconnaît trente systèmes antigéniques, dont les plus importants sont, avec le système ABO, le système Kell et le système Rhésus.

Le système ABO

Notre groupe sanguin dépend des antigènes portés par nos globules rouges.

Dans le système ABO – le premier système de classification des groupes sanguins établi au début du xxe siècle –, il existe trois grandes variétés de globules rouges : A, B et O. Étant donné que nous recevons un gène de chacun de nos parents, les six combinaisons possibles sont : AA, BB, AO, BO, AB ou OO.

Ces groupes sanguins se caractérisent par la présence ou non des antigènes A et B :

• le groupe A (antigène A) ne tolère pas le contact avec des cellules sanguines du groupe B et fabriquera des anticorps anti-B ;

• le groupe B (antigène B) ne tolère pas le contact avec des cellules sanguines du groupe A et fabriquera des anticorps anti-A ;

• le groupe AB est porteur des antigènes A et B et tolère donc les cellules sanguines des deux groupes ; il ne fabriquera pas d'anticorps. Il est appelé « receveur universel », car ses globules rouges n'auront aucune réaction de rejet face aux groupes A, B, AB et O ;

• le groupe O (appelé « zéro » dans de nombreux pays, car il n'a pas d'antigènes A ni B) peut fabriquer des anticorps anti-A et anti-B. Il est appelé « donneur universel », car ses globules rouges ne provoqueront aucune réaction de rejet ; en revanche, il ne pourra recevoir que du sang O.

En présence d'un sang non compatible, les anticorps réagissent aux antigènes inconnus en faisant éclater le globule rouge étranger. C'est la raison pour laquelle, lors d'une transfusion, il est primordial de respecter la compatibilité des groupes sanguins.

Pendant la grossesse, si vous êtes de groupe O, vos anticorps anti-A et anti-B risquent d'entraîner chez votre bébé – s'il est de groupe A ou B – un ictère ou une anémie. Cela est sans gravité, mais il sera suivi à la naissance.

Le système Rhésus

Dans le groupe Rhésus sont identifiés cinq antigènes (D, C, E, c et e). Le sang qui porte l'antigène D est dit « Rhésus positif (Rh+) » ; celui qui ne le porte pas est dit « Rhésus négatif (Rh–) ».

Un sang Rhésus positif ne réagira pas contre le sang Rhésus négatif, qui ne porte pas d'antigène. En revanche, le sang Rhésus négatif réagira contre le Rhésus positif ou, plus exactement, il ne réagira pas la première fois, mais les fois suivantes : le sang Rhésus négatif exposé à un sang Rhésus positif sécrétera des anticorps anti-Rh+ qui, ultérieurement, lors d'un nouveau contact, pourront détruire un sang Rh+.

Que se passera-t-il pendant la grossesse ?

Il peut exister une incompatibilité entre le sang maternel et le sang fœtal, car l'enfant fabrique, indépendamment de sa mère, son propre sang – à partir du foie. Parfois, il hérite d'un sang incompatible avec celui de sa mère ; dans 75 % des cas, cette incompatibilité concerne le Rhésus négatif chez la mère et le Rhésus positif chez l'enfant. Dans ce cas, le père étant Rhésus positif et la mère Rhésus négatif, l'enfant aura un Rhésus positif s'il hérite de son père – alors que sa mère est Rhésus négatif.

Heureusement, pendant la grossesse, les échanges entre les sangs maternel et fœtal sont limités par le placenta ; le problème se posera au moment de l'accouchement – ou en cours de grossesse si des saignements se produisent à partir du placenta ou si des gestes invasifs sont pratiqués tels que l'amniocentèse.

Si l'organisme de la mère Rhésus négatif entre en contact avec le sang du fœtus Rhésus positif, il fabriquera des anticorps dirigés contre les globules rouges de l'enfant. Ces derniers seront alors en partie détruits, ce qui provoquera une anémie ou une maladie hémolytique du nouveau-né : cette anémie pourra être fatale ou entraîner des séquelles graves.

Un problème maîtrisé

Depuis cinquante ans, une prévention est effectuée : on injecte des anticorps anti-Rhésus positif à toutes les femmes Rhésus négatif lors de circonstances telles que les saignements pendant la grossesse, l'amniocentèse, la fausse couche, l'interruption volontaire de grossesse (IVG) et, bien sûr, l'accouchement. De plus, d'une manière systématique et régulière, un examen de sang effectué en cours de grossesse recherche dans le sang de la mère la présence de ces anticorps, appelés « agglutinines irrégulières ».

Si ces agglutines irrégulières ont été détectées dans le sang maternel et si le Rhésus positif du bébé a été établi, il est possible, à sa naissance, de transfuser l'enfant. Dans des cas exceptionnels, une exsanguino-transfusion est pratiquée au cours de la grossesse : le sang du fœtus est changé afin d'éviter une anémie fatale ; un cathétérisme du cordon ombilical est réalisé, et le sang du fœtus est peu à peu remplacé par transfusion.

Répartition des groupes sanguins dans la population française

Rhésus	Groupe sanguin				Total
	0	A	B	AB	
Rh+	37 %	39 %	7 %	2 %	85 %
Rh–	6 %	6 %	2 %	1 %	15 %
Total	43 %	45 %	9 %	3 %	100 %

Conseils

• Si vos rapports sexuels sont fréquents – tous les deux jours au moins –, il est inutile de déterminer la période d'ovulation. Par ailleurs, si vous faites souvent l'amour, la mobilité des spermatozoïdes augmente avec le rythme des éjaculations, contrairement à la croyance erronée selon laquelle le sperme s'améliore avec l'abstinence.

• Si vos rapports ne sont pas fréquents, repérer la période fertile peut être utile, car programmer vos rapports autour de l'ovulation augmentera, bien entendu, vos chances de grossesse.

• Le premier élément à considérer est la longueur de votre cycle. En général, la seconde partie du cycle, la phase lutéale, dure entre 12 et 14 jours. Vous pouvez estimer la période d'ovulation en retirant 14 jours à la durée totale du cycle (exemple pour un cycle régulier : 28 – 14 : 14e jour).

• Si, au milieu de votre cycle, vous ressentez une douleur latérale basse, essayez d'avoir des rapports à ce moment-là ; toutefois, il peut être préférable de confirmer, par la prise de la température ou par des tests urinaires, que cette douleur correspond bien à l'ovulation.

• Si vous ne ressentez aucune douleur mais si vous observez des pertes translucides nettes qui surviennent autour du 10e jour de votre cycle, vous pouvez avoir des rapports tous les deux jours au moins, jusqu'à la disparition de cette glaire cervicale.

• Non pas pour programmer mais pour avoir davantage de précision, vous pouvez utiliser la méthode des courbes de température. Débutez la prise de température au 4e ou au 5e jour du cycle ; la montée de température signale que l'ovulation a eu lieu. Cela permet juste de s'assurer que l'ovulation a eu lieu dans une période pendant laquelle vos rapports étaient fréquents.

• Utiliser des tests urinaires d'ovulation permet de dater avec la plus grande précision le pic d'hormone lutéinisante (LH), qui est détecté par le virage du test. L'ovulation a lieu dans les 24 à 36 heures qui suivent.

• Si vous ne parvenez pas à dépister la période d'ovulation, envisagez une consultation médicale. Les troubles de l'ovulation représentent la première cause d'infertilité (voir le chap. 13, p. 196).

• Le monitorage médicalisé du cycle permet également de repérer ce pic d'hormone LH. Les deux jours suivant ce pic sont les jours les plus fertiles.

• N'attendez pas trop longtemps pour avoir un enfant : pour aboutir à une grossesse, une femme âgée de 38 ans a 2 fois moins de chances chaque mois qu'une femme de 25 ans ; un homme de 50 ans a deux fois moins de chances qu'un homme de 35 ans.

• Si vous décidez d'arrêter la pilule, une grossesse peut advenir lors du cycle qui suit cet arrêt, ou plus tard. N'ayez crainte : elle n'a aucun effet sur la reprise de la fécondité. Inutile de faire des « pauses préventives » lors de votre traitement contraceptif. Mais si vos règles ne reviennent pas rapidement, allez voir votre gynécologue.

• À la suite d'un rapport, ne faites pas de douche vaginale. Évitez les lubrifiants et les gels.

• Les diverses méthodes traditionnelles pour choisir le sexe de son enfant ne sont pas validées sur le plan scientifique : ne vous astreignez pas à des pratiques ni à des régimes contraignants, non recommandés, voire contreproductifs.

• Choisir le sexe de son futur enfant par le biais de la fécondation *in vitro* et du diagnostic du sexe des embryons est la seule méthode fiable ; elle est interdite en Europe si ce choix est un choix de convenance.

• Si votre sang est Rhésus négatif – et risque donc d'être incompatible avec celui de votre enfant à naître s'il est Rhésus positif –, un suivi sera établi pendant votre grossesse.

Partie V
les problèmes d'infertilité

Les hommes comme les femmes sont, à titre individuel, touchés par la difficulté à concevoir un enfant. Si les causes de l'infertilité sont multiples, le recul de l'âge des mères constitue l'une des premières causes de stérilité féminine ; amorcée très tôt, dès trente-cinq ans, la chute de fécondité d'une femme peut s'associer à un autre problème, qu'il soit masculin ou féminin, et diminuer ainsi les chances de grossesse sans une aide médicale.

Aujourd'hui, un couple sur dix recourt à l'assistance médicale à la procréation (AMP). Ces techniques, qui consistent à sélectionner les meilleurs spermatozoïdes ou à reproduire en laboratoire une partie des processus naturels de la fécondation et du développement embryonnaire précoce, a fait naître en France des centaines de milliers d'enfants. Le pionnier de cette discipline, le Pr Robert Edwards, prix Nobel de médecine en 2010, étudia pendant près de trente ans la procréation humaine ; en 1978, la concrétisation de son travail fut la naissance de Louise Brown, le premier « bébé éprouvette », obtenue en collaboration avec le clinicien Patrick Steptoe. En France, Amandine est née en 1982 à l'hôpital Antoine-Béclère, à Clamart, fruit des recherches du Pr René Frydman et du biologiste Jacques Testard. Depuis ces premières réussites, dans le monde, plus de quatre millions d'enfants sont nés par fécondation *in vitro*.

Élaborés pour répondre aux divers problèmes d'infertilité, ces traitements ont fait apparaître de nouvelles perspectives de maternité. Aujourd'hui, les demandes de consultation dans les services d'assistance médicale à la procréation sont en augmentation constante. Aussi, les lois de bioéthique et l'Agence de la biomédecine ont-elles défini un cadre, au sein duquel les couples peuvent être suivis au mieux. La France est un des rares pays dans lequel la prise en charge de l'infertilité est entièrement remboursée – dans les limites de la réglementation. Désormais, cette discipline médicale est un espoir pour de nombreux couples qui, hier, n'auraient pu fonder une famille.

Chapitre 13
Les causes d'origine féminine

Les causes d'infertilité féminine sont nombreuses et variées. En effet, l'établissement d'une grossesse nécessite plusieurs étapes : une bonne ovulation, un appareil génital fonctionnel, en particulier les trompes et l'utérus, enfin une implantation, ce qui implique des réactions complexes entre l'embryon et l'utérus, qui sont encore mal connues. L'ensemble de ces phénomènes sont placés sous la direction d'hormones, dont la sécrétion est contrôlée par le cerveau. Par ailleurs, les explorations de tous ces éléments sont assez difficiles, notamment avec l'impossibilité actuelle d'estimer avec précision la qualité ovocytaire, qui constitue le facteur majeur de la réussite d'une grossesse.

Les principaux facteurs

Divers facteurs risquent d'affecter la fécondité féminine.

• L'âge constitue le facteur principal ; maximale entre 25 et 29 ans, la fécondité diminue d'une manière lente et progressive entre 35 et 38 ans, où une inflexion nette apparaît (voir aussi le chap. 11, p. 164). En fécondation *in vitro*, le taux de réussite passe en moyenne de 25-30 % avant 35 ans à 15-20 % après 38 ans, et à moins de 5 % après 42 ans ; cela est dû avant tout à la mauvaise qualité des ovocytes. De plus, l'âge augmente le nombre de fausses couches – qui dépasse 40 % après 40 ans ; cela est lié à l'altération de l'ovocyte, qui entraîne des anomalies génétiques et fonctionnelles de l'embryon. Les facteurs endocriniens sont également importants ; avec l'âge, le nombre de follicules diminue. Le recul de l'âge de la première grossesse (voir schéma p. 194), en particulier dans les grandes villes, augmente la stérilité féminine.

• Le tabac est un facteur important de baisse de la fertilité, de même que les maladies sexuellement transmissibles, notamment par les altérations tubaires qu'elles provoquent (voir aussi les chap. 4, 63 et 64).

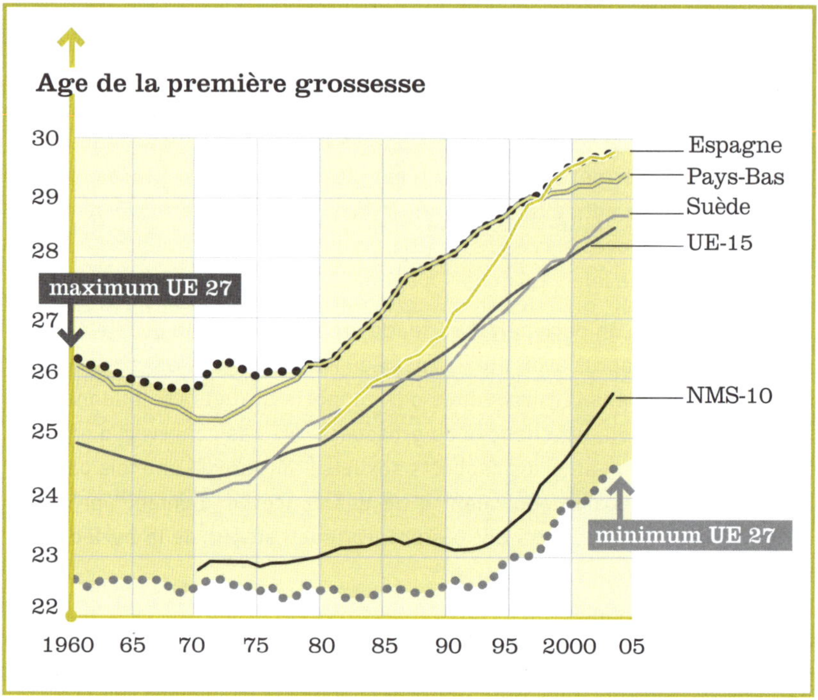

• De nos jours, le surpoids est considéré comme un véritable facteur d'infertilité. Cela est particulièrement vrai pour les obésités sévères, avec un indice de masse corporelle supérieur à 35 (voir le chap. 7, p. 104). Ce surpoids influe sur l'ovulation ainsi que sur l'implantation embryonnaire.

La perte de poids constitue un impératif, car elle permet parfois de restaurer la fertilité et de prévenir les complications de la grossesse qui, chez les femmes obèses, peuvent être très graves.

Définitions

- La fertilité d'un couple est sa potentialité à concevoir.
- Sa fécondité est le fait qu'il ait conçu.
- Un couple est infécond, ou stérile, quand il n'a pas d'enfant.

- Il est infertile si sa capacité à avoir un enfant est nulle. Il y a hypofertilité si cette capacité est réduite.

- Les termes « infertilité » et « stérilité » sont souvent confondus : un couple stérile est un couple qui n'a pas d'enfant ; si un traitement lui permet d'en avoir, il n'est plus stérile et ne le sera plus jamais ; sa difficulté à avoir un enfant était une infertilité, qui a été traitée avec succès ; s'il ne parvient pas à avoir un second enfant, il reste infertile, mais il n'est plus stérile, car il a un enfant.

- En France, on parle, en théorie, de stérilité quand un couple n'a pas conçu après avoir été « exposé au risque de grossesse » pendant deux ans. La fréquence des rapports sexuels conditionne, bien entendu, les chances de grossesse. Ne pas concevoir d'enfant après un an si les rapports sexuels sont rares – une fois par mois – n'est pas équivalent à ne pas concevoir d'enfant après un an si les rapports ont été programmés autour de la période d'ovulation.

- La fécondabilité, qui correspond aux chances d'avoir un enfant pendant un cycle menstruel, diminue, avec le temps, pour une population donnée, avant tout parce qu'une sélection des couples stériles s'est produite – les autres étant parvenus à concevoir. Une fécondabilité normale est estimée à 20-25 % par cycle ; cette probabilité dépend, bien entendu, de la fertilité de chaque partenaire ; l'âge de la femme est le paramètre le plus important de la fertilité du couple.

L'origine de l'infertilité

Origine		Proportion
Origine féminine	totale seule	61 % 36 %
Origine masculine	totale seule	46 % 21 %
Origine inexpliquée		18 %

Les anomalies de l'ovulation

Les troubles de l'ovulation représentent la première cause de stérilité des femmes – 30 % environ. Ces anomalies de l'ovulation peuvent être divisées en dysovulations – l'ovulation peut exister, mais elle est anormale ou rare – et en anovulations – l'ovulation ne survient jamais.

Les dysovulations entraînent un déficit en quantité – concernant donc le nombre annuel d'ovulations – ou en qualité des ovocytes. Le syndrome des ovaires polykystiques est l'une des causes de stérilité les plus fréquentes (voir aussi le chap. 7, p. 105) : lors de la dernière étape de la croissance folliculaire, un mécanisme, encore mal élucidé, qui régit le système de contrôle de la maturation des follicules, provoque une accumulation anormale de petits follicules, qui refusent d'entrer en croissance.

Des formes plus ou moins complètes de ce syndrome existent ; dans sa forme complète, il induit une absence d'ovulation, donc une absence de règles – l'aménorrhée –, une hyperproduction d'hormones mâles – les androgènes –, entraînant une pilosité abondante – l'hirsutisme – et de l'acné, ainsi qu'une obésité fréquente.

Les dysfonctionnements des ovaires peuvent être soit congénitaux – ils existent depuis la naissance –, soit acquis. L'origine de ce défaut de l'appareil reproducteur, parfois appelé « hypogonadisme », est soit « basse » – ovarienne –, soit « haute » – au niveau de l'hypophyse ou de l'hypothalamus.

Les anomalies congénitales

Dans certains cas, les anomalies d'ovulation peuvent provenir d'une hyperplasie congénitale des glandes surrénales.

Il existe parfois un déficit enzymatique, qui est dû à une maladie génétique rare, transmise sur le mode autosomique récessif – les deux parents doivent être porteurs de la mutation pour qu'elle s'exprime chez leur enfant (voir aussi le chap. 9, p. 140). Elle entraîne une hyperproduction d'androgènes : dans les formes graves, cela peut créer une ambiguïté des organes sexuels ; quant aux formes moins graves, elles associent des troubles des règles et un hirsutisme.

Cette hyperproduction d'androgènes doit être dépistée, car la sécrétion accrue d'hormones mâles est dangereuse pendant la grossesse si le fœtus est de sexe féminin.

L'hypogonadisme d'origine « basse »

L'hypogonadisme d'origine « basse », ou ovarienne, est représenté, par exemple, par le syndrome de Turner : dû à une absence de l'un des chromosomes X, il atteint 1 fille sur 2 500. La puberté est anormale, la taille est petite – 1,43 m en moyenne –, l'implantation des cheveux et des oreilles basse, le cou petit et épaissi, les paupières tombantes.

Les anomalies rénales sont présentes dans 50 % des cas, les anomalies cardiaques dans 10 % des cas. Les ovaires sont souvent constitués de bandelettes fibreuses et sont très vite non fonctionnels ; cela explique que ces femmes aient une ménopause très précoce. Dans quelques cas, une puberté et des grossesses spontanées apparaissent.

Il existe d'autres causes d'infertilité basse.

L'hypogonadisme d'origine « haute »

Les anomalies d'origine « haute », ou liées à l'hypophyse et à l'hypothalamus, sont rares. Elles proviennent parfois d'un déficit en une neurohormone, la gonadolibérine (GnRH), par exemple dans le syndrome de Kallmann-De Morsier, qui est transmis sur le mode autosomique récessif ou dominant – un seul parent ou les deux sont porteurs de la mutation génétique. Elles proviennent quelquefois d'anomalies liées au chromosome X – seule la mère est porteuse de la maladie.

La gonadolibérine (GnRH) est indispensable au fonctionnement du cycle menstruel ; dans ces syndromes, l'absence de sécrétion de GnRH empêche le fonctionnement de l'hypophyse et la libération des hormones à l'origine du cycle. Il n'y a donc aucune ovulation ; des troubles de l'odorat et de la vision des couleurs, voire une fente labiale ou palatine, lui sont parfois associés. Cela peut apparaître chez l'homme.

La ménopause précoce

La ménopause précoce est la cause essentielle du dysfonctionnement ovarien acquis – qui n'est pas congénital. Elle est considérée comme précoce quand elle survient avant l'âge de quarante ans ; la stérilité est alors totale, et les symptômes de la ménopause peuvent être présents.

La mise en place d'un traitement substitutif doit être discuté afin d'éviter, à long terme, les diverses complications de la ménopause, en particulier les complications cardiovasculaires et osseuses. Aujourd'hui, il existe cependant une controverse sur les traitements substitutifs, qui augmenteraient l'incidence de certains cancers, en particulier du sein et de l'endomètre.

• Une ménopause précoce peut être d'origine iatrogène – c'est-à-dire faisant suite à un traitement. Dans certaines pathologies affectant les ovaires – par exemple les kystes –, il peut se révéler nécessaire de retirer les ovaires ; mais, aujourd'hui, en dehors des cas de cancer, l'ovariectomie bilatérale est rare. Dans certains cas, le traitement appliqué risque de les détruire – par exemple pour les traitements de radiothérapies et de chimiothérapies.

• Parfois, les causes suspectées d'une ménopause précoce sont liées à la sécrétion d'anticorps contre ses propres tissus – lors d'une maladie auto-immune ; parfois, ce sont des causes d'ordre génétique qui entraînent cet épuisement de la réserve d'ovocytes.

La sécrétion excessive de prolactine

L'hyperprolactinémie est la cause fréquente des dysfonctionnements ovariens acquis d'origine « haute » – provenant de l'hypophyse et de l'hypothalamus.

La prolactine est l'hormone de la lactation. Excepté pendant la grossesse, son taux est normalement bas, mais il peut être anormalement élevé ; cette élévation provoque alors une anomalie de la sécrétion de la gonadolibérine (GnRH) ; cela entraîne une dysovulation voire une absence d'ovulation. Dans 80 % des cas, des écoulements de lait, spontanés ou provoqués – on parle de galactorrhée –, sont présents.

• Les causes de cette perturbation de la sécrétion de prolactine peuvent être médicamenteuses, en particulier avec des médicaments psychotropes, antidépresseurs, tranquillisants, antiémétiques, antiulcéreux, neuroleptiques et opiacés.

• Les causes pathologiques sont des tumeurs bénignes de l'hypophyse – des adénomes. Dans le cadre des pathologies endocriniennes, l'ablation chirurgicale d'un adénome à prolactine peut être proposée.

• Les autres causes sont une hypothyroïdie, des maladies hépatiques, des brûlures thoraciques, des syndromes neurologiques tels que le syndrome de la selle turcique vide, ou encore le syndrome des ovaires polykystiques (voir plus haut, p. 196).

Les atteintes des trompes et de l'utérus

Les causes mécaniques de stérilité peuvent concerner les trompes, l'utérus ou les ovaires.

Les lésions tubaires

Les lésions des trompes, ou lésions tubaires, sont les plus fréquentes et peuvent avoir été provoquées par des maladies sexuellement transmissibles ; elles affectent soit la trompe dans son ensemble, soit le pavillon – la partie terminale.

Parfois, le trajet des trompes ou les relations entre les trompes et les ovaires sont altérés par des adhérences intra-péritonéales – l'accolement d'organes dans l'abdomen, sous le péritoine. Ces dernières peuvent être dues à une infection généralisée de la cavité abdominale ; il s'agit alors d'une péritonite, causée, par exemple, par l'appendicite ou les complications d'une opération chirurgicale, avec l'ouverture du ventre ; une infection gynécologique transmise sexuellement peut être en cause, par exemple une infection à chlamydiae passée inaperçue.

Une cœlioscopie est proposée pour faire le diagnostic de ces lésions et permet parfois de réparer les trompes.

La synéchie utérine et les fibromes

Des lésions mécaniques peuvent intervenir au niveau de l'utérus. La plus fréquente d'entre elles est la synéchie, qui est l'accolement plus ou moins important des parois de l'utérus. Elle est due avant tout à des infections, qui surviennent presque toujours après une intervention intra-utérine – une interruption de grossesse, un curetage, la pose d'un stérilet et, exceptionnellement, une radiographie des trompes.

La stérilité peut également être causée par l'existence de fibromes qui, en occupant la cavité utérine, empêchent l'implantation de l'embryon ou déforment l'utérus, et constituent un obstacle obturant les trompes. Les fibromes sont des tumeurs musculaires toujours bénignes qui, avec le temps, augmentent de taille.

Par hystéroscopie opératoire, il est possible de prendre en charge un fibrome utérin.

Les pathologies cervicales

Lors de la fécondation, le col de l'utérus constitue l'un des passages obligés des spermatozoïdes. Les glandes utérines sécrètent le mucus cervical, ou glaire cervicale, qui change de propriétés au cours du cycle menstruel, devenant plus fluide au moment de l'ovulation afin de laisser passer les spermatozoïdes. Toute pathologie qui altère ce mucus risque d'empêcher le passage des spermatozoïdes : il peut s'agir d'une simple infection de la glaire, ou bien d'un trouble de sécrétion, qui résulte d'une anomalie des glandes.

La prise du Distilbène®, un médicament prescrit en France jusqu'en 1977 pour prévenir les fausses couches, a provoqué des anomalies de l'appareil génital de certaines femmes exposées à ce produit pendant la grossesse de leur mère (voir le chap. 7, p. 73). Ces anomalies peuvent associer des malformations de l'utérus et des anomalies du col, qui risquent de retentir sur la glaire cervicale.

Des troubles du mucus cervical sont également observés après une conisation – l'ablation d'une partie du col de l'utérus, réalisée du fait de lésions précancéreuses.

L'endométriose

L'endométriose représente une affection fréquente ; dans 15 à 20 % des cas, elle est associée à une infertilité. Excepté les formes graves, où sa responsabilité est indiscutable, son lien avec la stérilité est difficile à affirmer : de nombreuses femmes atteintes d'endométriose semblent concevoir sans problème.

L'endométriose correspond à l'existence de petits fragments de l'endomètre – la muqueuse utérine – qui s'implantent parfois d'une manière anormale dans certaines localisations. Au cours du cycle menstruel, ces fragments présents par exemple dans la cavité abdominale ou sur les ovaires se développent sous l'effet des hormones et peuvent provoquer des atteintes d'une importance variable, soit par des adhérences graves, soit par des kystes ovariens.

En dehors des obstacles mécaniques liés aux adhérences, les lésions d'endométriose peuvent diminuer les taux de fécondation et les chances d'implantation embryonnaire.

L'endométriose est suspectée en cas de fortes douleurs survenant dans les jours précédant le début des règles.

Les troubles psychologiques et sexuels

Dans certains cas, l'absence de relations sexuelles normales peut conduire à une stérilité. L'exemple le plus démonstratif est le vaginisme, un trouble psychologique qui, par une contracture vaginale réflexe très forte, engendre l'impossibilité de toute pénétration au moment de l'acte sexuel.

Sans doute d'autres causes d'ordre psychologique peuvent-elles expliquer certaines stérilités ; elles doivent être évoquées après l'élimination des causes organiques.

La stérilité inexpliquée

Quand l'intégralité du bilan est normale, quand aucune cause n'a été décelée, on parle de « stérilité inexpliquée », ou idiopathique. Si elle persiste, elle sera prise en charge de la même façon que les autres causes. Ce type de stérilité représente 13 % des indications de fécondation *in vitro*.

Parfois, les partenaires ont déjà obtenu ensemble une grossesse, même si elle n'a pas abouti à une naissance. Cette stérilité dite « secondaire » représente 30 % des cas.

Chapitre 14
Les causes d'origine masculine

Quelles qu'en soient les causes, l'infertilité masculine est plus facile à diagnostiquer que son homologue féminin : la situation est un peu plus simple, car la participation d'un homme à la grossesse implique, bien entendu, un moins grand nombre d'étapes que chez une femme. Par ailleurs, cette infertilité est plus aisée à explorer, car l'analyse du sperme est relativement standardisée.

Des facteurs essentiels

Depuis cinquante ans, une baisse de la qualité du sperme a été observée : un homme qui a vingt-cinq ans aujourd'hui possède un sperme moitié moins riche en spermatozoïdes que son grand-père, au même âge. Si l'ensemble des raisons ne sont pas encore totalement élucidées, le rôle de l'environnement est toutefois considéré comme le facteur principal. Ainsi, une étude française récente a mis en évidence le rôle néfaste de certains polluants, en particulier des phtalates, qui détruisent en partie les cellules à l'origine des spermatozoïdes (voir le chap. 6, p. 81). L'embryon mâle et le très jeune enfant sont particulièrement exposés à l'effet toxique de ces phtalates, présents dans notre environnement quotidien.

L'autre facteur important de la baisse de la fertilité masculine semble bien être l'âge : contrairement à une idée qui a longtemps circulé, les spermatozoïdes ne possèdent pas le même potentiel fécondant chez un homme âgé de vingt ans, de cinquante ans ou encore de soixante ans (voir le chap. 11, p. 166). Bien entendu, cette baisse de la fécondité est beaucoup moins marquée et survient à un âge plus avancé que chez les femmes.

L'absence de spermatozoïdes

L'azoospermie, ou l'absence totale de spermatozoïdes, peut être due soit à une absence de fabrication par les testicules, soit à un problème relatif aux conduits qui permettent aux spermatozoïdes de se retrouver dans l'éjaculat.

Un défaut de stimulation hormonale

• L'azoospermie par défaut de production est appelée « azoospermie sécrétoire » ; elle peut être liée à un défaut de stimulation des testicules par les sécrétions cérébrales. Dans ce cas, les hormones folliculo-stimulante (FSH), mais surtout lutéinéisante (LH), qui stimulent la production de spermatozoïdes, sont absentes. Le terme médical est l'hypogonadisme hypogonadotrope. Ce sont les seules causes d'azoospermie sécrétoire qui se révèlent accessibles à un traitement médicamenteux ; ainsi, l'administration d'hormones exogènes permet un redémarrage de la fabrication des spermatozoïdes.

• Dans d'autre cas, il peut s'agir d'anomalies génétiques telles que le syndrome de Klinefelter, où la formule chromosomique anormale est 46 XXY, au lieu de 46 XY – il y a donc un chromosome sexuel X (féminin) en trop. Le plus souvent, ce syndrome entraîne une azoospermie complète ; sur le plan clinique, il associe chez un homme une grande taille et de très petits testicules.

Une infection ou une nécrose

• Dans des cas très rares, le testicule est détruit par une infection grave, une orchite ; quand cette dernière est bilatérale, aucun spermatozoïde ne peut être présent dans l'éjaculat.

• En ce qui concerne les oreillons, qui sont souvent évoqués en matière de stérilité masculine, cela reste exceptionnel : l'infection bilatérale des testicules surviendrait dans 1 % des cas environ ; et, même alors, l'atteinte totale reste rare.

• Le testicule peut également être détruit par nécrose lors d'une intervention chirurgicale, lésant les vaisseaux spermatiques, ou bien lors d'une torsion testiculaire négligée ; cela est peu courant, puisqu'il faut que l'atteinte soit bilatérale.

• Si elle n'est pas prise en charge à temps, une anomalie de descente des testicules dans les bourses – appelée « ectopie testiculaire », ou « cryptorchidie » – peut entraîner une azoospermie.

La micro-injection de spermatozoïdes

Le développement des techniques de fécondation *in vitro*, avec injection intracytoplasmique de spermatozoïde (ICSI), a transformé l'attitude actuelle.

Jusqu'à une période récente, face à l'absence de possibilité thérapeutique, on avait en effet recours au sperme d'un donneur.

Aujourd'hui, on sait que, dans un certain nombre d'azoospermies, il existe quelques spermatozoïdes dans le testicule ; dès lors, on sait les prélever, puis les injecter dans un ovocyte, et obtenir ainsi des embryons – et des chances de grossesse (voir le chap. 17, p. 234).

L'absence de canal déférent

L'azoospermie liée aux anomalies des voies de transport des spermatozoïdes est appelée « azoospermie excrétoire » : du fait d'une interruption bilatérale des voies excrétrices, les spermatozoïdes sont produits, mais ne parviennent pas dans l'éjaculat (voir le schéma page suivante).

• Il peut s'agir de lésions post-infectieuses, comme pour les trompes, chez une femme.

• Dans d'autres cas, il s'agit de l'absence de l'un des segments des canaux de transports des spermatozoïdes – le canal déférent est le segment par lequel passent les spermatozoïdes qui sortent du testicule. L'absence congénitale bilatérale de canal déférent est l'anomalie la plus fréquente. Elle peut être observée chez des hommes qui sont porteurs de l'une des mutations connues de la mucoviscidose. Leur dépistage est capital, car, en cas de traitement par assistance médicale à la procréation (AMP), il est indispensable de

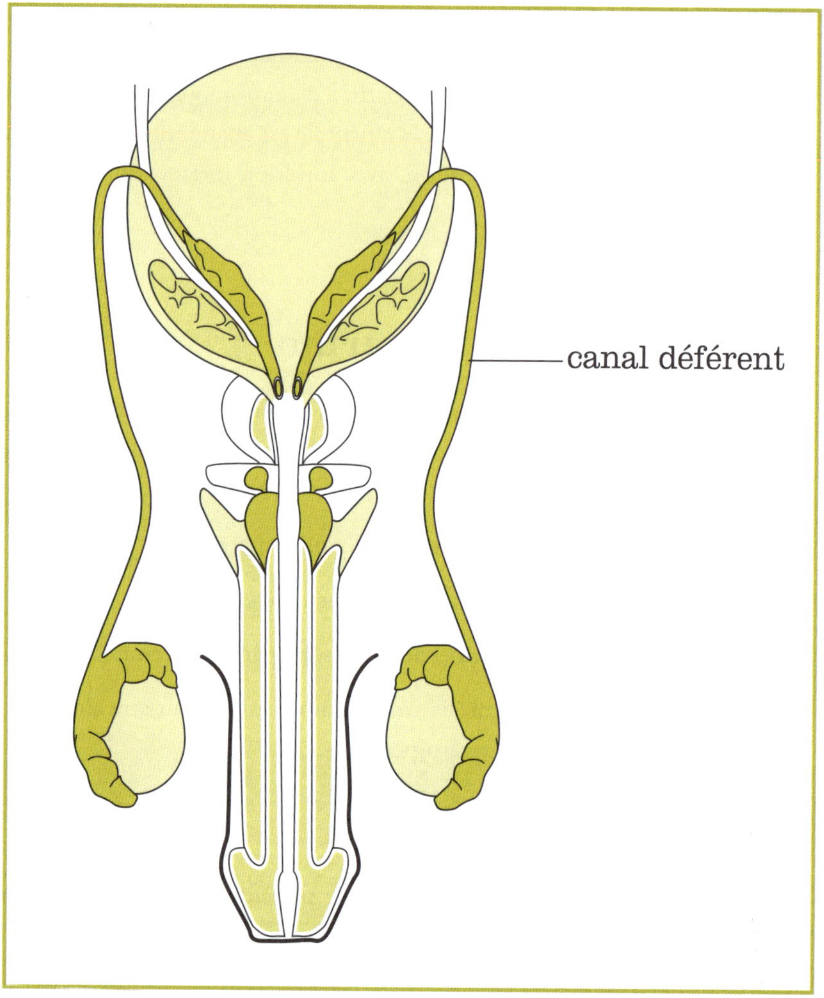

Anatomie de l'appareil génital masculin.

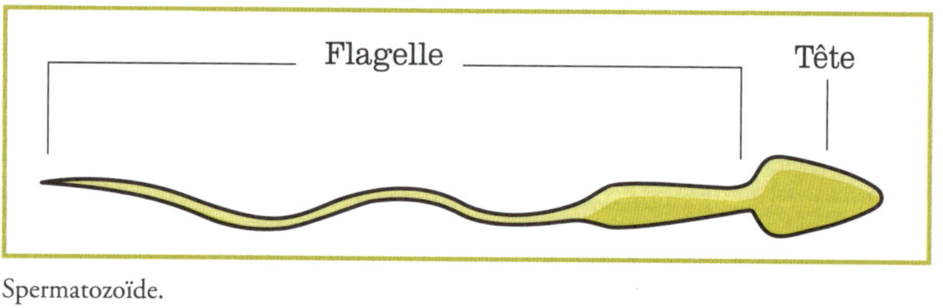

Spermatozoïde.

s'assurer de l'absence de cette mutation chez la femme, cela afin d'éviter le risque de donner naissance à un enfant atteint. Si ces lésions peuvent parfois être réparées chirurgicalement – on parle « d'anastomose » –, les résultats sont peu satisfaisants ; aujourd'hui, la chirurgie est abandonnée au profit de l'assistance médicale à la procréation, avec injection intracytoplasmique de spermatozoïdes (ICSI).

Les anomalies du sperme

Quand on analyse un spermogramme, trois paramètres essentiels caractérisent le sperme : le nombre de spermatozoïdes, leur mobilité et les formes normales, dites « typiques » :

- en cas de nombre insuffisant, on parle d'« oligospermie » ;
- en cas de baisse de mobilité, on parle d'« asthénospermie » ;
- en cas d'augmentation des formes atypiques, on parle de « terratospermie » ;
- si les anomalies se combinent, les trois paramètres peuvent être altérés : on parle alors d'« oligo-asthéno-teratospermie ».

Des cas isolés ou combinés

- Une oligospermie sévère et isolée peut se présenter ; en réalité, elle correspond à toutes les causes décrites ci-dessus, dont les formes seront moins graves. Par exemple, certaines obstructions post-infectieuses peuvent être partielles.

- Une asthénospermie isolée évoque parfois une atteinte du flagelle, qui est la partie du spermatozoïde assurant sa mobilité (voir le schéma ci-contre). Rares, ces anomalies du flagelle peuvent être recherchées par microscopie électronique.

- Quelquefois, il s'agit d'anticorps antispermatozoïdes, avec agglutination des spermatozoïdes. Ces anticorps sont d'origine, post-traumatique infectieuse ou post-chirurgicale.

La présence de varicocèles

• En cas de teratospermie isolée, une cause toxique, médicamenteuse ou infectieuse est recherchée.

• Une varicocèle peut également être suspectée, qui correspond à la dilatation des veines spermatiques. Le plus souvent, du fait de l'anatomie du réseau veineux, cette dilatation est située au niveau du testicule gauche. La raison pour laquelle la présence de varicocèles risque de perturber la fécondité est encore mal connue : peut-être ces varices provoquent-elles un réchauffement du testicule, dû à la stagnation sanguine ; la gêne du retour veineux augmenterait la nuisance des toxiques – en particulier le tabac – présents dans la circulation. Sur 10 hommes infertiles, 4 présentent des varicocèles.

Le traitement des varicocèles

Le traitement consiste à obturer la veine spermatique dilatée, soit par une opération chirurgicale, soit en radiologie interventionnelle. En radiologie, un fin tuyau est introduit dans la veine malade ; un produit destiné à l'obstruer est envoyé à l'intérieur.

Cette intervention peut être pratiquée en ambulatoire. Elle peut également être réalisée en urologie, par un geste chirurgical classique – une incision au niveau de l'aine –, ou encore par cœlioscopie.

Il existe un débat sur la nécessité de traiter ou non les varicocèles, qui sont également présentes chez des hommes à la fertilité attestée. La prise en charge semble conseillée dans le cas de varicocèles nettes ; dans plus de la moitié des cas, cette intervention améliorerait la qualité des spermatozoïdes et ne la dégraderait jamais.

Un examen à répéter

Le syndrome biologique le plus courant est l'oligo-asthéno-teratospermie, qui associe un nombre insuffisant de spermatozoïdes, une mobilité réduite et l'augmentation de formes anormales. En général, avant de suspecter les causes décrites plus haut, le médecin recherche une infection du sperme, ainsi que l'existence d'une maladie, d'une fièvre ou d'une prise de médicaments dans les deux mois précédant le spermogramme. Le plus souvent, il ne retrouve aucune cause, et la baisse des paramètres spermatiques est mise sur le compte de raisons inconnues.

Le spermogramme est un examen qui est souvent répété, car il est nécessaire de vérifier que les anomalies observées ne sont pas transitoires. Les paramètres de la qualité du sperme varient beaucoup, et de nombreux facteurs influent sur le fonctionnement des testicules.

N'attendez pas si...

• S'il est recommandé d'attendre un an de rapports réguliers infructueux avant d'entreprendre le bilan d'une infertilité, il va de soi que l'existence de signes ou d'antécédents doit vous amener à consulter immédiatement un médecin.

Pour les femmes qui n'ont jamais eu d'enfant et qui sont âgées de plus de trente-huit ou quarante ans, des explorations minimales peuvent être proposées après un délai de six mois seulement.

On pourra consulter plus rapidement en présence des signes suivants :

Les signes chez une femme

• Des troubles des règles : une absence de règles ; des cycles très longs, supérieurs à 40 jours, ou très irréguliers, allant de 30 à 60 ou à 90 jours, selon les mois.

• Des antécédents d'infections génitales graves des trompes telles qu'une salpingite, en particulier.

• Des antécédents d'intervention chirurgicale, avec ouverture du ventre, en particulier si une péritonite a été diagnostiquée.

• Des modifications du volume des règles après une intervention intra-utérine telle qu'un curetage, une interruption volontaire de grossesse, la pose d'un stérilet…

• Des fibromes utérins.

• Une malformation génitale.

• Des antécédents de traitement par chimiothérapie ou par radiothérapie.

• Des signes évocateurs d'endométriose, avec en particulier la survenue de douleurs intenses dans les jours qui précèdent les règles.

• Des troubles sexuels empêchant des relations complètes et régulières.

• L'existence d'une maladie chronique.

Les signes chez un homme

• Une anomalie de la descente des testicules dans les bourses, même si celle-ci a été traitée.

• Une infection génitale, avec atteinte des testicules – une orchite ou une épididimyte.

• Un traitement par chimiothérapie ou par radiothérapie.

• Une varicocèle, palpable au niveau des testicules.

• Des troubles sexuels tels qu'une impuissance ou une absence d'éjaculation.

• L'existence d'une maladie chronique.

Chapitre 15
Les examens féminins

Face à l'absence de grossesse, un couple consulte un gynécologue spécialisé en assistance médicale à la procréation (AMP), soit directement, soit sur les conseils de son médecin traitant ou de son gynécologue. En premier lieu, un bilan du couple est établi, destiné à évaluer la réalité et les causes de l'infertilité. Les quatre questions suivantes sont fondamentales :

• La fonction ovulatoire de la femme est-elle normale ?

• Les voies génitales féminines sont-elle normales ?

• Les paramètres spermatiques sont-ils normaux ?

• Existe-t-il des anomalies fonctionnelles empêchant la rencontre des gamètes ?

Pour répondre à ces questions, le médecin engage un bilan d'infertilité, qui comporte un interrogatoire, une recherche d'infections, un examen clinique et des examens complémentaires. Bien entendu, il est important de répondre avec franchise ; même si certaines questions vous paraissent intrusives, elles sont toutes justifiées sur le plan médical. En anticipant cet interrogatoire et en constituant un dossier, vous permettrez au médecin d'acquérir plus vite une meilleure connaissance de votre couple et de vos problèmes. Voici ce qui peut vous être demandé.

L'interrogatoire

Le médecin recherche tous les événements qui risquent de retentir sur votre capacité à concevoir un enfant.

Votre cycle menstruel

• À quel âge avez-vous eu vos règles ?

• Comment s'est déroulée votre puberté ?

• Vos cycles menstruels sont-ils réguliers ?

• Quelle est la longueur de vos cycles ?

• Quel est l'aspect de vos règles ? Existe-t-il des caillots ?

• Ressentez-vous des douleurs dans le bas-ventre – des douleurs pelviennes – au moment de vos règles ?

• Ces douleurs commencent-elles avant, pendant ou après vos règles ?

La fréquence de vos rapports

D'autres questions concernent la fréquence de vos rapports sexuels :

• Combien de fois par semaine faites-vous l'amour avec votre compagnon ?

Cela est destiné à évaluer si cette fréquence suffit pour assurer une fécondation.

Votre contraception

• Avez-vous déjà utilisé une méthode contraceptive ? Si oui, laquelle et pendant combien de temps ? S'agit-il d'une contraception orale, locale ou mécanique ?

• Avez-vous essayé plusieurs méthodes ?

• Si oui, pendant combien de temps ?

En effet, il est connu que, chez une femme qui n'a pas eu d'enfant, la pose d'un dispositif intra-utérin tel qu'un stérilet accroît les risques de séquelles infectieuses.

Vos antécédents de grossesse

En vous demandant si vous avez déjà été enceinte, en recherchant un antécédent de grossesse, le gynécologue tente de définir le type de stérilité :

• S'agit-il d'une stérilité primaire ? Cela signifie qu'il n'y a jamais eu de grossesse.

• S'agit-il d'une stérilité secondaire ? Cela signifie qu'il y a un antécédent de grossesse, un enfant, une éventuelle fausse couche, une éventuelle interruption volontaire de grossesse (IVG) ou une grossesse extra-utérine.

• En cas de fausses couches, quel en a été le nombre ? Quel a été l'écart séparant plusieurs fausses couches ? Quel a été le mode d'expulsion ? naturel ou par aspiration ?

• En cas d'interruption volontaire de grossesse, quelle a été la méthode utilisée ? par aspiration ou par médicaments ? Y a-t-il eu des complications, en particulier des complications infectieuses ?

• En cas de grossesse extra-utérine, le traitement a-t-il été médical par méthotrexate ? Y a-t-il eu une intervention chirurgicale ? une laparotomie ou une cœlioscopie ? L'acte pratiqué a-t-il conservé ou retiré la trompe ?

Quelle que soit la preuve témoignant de votre fécondabilité, le médecin vous interroge également sur votre partenaire :

• Votre grossesse a-t-elle été obtenue avec le même partenaire que celui qui est aujourd'hui présent à la consultation de stérilité ? ou était-ce avec un autre partenaire ?

Vos antécédents d'accouchement

Si vous avez déjà eu un enfant, il peut être nécessaire de préciser la manière dont s'est passé votre accouchement :

• Avez-vous accouché par les voies naturelles ou par césarienne ?

• Y a-t-il eu des complications à la suite de cet accouchement ? une hémorragie ? des infections ?

• Comment était l'enfant ? A-t-il eu des séquelles ? Une maladie génétique a-t-elle été diagnostiquée ?

Vos interventions chirurgicales

Le médecin vous interroge aussi sur les éventuelles opérations chirurgicales que vous avez subies.

• Une plastie tubaire : cette intervention permet de restaurer une trompe abîmée. Lors de ce bilan, il est important d'apporter le compte rendu opératoire, car il y est précisé s'il s'agit d'une adhésiolyse – une libération d'adhérences –, d'une fimbrioplastie ou d'une néosalpingostomie – une réparation ou une reconstruction du pavillon de la trompe. Selon le type d'intervention pratiquée, le gynécologue pourra décider si un nouveau geste opératoire vaut la peine ou non d'être réalisé.

• Une endométriose : si vous avez subi une cœlioscopie pour endométriose, le médecin cherche à connaître la gravité de celle-ci, qui est estimée selon le score AFS (American Fertility Society). Cela est important afin de pouvoir classer votre endométriose dans le stade I (endométriose minime), II (modérée), III (moyenne) ou IV (sévère) ; de ce stade dépendra le type de prise en charge qui vous sera proposée par le médecin.

• Un kyste de l'ovaire : si vous avez été opérée d'un kyste de l'ovaire, il est crucial de savoir quelle technique chirurgicale a été utilisée – une laparotomie ou bien une cœlioscopie, cette dernière donnant moins d'adhérences – et quels ont été les résultats de l'analyse de ce kyste.

• Une appendicectomie : si vous avez subi une appendicectomie, la gravité de cette appendicite est importante. En effet, l'association d'une appendicite avec une pelvipéritonite est souvent un facteur qui augmente le risque d'adhérences pelviennes.

Des maladies qui perturbent l'ovulation

• Signalez au gynécologue si vous avez eu une maladie endocrinienne, en particulier un diabète, une tumeur hypophysaire ou un trouble thyroïdien tel que la maladie de Basedow, une hypothyroïdie ou la thyroïdite d'Hashimoto.

• Si vous prenez des médicaments, par exemple des antidépresseurs, ils risquent de modifier l'ovulation.

• Si vous consommez des drogues ou tout autre toxique, ils peuvent être responsables de troubles de l'ovulation et d'aménorrhée.

• En France, le Distilbène® a été prescrit aux femmes enceintes jusqu'en 1977 (voir le chap. 5, p. 73). Si vous êtes née avant cette date, demandez à votre mère si elle a pris ce médicament.

• Si vous souffrez d'anorexie mentale ou si vous pratiquez un sport de compétition, vous pouvez avoir des troubles de l'ovulation.

• Si vous avez eu un cancer, qui a été traité par radiothérapie ou par chimiothérapie, votre fonction ovarienne a pu être altérée.

La recherche d'infections

Diverses sérologies peuvent être demandées par le médecin.

Les vaccinations

Les sérologies de la rubéole, de l'hépatite B et C, et de la toxoplasmose vous seront prescrites (voir le chap. 8, p. 128).

Si ces examens révèlent que vous n'avez pas eu la rubéole ni l'hépatite B, une vaccination vous sera fortement conseillée en parallèle au bilan d'infertilité.

Il n'existe pas de vaccin contre l'hépatite C ni la toxoplasmose.

Le VIH

Souvent, une sérologie VIH – le virus de l'immunodéficience humaine, responsable du sida – est prescrite, surtout si une exploration chirurgicale est proposée ; elle devient obligatoire si une technique d'assistance médicale à la procréation est envisagée.

Les maladies sexuellement transmissibles

La recherche d'antécédent de maladie sexuellement transmissible fait partie de tout interrogatoire.

• Dans 20 à 30 % seulement des cas de stérilité tubaire, un antécédent de salpingite aiguë est décelé.

• Chez 2/3 des femmes vues dans les premières consultations, aucun antécédent d'infection pelvienne n'est noté ; il existe tout au plus quelques douleurs pelviennes, qui n'ont jamais mené au diagnostic de salpingite.

L'infection a chlamydia trachomatis

Cette maladie sexuellement transmissible représente plus de 50 % des causes d'altérations tubaires. C'est la raison pour laquelle le médecin vous prescrira une sérologie à chlamydiae : son but est de retrouver un contact, même ancien, avec le germe. Mais, dans ce cas, le taux de positivité de la sérologie ne permet pas de dater l'infection pelvienne ; il est seulement possible de savoir si vous avez été en contact avec la bactérie.

Le médecin peut également préférer une méthode plus précise telle que la PCR (*Polymerase Chain Reaction*, ou réaction en chaîne par polymérase) pour vérifier si une infection est présente. Cet examen de biologie moléculaire consiste à amplifier un fragment d'ADN spécifique du germe afin de l'étudier.

L'examen clinique

• Le médecin vous demande de vous peser. En effet, le poids est un facteur important dans les problèmes d'infertilité : un poids trop faible – inférieur à 45 kg – ou une obésité – si l'indice de masse corporelle (IMC) est supérieur à 30 – sont responsables de troubles de l'ovulation (voir le chap. 7, p. 104).

• L'analyse de la morphologie est importante : la répartition des graisses, la pilosité et la présence d'acné peuvent témoigner d'un dérèglement hormonal.

• L'examen des seins est systématique ; une éventuelle sécrétion de lait peut être le signe d'une hyperprolactinémie.

• La palpation de la glande thyroïdienne permet de déceler une augmentation de son volume.

• Lors de l'examen gynécologique, le médecin recherche des anomalies des organes génitaux.

Surveillez votre poids

Un régime alimentaire spécifique, associé à un contrôle du poids et à une activité physique régulière, permet de réduire les troubles de l'ovulation, qui se retrouvent dans près d'un tiers des cas d'infertilité féminine.

Les examens complémentaires

Ces examens visent à établir le diagnostic du type de stérilité. Ils sont présentés du plus simple au plus complexe ; tandis que certains sont prescrits d'une manière systématique, d'autres sont indiqués au vu des résultats des premiers examens effectués.

La courbe de température

Cet examen de débrouillage est souvent proposé au début des explorations.

• Prenez votre température par voie rectale tous les matins, au réveil, avant de vous lever.

• Reportez cette température sur un graphique préétabli, où vous notez également tout ce qui s'est passé pendant le cycle – un saignement, une maladie ou encore l'oubli de la prise de température.

• Le principe de cet examen est fondé sur l'élévation de la température corporelle pendant la seconde phase du cycle, qui est due à la sécrétion par le corps jaune post-ovulatoire de la progestérone (voir aussi le chap. 10, p. 157). Par la progestérone, la température est maintenue à ce niveau de 12 à 14 jours en l'absence d'une grossesse – et se prolonge si une grossesse intervient. L'ovulation ne peut être détectée qu'*a posteriori*, car elle se produit au point le plus bas, en général la veille de la montée de température.

• La courbe de température confirme qu'il y a bien eu une ovulation ; elle permet donc de fixer la date de certains examens et, *a posteriori*, détermine à peu près la période fertile. D'ordinaire, deux à trois cycles sont nécessaires à cela ; toutefois, les renseignements fournis par les courbes de température restent approximatifs : c'est la raison pour laquelle cette méthode assez fastidieuse est aujourd'hui peu à peu remplacée par les dosages hormonaux et par l'échographie. De nombreuses femmes continuent à prendre leur température pendant des mois : cela est parfaitement inutile.

Les dosages hormonaux

Cet examen a pour but de vérifier le bon fonctionnement hormonal de votre organisme, d'autant plus si vos cycles menstruels sont irréguliers, voire absents, et si vos courbes de température sont considérées comme anormales. Tous les dosages hormonaux sont effectués à partir de prélèvements de sang.

• L'hormone folliculo-stimulante (FSH) : son dosage permet de savoir si un trouble de l'ovulation ou une aménorrhée sont dus soit à un vieillissement ovarien – quand le taux d'hormone FSH est élevé – soit à une atteinte de l'hypophyse – quand le taux de l'hormone FSH est bas. Ce dosage est essentiel, car il renseigne également sur les chances de grossesse.
Quand le taux d'œstradiol est élevé d'une manière anormale, il fait baisser artificiellement l'hormone FSH : il convient donc, simultanément, de mesurer le taux d'œstradiol afin de ne pas fausser le diagnostic (voir ci-après).

• L'hormone lutenéisante (LH) : si son taux est élevé, cela peut permettre de déceler un syndrome des ovaires polykystiques (voir le chap. 7, p. 105), qui est accompagné d'une rareté voire d'une absence d'ovulation.

• La prolactine : systématique, son dosage permet de trouver une hypersécrétion de cette hormone, qui pourrait être le signe d'une tumeur bénigne de l'hypophyse – un adénome à prolactine. Si son taux est élevé, une imagerie par résonance magnétique (IRM) ou un scanner cérébral seront prescrits.

• Les œstrogènes, en particulier l'œstradiol : leur taux atteste la qualité de la sécrétion par les ovaires. S'il existe une faiblesse ovarienne, le taux est élevé au début du cycle menstruel, à la période où sont effectués les dosages hormonaux.

• La progestérone : parfois réalisé dans la seconde phase du cycle, son dosage reflète la sécrétion et le bon fonctionnement du corps jaune. Parce qu'il varie, le taux de progestérone ne permet pas véritablement d'estimer la qualité de la seconde partie du cycle ; cependant, il peut attester la survenue d'une ovulation.

• Les androgènes : chez une femme, ces hormones mâles sont sécrétées par les ovaires et par la glande surrénale. Face à la présence de signes androgéniques tels que la pilosité ou l'acné, un dosage peut s'avérer utile. La testostérone avant tout est évaluée ; en cas d'anomalie, le dosage d'autres androgènes sera prescrit.

• L'hormone hypophysaire stimulant la thyroïde (TSH) et les hormones thyroïdiennes T3 et T4 : leur dosage peut être effectué si les dosages hypothalomo-hypophysaires et ovariens sont normaux.

• L'hormone antimullérienne (AMH) : ce dosage récent, qui permet d'apprécier la réserve ovarienne, correspondant au stock folliculaire, paraît efficace pour estimer les chances de grossesse en assistance médicale à la procréation.

À des moments précis du cycle

Afin de faciliter leur interprétation, les dosages hormonaux sont effectués, selon l'information recherchée, à un moment particulier du cycle menstruel :

- les dosages des hormones FSH et LH, ainsi que de l'œstradiol, sont pratiqués le 2e, 3e ou le 4e jour du cycle dans un laboratoire de référence ;
- l'hormone AMH ne semblant pas influencée par le cours du cycle, elle peut être évaluée à toute période ;
- quant au dosage de la progestérone, il a lieu d'ordinaire en deuxième partie du cycle.

L'échographie

• Indolore et aisé à pratiquer, donc à réitérer, cet examen permet d'étudier l'utérus, les anomalies des trompes de Fallope et les ovaires. Il est souvent composé de deux temps : un temps abdominal, où vous devez avoir la vessie pleine pour rendre les organes génitaux visibles ; un temps vaginal, après l'évacuation de la vessie.

• Par l'échographie, il est possible de déterminer la forme, la taille et l'épaisseur de l'utérus – ainsi que l'épaisseur de l'endomètre si l'échographie est effectuée en milieu de cycle.

• Elle permet de localiser les fibromes utérins et les kystes ovariens ; elle aide au diagnostic du syndrome des ovaires micropolykystiques – en périphérie d'un ovaire dont le volume est augmenté, plus d'une quinzaine de petits follicules sont décelés.

• Elle peut également mesurer la vascularisation de l'utérus.

• Elle peut également être complétée par une échosonographie qui, par l'injection d'un produit de contraste, permet de bien explorer l'intérieur de la cavité utérine, à la recherche d'un polype ou d'un fibrome, ainsi que la perméabilité des trompes. Toutefois, cet examen échographique est encore peu employé.

L'hystérosalpingographie

• L'hystérosalpingographie est l'exploration radiographique de la cavité utérine et des trompes – qui n'apparaissent pas sur une radiographie. Elle est indispensable au bilan de stérilité.

• Cet examen est réalisé pendant la première phase du cycle menstruel afin d'éviter une grossesse et en l'absence d'infection du col de l'utérus, ainsi que de saignements.

• Elle permet de repérer une malformation utérine, une pathologie de la cavité utérine telle qu'une synéchie, un polype ou un fibrome, ou encore une anomalie des trompes ; à partir de signes indirects, il est également possible de suspecter une endométriose ou une adénomyose – ou endométriose de l'utérus.

L'hystéroscopie

• L'hystéroscopie est l'exploration endoscopique de la cavité utérine ; une fibre optique est introduite par le col de l'utérus. La distension de la cavité utérine est obtenue en insufflant du gaz carbonique ou un liquide.

• Pratiqué lors d'une consultation médicale, cet examen a lieu lors de la première phase du cycle – entre le 10e et le 14e jour – et en l'absence d'infection cervicale. Il ne réclame aucune anesthésie.

• Par l'étude du trajet du col de l'utérus, il permet de détecter des anomalies qui risqueraient de gêner l'insémination ou le transfert d'embryon. En explorant la cavité utérine, il peut déceler des polypes ou des fibromes. En examinant la muqueuse utérine, il permet, en cas d'anomalies, de pratiquer des biopsies.

• Il permet de préciser les informations obtenues lors d'un examen précédent, de nature indirecte, par exemple l'hystérographie et/ou l'échographie.

La cœlioscopie

• La cœlioscopie est une technique chirurgicale qui peut être de diagnostic, mais également d'intervention. Elle peut donc être invasive ; 1 accident sur 1 000 cœlioscopies peut advenir, qui nécessite alors une laparotomie, ou ouverture du ventre.

• Elle permet d'analyser la taille, le volume et la couleur de l'utérus, la situation et la forme des ovaires – donc la présence éventuelle de kystes ou d'adhérences –, ainsi que les trompes. L'injection d'un liquide – du bleu de méthylène – par l'utérus permet de diagnostiquer une obturation avec distension, ou bien un simple rétrécissement des trompes.

La chirurgie par cœlioscopie

Si la cœlioscopie aide à repérer une stérilité d'ordre mécanique, elle permet également d'intervenir.

Grâce à la chirurgie par cœlioscopie, il est possible de :

• ôter des adhérences : c'est l'adhésiolyse ;

• réparer une trompe : c'est la plastie tubaire ;

• reconstituer un pavillon perméable : c'est la fimbrioplastie ;

• recréer parfois un nouveau pavillon sur une trompe totalement bouchée : c'est la néosalpingostomie ;

- retirer une trompe abîmée et irréparable : c'est la salpingectomie ;
- il est également possible de traiter un kyste ovarien, ou encore, grâce au laser ou à la coagulation bipolaire, de détruire des lésions d'endométriose.

La biopsie d'endomètre

• La biopsie d'endomètre est un prélèvement du tissu de revêtement de l'utérus.

• Pratiquée lors d'une consultation médicale, elle a lieu dans la seconde partie du cycle.

• Elle vise à estimer la qualité de l'ovulation par l'appréciation du développement de l'endomètre, qui est lié à l'imprégnation œstro-progestative. Son intérêt est de plus en plus remis en cause dans le cadre d'une implantation embryonnaire.

Le caryotype

• Le caryotype est la représentation, par microphotographie ou par microscopie, des chromosomes d'une cellule lors d'une phase de la division cellulaire, appelée « mitose » (voir le chap. 12, p. 176).

• Son établissement est pratiqué à partir d'une prise de sang ; son résultat est obtenu en une à deux semaines.

• Il est réalisé en cas de fausses couches à répétition, d'anomalies à l'origine d'une aménorrhée ou bien d'une anomalie prématurée de la réserve ovarienne. Dans 4 % des cas, des anomalies chromosomiques sont décelées ; toutes n'ont pas de rapport avec l'infertilité et peuvent constituer des variations dénuées de conséquences physiologiques.

Chapitre 16
Les examens masculins

Au sein du bilan de fertilité du couple, un homme va passer un certain nombre d'examens – un examen clinique et divers examens complémentaires –, qui sont précédés, comme pour sa compagne, d'un interrogatoire mené par le gynécologue.

L'interrogatoire

• L'existence d'une pathologie testiculaire est recherchée par le médecin : Avez-vous eu une infection ? un traumatisme ? Avez-vous subi une intervention chirurgicale ?

• Dans le cadre de votre activité professionnelle, êtes-vous exposé à certains produits chimiques ou à des rayonnements ? Si oui, lesquels ?

• Prenez-vous des médicaments ? Si oui, lesquels ? Certains risquent de se révéler toxiques, y compris des médicaments courants tels que certains anticonvulsivants ou antiépileptiques, des neuroleptiques ou des anti-ulcéreux (voir le tableau, page suivante). Certains traitements de radiothérapie et de chimiothérapie peuvent avoir également affecté votre fertilité. Attention : n'arrêtez jamais un médicament sans avis médical.

• Quelles sont vos habitudes de vie, en ce qui concerne notamment votre consommation de tabac et d'alcool ?

• Avez-vous des antécédents familiaux qui sont à signaler, en particulier des cas de stérilité ?

Les médicaments qui risquent de perturber la spermatogénèse

Cette liste non exhaustive présente des substances et des médicaments qui peuvent avoir des effets néfastes sur la fertilité masculine.

MÉDICAMENTS	TOXICITÉ	EFFET SUR LE CONTRÔLE ENDOCRINIEN	BAISSE DE LA LIBIDO	TROUBLES DE L'ÉRECTION	ATTEINTE DE LA FÉCONDATION
Toxiques - Drogues					
Alcool	+	+	+	+	–
Tabac	+	–	–	+	–
Marijuana	+	+	–	–	–
Opiacés	–	+	+	–	–
Cocaïne	+	–	–	+	–
Anti-hypertenseurs					
Diurétiques thiazidiques	–	–	–	+	–
Spironolactone	–	+	+	+	–
Bêtabloquants	–	–	+	+	–
Bloquants des canaux calciques	–	–	–	–	+
Alphabloquants	–	–	–	+	–
Hormones					
Testostérone	–	+	–	+	–
Anti-androgènes	–	+	+	–	–
Dérivés de la progestérone	–	+	+	+	–
Œstrogènes	–	+	+	+	–
Stéroïdes anabolisants	–	+	–	+	–
Psychotropes					
Antipsychotiques	–	+	+	+	–
Antidépresseurs	–	+	+	+	–
Antidépresseurs IMAO	–	–	–	+	–
Phénothiazines	–	+	–	–	–
Lithium	–	–	+	+	–

Antibiotiques					
Nitrofurantoïne	+	+	–	–	–
Érythromycine	+	–	–	–	–
Tétracycline	–	–	–	–	+
Gentamycine	+	–	–	–	–
Divers					
Cimétidine	–	+	–	–	–
Ciclosporine	–	+	–	–	–
Colchicine	–	–	–	–	+
Allopurinol	–	–	–	–	+
Sulfasalazine	+	+	–	–	–

L'examen clinique

• Le médecin mesure votre taille et observe les caractères de votre pilosité.

• Il recherche l'existence de cicatrices, ainsi que d'une éventuelle varicocèle – une dilatation des vaisseaux spermatiques.

• Il mesure le volume testiculaire ; la mesure est normale si elle est supérieure à 15 ml ; à la palpation, il recherche l'existence de kystes ou de nodules.

• Il examine les différents canaux tels que l'épididyme, le canal principal du transport des spermatozoïdes, qui peut être normal, absent ou encore dilaté. Il évalue également les canaux déférents, qui sont situés dans la continuité des épididymes.

Les examens complémentaires

Le sperme est recueilli par masturbation après une période d'abstinence allant de trois à cinq jours ; le respect de cette période ne constitue qu'une manière de standardiser les examens. L'abstinence n'améliore pas les paramètres du sperme, tout au contraire : en cas d'abstinence, la dégradation des spermatozoïdes non éjaculés provoque la sécrétion de substances toxiques, qui risquent d'altérer le sperme.

Le spermogramme

• Le spermogramme est un examen biologique, qui permet d'évaluer les divers paramètres du sperme (voir le tableau).

• La spermatogenèse dure soixante-douze jours environ ; tout événement précédant le spermogramme peut en modifier les résultats. Pour une même personne, il existe également des variations physiologiques.

• En cas d'anomalie, le spermogramme doit toujours être répété à trois ou quatre mois d'intervalle afin de dépister les variations, liées par exemple à une forte fièvre.

• En plus des principaux paramètres du sperme tels que la concentration, la mobilité – étudiée après 1 h et 4 h – ou les formes typiques des spermatozoïdes, la vitalité – c'est-à-dire le nombre de spermatozoïdes vivants – ainsi que les types d'anomalies sont également examinés. En effet, et d'une manière normale, on observe un pourcentage important de spermatozoïdes qui présentent des anomalies de la tête, de la pièce intermédiaire ou du flagelle. Dans certains cas, le médecin peut rechercher l'existence d'anticorps antispermatozoïdes.

Les valeurs d'un sperme fécond

Voici les valeurs souhaitées des principaux paramètres du sperme telles qu'elles ont été définies par l'Organisation mondiale de la santé (OMS).

Volume de sperme	supérieur ou égal à 2 ml.
pH	compris entre 7,2 et 8.
Nombre de spermatozoïdes	supérieur ou égal à 20 millions/ml.
Mobilité des spermatozoïdes	supérieure ou égale à 50 % de mobilité progressive.
Morphologie des spermatozoïdes	supérieure ou égale à 50 % de formes normales.
Vitalité des spermatozoïdes	supérieure ou égale à 75 % de formes vivantes.
Agglutinats	absence.

• En général, le spermogramme est associé à une spermoculture, qui recherche l'existence d'une infection.

La biochimie séminale

• La biochimie séminale, ou biochimie du liquide séminal, est l'analyse des diverses sécrétions – fructose, carnitine, phosphatases acides, zinc, citrate... – des voies excrétrices. Elle vise à mettre en évidence leur pathologie éventuelle.

• Elle est réalisée dans un second temps.

La recherche d'infections

• Une sérologie permet de diagnostiquer une infection à chlamydiae – une maladie sexuellement transmissible –, qui a pu ou qui peut provoquer des atteintes des voies excrétrices.

• Certaines infections, qui ne sont pas spécifiques aux problèmes de stérilité, mais qui risquent d'avoir des implications dans la reproduction, doivent être également recherchées : ainsi le VIH et les hépatites B et C.

Les dosages hormonaux

• Les dosages hormonaux recherchent en particulier des anomalies de l'hormone folliculo-stimulante (FSH). Si le taux de cette dernière est élevé, cela témoigne d'une atteinte testiculaire ; s'il est bas, cela révèle une atteinte « haute », c'est-à-dire au niveau de l'hypothalamus et de l'hypophyse.

• Le dosage de la testostérone permet de diagnostiquer son déficit.

• Il est également possible de doser la prolactine qui, dans des cas exceptionnels, est élevée.

L'échographie

• L'échographie permet d'analyser les testicules et de repérer les anomalies des canaux déférents ou de l'épididyme.

• Quand elle est associée à une échographie endorectale – l'intérieur du rectum –, il est possible d'analyser les vésicules séminales et la prostate.

• L'échographie peut encore retrouver une varicocèle, ainsi que des signes qui évoquent une infection ancienne ou récente.

Le caryotype et les analyses génétiques

• Le caryotype est la représentation, par microphotographie ou par microscopie, des chromosomes d'une cellule lors d'une phase de la division cellulaire, appelée « mitose » (voir le chap. 12, p. 176).

• L'établissement du caryotype permet de rechercher des anomalies chromosomiques, qui peuvent être associées à une atteinte spermatique – ainsi le syndrome de Klinefelter (voir le chap. 14, p. 204).

• Grâce à des analyses génétiques plus poussées encore, il est aujourd'hui possible de détecter des anomalies du chromosome sexuel Y, qui affectent la fabrication des spermatozoïdes.

Des examens plus rares

• Des explorations radiologiques telles que la déférentographie – l'observation du canal déférent – permettent d'analyser les voies excrétrices grâce à l'injection d'un produit de contraste. Parce qu'elle est de nature invasive, la déférentographie est peu pratiquée.

• Une analyse radiologique de l'hypophyse, voire une imagerie par résonance magnétique (IRM), sont parfois proposées si une pathologie « haute » est suspectée – c'est-à-dire au niveau de l'hypothalamus et de l'hypophyse.

• Des examens plus sophistiqués, qui sont destinés à étudier la fonction des spermatozoïdes, sont très rarement effectués.

• Dans des cas exceptionnels, l'analyse de la réaction acrosomique – au moment de l'interaction entre le spermatozoïde et l'ovocyte –, l'analyse automatisée du mouvement des spermatozoïdes, ou encore l'analyse en microscopie électronique sont envisagées.

Les examens du couple

En cherchant à comprendre quelle est votre vie sexuelle, le gynécologue tente de déterminer si vous pouvez espérer ainsi une grossesse. Parfois, une simple méconnaissance physiologique ou une mauvaise interprétation de données que vous avez collectées risquent d'être néfastes pour votre projet de parentalité.

La fréquence et la qualité de vos relations sexuelles, ainsi que le moment du cycle pendant lequel elles se déroulent, sont importants. C'est également pour vous l'occasion de suivre un cours en accéléré à propos de la meilleure période fécondante et de la durée de la phase de fécondabilité maximale, qui se situe autour de l'ovulation… Le tout est de savoir la repérer.

Parfois, le gynécologue peut faire procéder à deux tests : le test de Hühner et le test de pénétration croisée.

Le test post-coïtal, ou test de Hühner

- Le test de Hühner permet d'étudier la relation entre les spermatozoïdes et la glaire cervicale.

- Il doit être programmé dans la période située autour de l'ovulation. Afin d'apprécier la mobilité et la survie des spermatozoïdes, il est conseillé d'avoir un rapport sexuel dans les 8 à 12 h précédentes. Bien entendu, ne faites pas ensuite de toilette vaginale.

• À l'aide d'une pipette, la glaire cervicale est prélevée à l'orifice du col de l'utérus. Déposée sur une lame, elle est examinée au microscope.

• Le test est considéré comme positif quand il existe au moins dix spermatozoïdes mobiles par champ microscopique. En parallèle, la glaire est examinée afin d'apprécier sa qualité.

• La valeur de ce test est contestée par certains, car des grossesses sont survenues malgré un test de Hühner négatif… Toutefois, il conserve ses partisans.

Le test de pénétration croisée *in vitro*

• Ce test est effectué en laboratoire si le test de Hühner s'est révélé négatif. Il est pratiquement abandonné.

• Il vise à déterminer qui est en cause, de la glaire cervicale ou des spermatozoïdes – ou des deux.

• Le sperme est recueilli par masturbation et la glaire cervicale est prélevée juste avant l'ovulation. Tandis que la glaire de la femme est mise en présence de spermatozoïdes de son partenaire ainsi que de spermatozoïdes témoins, les spermatozoïdes du partenaire sont étudiés dans la glaire de la femme ainsi que dans une glaire témoin. Il est ainsi possible de déceler l'origine du défaut constaté lors du test de Hühner.

Chapitre 17
L'assistance médicale à la procréation

L'assistance médicale à la procréation (AMP) regroupe l'ensemble des techniques destinées à favoriser la rencontre des gamètes – ou à la rendre possible *in vitro*. Il s'agit avant tout de la stimulation ovarienne, de l'insémination artificielle et de la fécondation *in vitro*.

Les lois de bioéthique

La réglementation de la prise en charge en assistance médicale à la procréation est définie par la loi n° 2004-800 du 6 août 2004 relative à la bioéthique. Cette loi promulguée initialement en 1994 et modifiée en 2004 et 2011 traite de l'insémination artificielle et des techniques de FIV. Les stimulations ovariennes simples n'entrent pas dans le cadre de la loi :

• les techniques d'assistance médicale à la procréation sont accessibles aux couples mariés ;

• le couple doit être composé d'un homme et d'une femme ; les femmes seules ou homosexuelles ne peuvent demander une AMP ;

• la femme doit être en âge de procréer ; aucun âge précis n'est mentionné ;

• il n'y a pas de réglementation concernant l'âge du père ;

• les techniques d'AMP doivent être pratiquées dans des établissements agréés.

La réglementation des droits à remboursement de la Sécurité sociale stipule :

• quatre tentatives de fécondation *in vitro* (FIV) ou d'injection intracytoplasmique de spermatozoïde (ICSI), par enfant né, sont remboursées par la Sécurité sociale. Les fausses couches et les grossesses extra-utérines ne donnent pas droit à une tentative supplémentaire remboursée. Cette disposition fait l'objet d'une contestation en cours d'examen. Seule compte, pour une tentative, la réalisation d'une ponction, suivie d'un transfert d'embryon frais ;

• six inséminations sont remboursées ;

• la femme doit être âgée de moins de quarante-trois ans pour avoir droit au remboursement.

Un nouvel examen d'ensemble était prévu par la loi de 2004 dans un délai maximal de cinq ans après son entrée en vigueur. Cette révision a eu lieu, avec retard, dans le courant de l'année 2011. Très peu de changements sont intervenus : il est proposé de ne plus exiger deux ans de vie commune pour les couples.

La stimulation ovarienne

Cette technique consiste à stimuler la croissance d'un ou de plusieurs follicules. Elle fait appel à différents types de produits, qui correspondent à différentes stratégies de stimulation.

Le citrate de clomiphène

Le citrate de clomiphène (Pergotime® ou Clomid®) est un anti-œstrogène qui transmet une fausse information au cerveau : il lui fait croire que le niveau d'œstradiol est trop bas. En retour, le cerveau sécrète alors l'hormone folliculo-stimulante (FSH) afin de stimuler les follicules. Le citrate de clomiphène impose donc que les relations entre l'ovaire et le cerveau soient bonnes.

Le citrate de clomiphène se prend sous la forme de comprimés.

Lors de son administration, l'apparition de certains troubles oculaires peut en contre-indiquer l'usage.

Les gonadotrophines

Les gonadotrophines (Gonal-F®, Puregon®, Menopur®, Fostimon® ou Pergoveris®) sont des préparations folliculo-stimulante (FSH), qui sont extraites d'urines de femmes ménopausées ou, plus récemment, qui sont obtenues par génie génétique (pour Gonal-F®, Puregon® et Pergoveris®).

Le Pergoveris® contient un mélange de FSH et d'hormones lutéinisantes (LH).

Injectables, ces hormones sont prescrites pendant la phase folliculaire, c'est-à-dire la première phase du cycle. Selon la dose utilisée, l'administration de ces hormones préserve une partie des follicules qui, d'ordinaire, évoluent vers la destruction. Ce point est capital. Seule la cohorte de follicules préparés par l'ovaire peut être stimulée ; le traitement par gonadotrophines ne s'attaque pas à la réserve ovarienne de follicules. Si l'ovaire est déficient et si la cohorte de follicules est faible, le traitement ne permettra pas de donner davantage de follicules. Cette faiblesse du nombre de follicules entraîne une réponse faible au traitement, donc un taux de grossesse diminué, en particulier si la femme est âgée de plus de trente-huit ans.

La surveillance des traitements

L'administration des produits de stimulation ovarienne obéit à des schémas thérapeutiques précis ; la posologie est adaptée afin d'obtenir une réponse optimale, dont l'intensité dépendra avant tout de l'âge de la femme et de l'indication du traitement.

Également appelée « monitorage », la surveillance des traitements comporte :

- des mesures de la sécrétion hormonale effectuées par des prises de sang ;
- la réalisation d'échographies, qui sont destinées à évaluer le nombre et la taille des follicules en croissance. Par l'échographie, on analyse également l'utérus, en particulier l'aspect et la taille de l'endomètre, le tissu recouvrant les parois de la cavité utérine et sur lequel s'implantera l'embryon.

Le déclenchement de l'ovulation

Quand les follicules atteignent une taille – entre 14 et 20 mm de diamètre – laissant supposer que l'ovocyte qu'ils contiennent est mature et prêt à être fécondé, le déclenchement de l'ovulation est effectué par une injection de gonadotrophine chorionique (HCG), une hormone extraite des urines de femmes enceintes ou produite par génie génétique. Quelque 30 à 40 h après cette injection, la rupture folliculaire se produit, accompagnée de la libération d'un ovocyte.

La surveillance des traitements est essentielle, car elle permet d'éviter l'une des complications graves de la stimulation ovarienne : le syndrome d'hyperstimulation. Ce dernier correspond à une réponse trop forte qui, dans les cas les plus sévères, risque de provoquer entre autres des problèmes de coagulation des vaisseaux sanguins, qui sont la source des principales complications graves de ce syndrome.

L'insémination artificielle

Dans le cadre de l'insémination artificielle, le sperme est préparé au moyen de techniques de laboratoire qui améliorent ses paramètres en sélectionnant les « meilleurs » spermatozoïdes.

Ainsi préparé, le sperme peut être déposé au niveau du col de l'utérus – on parle alors d'insémination intra-cervicale – ou bien directement dans l'utérus – il s'agit d'une insémination intra-utérine. Du fait des meilleurs résultats obtenus, la plupart des inséminations sont intra-utérines.

L'insémination intra-utérine est indiquée en cas de pathologie spermatique ou en cas d'anomalie persistante du test post-coïtal, ou test de Hühner (voir le chap. 16, p. 229), car elle court-circuite la glaire cervicale. Toutefois, même en l'absence de pathologies, elle est également pratiquée pour tenter d'accroître les chances de grossesse.

La fécondation *in vitro*

Cette technique consiste à recueillir les gamètes du couple afin de réaliser une fécondation extracorporelle, puis à transférer les embryons ainsi obtenus dans l'utérus. Les spermatozoïdes sont recueillis par masturbation, et le sperme préparé par diverses méthodes.

La fécondation *in vitro* comprend quatre étapes essentielles : la stimulation ovarienne, la ponction folliculaire, l'étape du laboratoire et le transfert embryonnaire.

La stimulation ovarienne

Le but de la stimulation ovarienne dans le cadre d'une fécondation *in vitro* est de recueillir un assez grand nombre d'ovocytes matures afin de multiplier les chances d'obtenir des embryons.

En réalité, la stimulation ovarienne par les gonadotrophines permet avant tout de sauver des follicules de la dégénérescence. Dans les conditions naturelles, si une cohorte folliculaire entre en croissance chaque mois, un seul follicule parvient au stade mature ; quand ils sont deux, ce qui advient dans 5 à 10 % des cas, cela sera à l'origine d'une grossesse gémellaire dizygote – donnant naissance à des « faux jumeaux ». À l'opposé, selon la dose administrée, la stimulation ovarienne permet à tous les follicules, ou presque, d'arriver à maturation.

Certains médicaments peuvent être utilisés pour éviter une ovulation prématurée : ce sont soit des agonistes de la gonadolibérine (GnRH) – Décapeptyl® ou Enanthone® –, soit des antagonistes de cette hormone – Cétrotide® ou Orgalutran®. Afin de connaître la dose nécessaire et le nombre d'ampoules à prescrire, le médecin doit estimer la taille de la cohorte de follicules stimulables ; pour cela, un dosage hormonal de base et une échographie, au début d'un cycle naturel, sont réalisés : c'est la phase cruciale de l'évaluation de la réserve ovarienne.

Le monitorage de l'ovulation est effectué comme dans la stimulation ovarienne simple ; le rythme de la surveillance dépend du protocole choisi, du profil hormonal et des antécédents de la femme. En réalité, cette surveillance varie selon la réponse ovarienne et répond à deux buts principaux : déterminer le meilleur moment pour déclencher l'ovulation et prévenir le risque d'hyperstimulation sévère.

D'une manière schématique, on peut dire que le déclenchement de l'ovulation est proposé quand il y a deux à trois follicules de 16 à 22 mm au moins et que le taux d'œstradiol est de 150 à 250 pg/ml par follicule de plus de

14 mm. Le déclenchement est obtenu par l'injection de gonadotrophine chorionique (5 000 ou 10 000 UI) ou d'Ovitrelle®. La ponction doit être réalisée 34 à 38 h environ après le déclenchement, cela pour éviter que la femme ait déjà ovulé.

La ponction folliculaire

Aujourd'hui, la ponction est effectuée sous le contrôle d'une échographie vaginale ; par l'intermédiaire d'une sonde endovaginale munie d'un guide et d'une aiguille, le médecin aspire un à un les follicules mesurant plus de 14 mm. L'ensemble est ensuite transmis au laboratoire qui isole les ovocytes contenus dans le liquide folliculaire.

Cette ponction peut être faite sous anesthésie générale légère ou sous anesthésie locale. Les risques sont rares ; si des blessures des vaisseaux ou du tube digestif sont à craindre, elles peuvent être évitées par l'utilisation d'un échographe de qualité. La réalisation de la ponction dans un bloc opératoire permet de diminuer les risques d'infection et de gérer la survenue d'éventuelles et rares hémorragies vaginales, nécessitant la pose de points de suture.

L'étape du laboratoire

Le jour de la ponction, le sperme est recueilli par masturbation ; il est ensuite préparé avant d'être mis en contact avec les ovocytes qui ont été isolés du liquide folliculaire.

Le lendemain, on observe si les ovocytes ont été fécondés et, le surlendemain, si des embryons ont été obtenus.

Si le sperme est altéré ou si une tentative précédente s'est soldée par un taux de fécondation bas ou nul, une injection intracytoplasmique de spermatozoïde (ICSI) est réalisée : elle consiste à injecter directement un spermatozoïde dans l'ovocyte. Véritable révolution dans la prise en charge des stérilités masculines graves, relevant jusqu'alors du recours à un sperme de donneur, la technique de l'ICSI permet d'obtenir, en théorie, une grossesse avec un seul spermatozoïde. Ce ou ces spermatozoïdes proviennent soit de l'éjaculat, soit, en cas d'azoospermie, des canaux déférents voire du testicule.

La microinjection de spermatozoïdes (ICSI)

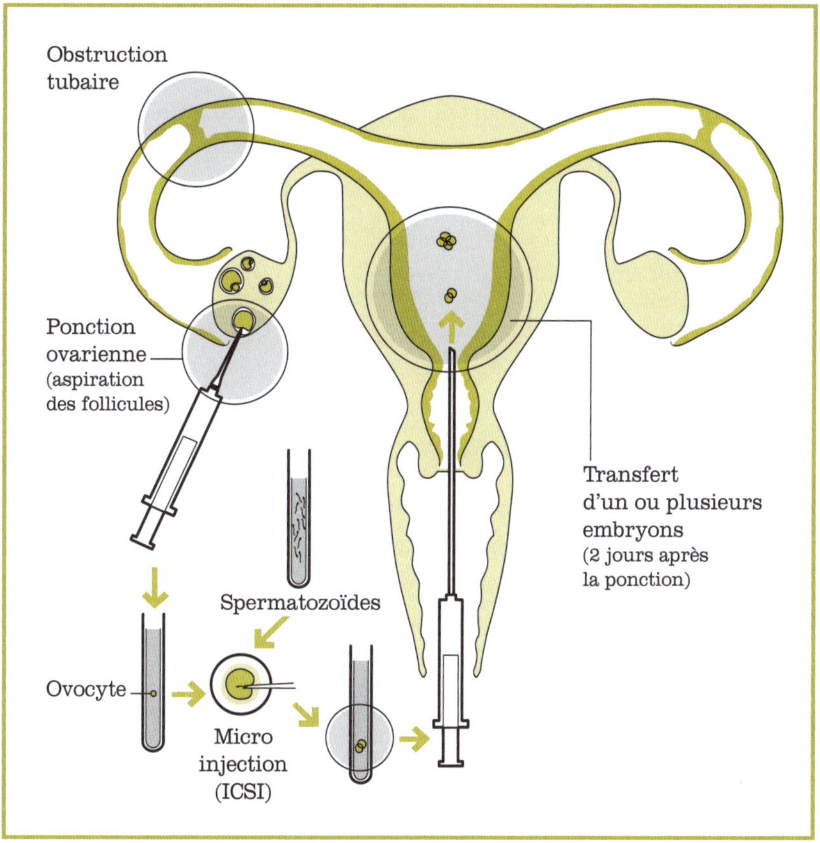

Le jour de la ponction folliculaire, ils sont alors prélevés au moyen de la chirurgie.

Si des embryons sont obtenus – ce qui, de nos jours, arrive dans 95 % des cas, compte tenu des performances de l'ICSI –, ceux-ci sont évalués, et les meilleurs sont destinés au transfert ainsi qu'à une éventuelle congélation.

Les embryons sont analysés au microscope et classés selon leur « qualité ». Si cette qualité ne préjuge en rien des enfants conçus, elle donne une idée des chances d'implantation embryonnaire.

Le transfert embryonnaire

Le transfert se déroule le deuxième, le troisième ou le cinquième jour après la ponction.

Les embryons sont montés dans un cathéter – un petit tuyau –, puis sont délicatement introduits dans l'utérus, éventuellement sous contrôle échographique. En général, après le transfert, un repos de 10 à 20 min est observé.

Pour favoriser l'implantation embryonnaire, un traitement à base de progestérone est commencé le jour de la ponction ou du transfert.

Un test de grossesse est effectué douze à quatorze jours après le transfert embryonnaire.

Quel est le nombre d'embryons transférés ?

Le nombre d'embryons transférés obéit à un compromis entre un taux de grossesse appréciable et un risque de grossesse multiple minimal. En règle générale, le taux de grossesse multiple est lié au taux de grossesse, car les principaux facteurs qui semblent influer sur le taux de grossesse multiple sont :

- l'âge de la future mère ;
- le nombre d'embryons transférés ;
- le taux de fécondation ;
- la qualité des embryons.

Le transfert embryonnaire doit tenir compte de ces éléments.

Le plus souvent, deux embryons sont transférés, excepté chez les femmes âgées de plus de trente-huit ans et après l'échec des premiers essais ; dans ces cas, le transfert de trois embryons est admis, compte tenu du risque moindre de grossesse multiple et d'un taux de grossesse inférieur à la moyenne.

Chez une femme jeune ou en cas d'anomalie de la taille de l'utérus, le nombre d'embryons transférés est réduit à un.

Les embryons surnuméraires et de bonne qualité peuvent être congelés, cela dans la perspective d'une nouvelle tentative, en cas d'échec, ou bien, si la fécondation *in vitro* a réussi, pour prévoir une seconde grossesse.

La congélation des embryons

Dès 1983, la possibilité de congeler des embryons a été envisagée. Les chercheurs ont démontré que les embryons conservés dans de l'azote liquide, à – 196 °C, gardaient un potentiel évolutif.

Toutefois, tous les embryons ne résistent pas au processus de congélation et de décongélation ; même en sélectionnant les embryons de meilleure qualité, près d'un tiers d'entre eux ne résistent pas à cette technique. De plus, ceux qui ont été conservés fournissent un taux de grossesse qui se révèle inférieur à celui atteint par des embryons frais.

Une nouvelle méthode de congélation, la vitrification, semble donner de meilleurs taux de survie des embryons et de meilleurs taux de grossesse.

Quoi qu'il en soit, la congélation présente des chances supplémentaires de grossesse et permet de donner naissance à des enfants parfaitement normaux. Enfin, le transfert d'embryons congelés est effectué lors de protocoles plus simples que ceux mis en place dans la stimulation ovarienne de la fécondation *in vitro*.

Il existe trois sortes de protocoles de replacement d'embryons congelés :

- le cycle naturel, sans aucun traitement ;
- une stimulation ovarienne modérée ;
- un cycle substitué, dans lequel est prescrite l'administration continue d'œstrogène, associée, dans la seconde phase du cycle, à un ajout de progestérone. Ce dernier protocole permet d'imiter le cycle physiologique et de préparer l'utérus, en le rendant prêt à accueillir l'implantation embryonnaire.

Existe-t-il des effets secondaires ?

Les effets secondaires de la fécondation *in vitro* sont liés à la stimulation ovarienne proprement dite. Celle-ci peut provoquer :

- une pesanteur pelvienne ;

• des maux de tête ;

• des jambes lourdes ;

• une prise de poids ;

• un effet sur l'humeur est parfois ressenti : une irritabilité voire des crises de larmes pour des motifs anodins.

Ces effets secondaires ne sont pas constants.

Rarissimes, des allergies aux gonadotrophines ont été observées. En général, ces troubles sont passagers. Le danger majeur de la stimulation est le syndrome d'hyperstimulation ovarienne et le risque de grossesse multiple (voir plus haut).

Quels sont les résultats ?

Souvent, les résultats de la fécondation *in vitro* font l'objet de controverses ; en effet, tout dépend des paramètres considérés. Les résultats sont extrêmement différents et décroissent selon que l'on tient compte :

• des grossesses débutantes, où le taux de gonadotrophine chorionique (HCG) est positif ;

• des grossesses cliniques, où le taux d'hormone HCG est évolutif et élevé, et où on peut visualiser par échographie le sac embryonnaire voire l'embryon lui-même ;

• des grossesses évolutives, qui dépassent le premier trimestre, pendant lequel adviennent la plupart des fausses couches ;

• le taux de naissance.

Aujourd'hui, un consensus semble se faire autour de la formulation des résultats en terme de grossesse clinique, en considérant également le nombre de ponctions et de transferts qui s'est révélé nécessaire. Cela permet d'ôter les grossesses appelées « biochimiques », qui correspondent à une élévation faible et passagère du taux d'hormone HCG.

Les taux de grossesse

Les taux de grossesse obtenus en fécondation *in vitro* sont publiés par l'Agence de la biomédecine selon les directives du 31 mars 2004 et du 24 octobre 2006 ; le décret n° 2008-588, du 19 juin 2008, précise les modalités du dispositif de vigilance relatif à l'assistance médicale à la procréation.

Seuls les taux de grossesse nationaux sont disponibles. Les résultats centre par centre ne sont pas divulgués, contrairement à certains pays commes les États-Unis ou le Royaume-Uni.

Les chances de grossesse dépendent grandement de l'âge de la femme :

- elles sont estimées à 30-40 % avant 35 ans ;
- à 20-25 % entre 35 et 38 ans ;
- à 15-20 % entre 38 et 41 ans ;
- à moins de 10 % après 41 ans.

Le taux de fausse couche est de 15 à 20 % avant 35 ans, 35 à 40 % après 40 ans ; celui de grossesse extra-utérine de 3 à 5 %.

Le don de sperme

En cas d'azoospermie, ou absence totale de spermatozoïdes, il est possible d'avoir recours à une insémination avec donneur (IAD).

Le sperme est congelé, à – 196 °C dans des paillettes, dans des banques de sperme, ou centres d'étude et de conservation des œufs et du sperme humain (CECOS). Ces derniers fixent les règles relatives au recrutement des donneurs, qui doivent avoir au moins un enfant bien portant et être indemnes de maladie virale ou génétique transmissible ; en 2011, dans la révision des lois de bioéthique, il est proposé d'abolir la règle de paternité concernant les dons de sperme. Le recours à un CECOS impose un délai de prise en charge important, car il existe une pénurie de donneurs ; le délai peut être supérieur à un an à compter de la première consultation.

Le sperme du donneur est utilisé au cours d'inséminations qui peuvent être associées, chez la femme, à une stimulation ovarienne afin d'accroître les chances de grossesse – qui sont de 8 à 15 % par cycle. En cas d'échecs répétés, il est possible de recourir à une fécondation *in vitro* avec sperme de donneur (FIV-D), dont les résultats sont meilleurs – 20 à 30 % de grossesses par cycle – mais dont le déroulement est plus lourd.

Le développement des techniques d'injection intracytoplasmique de spermatozoïde (ICSI) a grandement diminué les indications du sperme de donneur.

En chiffres

- Selon l'Agence de la biomédecine, 1 couple sur 7 consulte pour des difficultés à concevoir.
- 1 couple sur 10 environ est traité pour infertilité, notamment par assistance médicale à la procréation.
- En moyenne, 25 000 à 30 000 couples s'adressent chaque année à un centre d'AMP : plus de 20 000 enfants naissent grâce à ces techniques, soit 2,4 % du total des naissances.
- En 2008, les techniques employées ont été l'insémination artificielle (53 365 essais) et la fécondation *in vitro* (51 534 essais). Les 15 782 autres essais ont été réalisés avec des embryons congelés lors d'une fécondation *in vitro* antérieure ; 6 % de ces interventions ont recouru à un don de sperme ou d'ovocytes.

Le don d'ovocytes

Le don d'ovocytes est indiqué quand une femme n'a plus d'ovaires ou quand ils ne sont plus fonctionnels – par exemple lors d'une ménopause précoce idiopathique ou d'une destruction faisant suite à une chimiothérapie ou à une radiothérapie. Il est également pratiqué en cas d'anomalies génétiques associées à une stérilité – par exemple dans le syndrome de Turner (voir le chap. 9, p. 141) – ou quand une anomalie grave risque d'être transmise à l'enfant. Enfin, il est effectué en cas d'insuffisance ovarienne, si les ovaires ne peuvent fabriquer des ovocytes de qualité.

Le don d'ovocytes implique le recours à une femme donneuse, qui sera traitée par une stimulation ovarienne. Lors de la ponction, les ovocytes sont prélevés, puis inséminés avec les spermatozoïdes du compagnon de la receveuse. Les embryons ainsi obtenus sont transférés dans l'utérus de la femme, qui a également suivi une préparation destinée à mimer le cycle physiologique ; en effet, il faut que l'utérus soit prêt à recevoir, au bon moment, l'embryon.

Le recours à des ovocytes provenant de femmes jeunes, âgées de moins de trente-cinq ans, permet d'obtenir des résultats satisfaisants, allant de 50 à 60 % de grossesse par transfert, et cela quel que soit l'âge de la receveuse.

La législation française

- Le double anonymat est imposé par la loi française : la femme donneuse ne sait pas à qui elle donne ses ovocytes, et la femme receveuse ne sait pas de qui elle les reçoit.
- La rémunération des donneuses est interdite.
- Les femmes qui souhaitent recourir à un don d'ovocytes sont vivement incitées à aider les centres dans leurs recherches, car les donneuses spontanées sont extrêmement rares. De ce fait, en France, le don d'ovocytes se révèle très compliqué. De nombreuses femmes se tournent vers des pays où les lois sont moins restrictives – et où les donneuses sont dédommagées ou rémunérées.
- La loi de bioéthique, modifiée en juillet 2011, ne requiert plus que la donneuse ait eu un enfant.

Le diagnostic génétique pré-implantatoire

Le diagnostic génétique pré-implantatoire (DPI) consiste à étudier les embryons obtenus par fécondation *in vitro* et à savoir s'ils portent l'anomalie recherchée. Il s'adresse donc uniquement aux couples qui présentent un risque de transmettre à leur enfant une maladie génétique grave. Seuls seront donc implantés les embryons qui ne portent pas la maladie suspectée. Le diagnostic pré-implantatoire ne peut être utilisé à des fins de convenance, par exemple pour sélectionner le sexe d'un enfant.

Dans les trois premiers jours de son développement, l'embryon est constitué de cellules qui, en théorie, sont toutes, individuellement, aptes à donner un enfant ; ces cellules possèdent le même matériel génétique, car elles sont issues d'une seule et unique cellule, née de la rencontre d'un ovocyte et d'un spermatozoïde. L'examen d'une ou de deux de ces cellules permet de déterminer le statut de l'embryon dont elles proviennent, et donc de décider si cet embryon peut ou non faire l'objet d'un transfert.

Strictement encadré, le diagnostic pré-implantatoire est, en France, proposé dans un nombre réduit de centres et uniquement dans le cas d'affections d'une extrême gravité pour l'enfant à naître : actuellement, les quatre centres agréés sont, en France, l'hôpital Antoine-Béclère à Clamart, le CHU de Montpellier, le CHU de Strasbourg et le CHU de Nantes.

Hors de ce cadre médical, il a été proposé de recourir au diagnostic pré-implantatoire pour accroître le taux de grossesse des femmes âgées de plus de trente-huit ans. En effet, la plupart des échecs en fécondation *in vitro* seraient dus, chez elles, aux anomalies chromosomiques des embryons. Une étude systématique permettrait de choisir des embryons normaux sur le plan génétique. Si les premiers résultats se révèlent encourageants, cette technique, qui n'est encore qu'au stade de l'évaluation, n'est à ce jour pas accessible.

Partie VI
le début de la grossesse

Désormais, vous êtes enceinte et de nombreuses questions se posent à vous. Vous allez prendre un peu de temps pour vous habituer à ce nouvel état physiologique et psychologique. À partir de l'instant où votre organisme a accueilli votre futur bébé, sachez que tout est possible : une cascade de modifications peut perturber à la fois votre corps et votre personnalité. Peut-être vous lèverez-vous le matin en vous sentant différente ; peut-être serez-vous fatiguée ou nauséeuse ; peut-être aurez-vous déjà des envies alimentaires saugrenues, de ces « fantaisies de femmes enceintes » qui, loin d'être des caprices, témoignent plutôt d'un véritable bouleversement. Contre toute attente et à votre grand désespoir, peut-être vous sentirez-vous comme d'habitude !

Les changements hormonaux qui s'opèrent maintenant au sein de votre organisme sont destinés à préparer la cohabitation pour les neuf prochains mois. Vous en serez le témoin, ainsi que votre compagnon : tenez-le au courant de ce qui se passe en vous, faites-lui part de vos impressions, car votre couple va très vite en percevoir quelques effets... Bien entendu, vivez cette grossesse avec amour et sérénité, mais ne négligez pas une certaine philosophie et un sens de l'humour, qui vous aideront à dépasser quelques moments parfois un peu difficiles.

Chapitre 18
Les premiers signes

Les médecins les nomment parfois les « signes sympathiques » de grossesse : voilà une jolie formule pour désigner un ensemble de signes cliniques qui ne sont pas toujours ressentis comme aussi sympathiques... La littérature à leur sujet est abondante ; il y a quelques dizaines d'années encore, quand les tests de grossesse – qui donnent désormais à domicile un résultat presque instantané – n'existaient pas, le médecin n'avait, face à un retard de règles, que cette description détaillée pour établir un diagnostic de grossesse.

Les principaux symptômes

Les symptômes de grossesse diffèrent selon les femmes et d'une grossesse à une autre ; parfois, une femme ressent l'ensemble de ces modifications, parfois elle en ressent une ou deux, et les autres passent inaperçues ; parfois encore, certaines femmes n'en ressentent aucun. Ces changements, qui ont des retentissements au niveau physique et psychique, sont tous dus, à l'origine, à un bouleversement d'ordre biologique.

L'absence de règles

L'absence de règles, ou aménorrhée, est, bien entendu, le premier signe qui fait évoquer la grossesse à une femme dont les cycles sont réguliers. Toutefois, il est préférable d'attendre une dizaine de jours avant de considérer qu'il s'agit d'un véritable retard de règles : c'est à ce moment-là seulement que vous pourrez faire un test de grossesse, qui sera soit urinaire, soit sanguin (voir ci-après).

Attention : il est possible de saigner en début de grossesse. Ces saignements qui ressemblent à des règles sont parfois appelés « règles anniversaire ». Pensez-y si ces règles ne vous paraissent pas tout à fait normales et si des signes de grossesse tels que des nausées font leur apparition.

Les nausées et les vomissements

Des nausées et des vomissements adviennent souvent et peuvent être très importants – ces nausées ou ces vomissements sont parfois dits « incoercibles ». Fréquemment, les nausées sont accompagnées, le matin, de vomissements de bile – il s'agit d'*hyperemesis gravidarum*. En cas de grossesse multiple, elles peuvent être augmentées ; en effet, sans doute sont-elles dues à l'élévation du taux de gonadotrophine chorionique (HCG). Apparaissant le plus souvent le matin, les nausées sont en général déclenchées par des odeurs précises.

L'origine de ces vomissements intempestifs reste méconnue ; un facteur environnemental ou génétique est suspecté. Vécus, selon les études, par 50 à 80 % des femmes enceintes, ils s'arrêtent le plus souvent après le premier trimestre. Ils sont plus fréquents chez les femmes anxieuses.

Toutefois, il faut se méfier de certaines causes de vomissements, surtout si ces derniers se prolongent au-delà des trois premiers mois ou débutent tard dans la grossesse, et entraînent une perte de poids supérieure à 3 kg. Il convient alors d'éliminer des causes telles qu'une appendicite, une hépatite virale, une hyperthyroïdie et, plus rarement, des problèmes neurologiques.

Un héritage maternel ?

Une étude norvégienne de Per Magnus a analysé les registres de naissances entre 1967 et 2006. L'équipe s'est intéressée aux femmes dont la mère avait souffert de vomissements, ainsi qu'à celles dont la mère du conjoint avait subi les mêmes maux. Si la mère avait été indemne, le risque pour sa fille de souffrir de ces vomissements était de 1,1 % ; il triplait si la mère avait été atteinte. En revanche, les femmes dont la belle-mère avait été sujette aux vomissements ne présentaient pas plus de risque que la population générale. L'héritage maternel semble donc prévaloir.

La conduite à tenir

- Contre les nausées et les vomissements, les médicaments antinauséeux tels que Primpéran® ou Vogalène® sont rarement efficaces. Ils doivent être pris 15 à 20 min avant les repas. En théorie, ils ne sont indiqués que si les vomissements ont un retentissement sur votre vie sociale ou professionnelle.
- Certaines femmes sont apaisées par un médicament homéopathique, l'ipéca.
- Évitez les odeurs qui provoquent ces symptômes.
- Fractionnez vos repas : mangez moins, mais d'une façon plus fréquente, car l'estomac plein peut vous apaiser.
- Allongez-vous au calme ; l'obscurité peut vous soulager.
- Dans les formes les plus graves, consultez votre médecin afin d'éviter le risque de déshydratation ; parfois, une hospitalisation est nécessaire.

La modification de l'odorat

Le parfum que vous adoriez peut, du jour au lendemain, vous insupporter, et une exacerbation de certaines odeurs devenir intolérable. À l'opposé, des aliments peuvent vous paraître désormais très appétissants, alors que vous n'aviez pas de penchant particulier pour eux.

Les troubles de l'appétit, de la digestion et de la miction

- Des troubles de l'appétit apparaissent fréquemment : vous vous sentez barbouillée, vous n'avez pas faim ; lors du début de la grossesse, il n'est pas rare de voir des femmes perdre un peu de poids.

• Une constipation inhabituelle est également souvent ressentie – tel est le cas pour 50 % des grossesses. La prise en charge de cette constipation parfois gênante repose avant tout sur des règles d'hygiène de vie et de diététique – boire beaucoup, consommer des aliments riches en fibres, pratiquer une activité physique…

• Une augmentation de la fréquence mictionnelle est courante – des besoins fréquents d'uriner.

• 20 % des femmes enceintes subissent un reflux gastro-œsophagien – la remontée dans l'œsophage de liquide provenant de l'estomac. Le plus souvent, il s'agit de brûlures survenant après les repas, si la femme se penche en avant – c'est le « signe du lacet » – ou si elle est en position allongée sur le dos. Ce reflux est plus courant en fin de grossesse, quand l'utérus devient gros.

• Une augmentation de la production de salive peut se révéler gênante.

Le gonflement des seins

Chez certaines femmes, le gonflement de la poitrine est parfois le premier signe de grossesse.

Les seins sont ressentis comme tendus et sont sensibles à la palpation. L'aréole devient plus foncée du fait d'une modification de la pigmentation cutanée – sur le ventre, la ligne sous-ombilicale apparaîtra également plus marquée. Les tubercules de Montgomery – les petites papules situées autour des mamelons – sont plus proéminents.

Les « coups de pompe »

Avant tout après les repas, vous pouvez ressentir brutalement des moments de fatigue très intenses. Ces sensations, ce besoin de sommeil impératif, parfois accompagné, d'une manière paradoxale, d'insomnies fréquentes, seraient liés à la sécrétion de progestérone. S'ils sont en général passagers, ils durent souvent pendant les trois premiers mois.

La détection de la grossesse

La grossesse peut être détectée à partir du 15e jour, soit un mois après la date des dernières règles ; cela est rendu possible par la présence d'une hormone sécrétée par l'embryon : la gonadotrophine chorionique (HCG). En réalité, c'est une partie de l'hormone, la sous-unité bêta (β), qui est dosée ; aussi parle-t-on de dosage de βHCG.

Cette hormone circule dans le sang, puis est éliminée dans les urines. Le résultat donné par les tests urinaires vendus en pharmacie devra être confirmé par un test sanguin : seul, il précisera la valeur du taux de l'hormone βHCG, ce qui pourra se révéler important pour la surveillance de la grossesse.

Les tests urinaires

Les tests urinaires sont composés d'un réactif à l'hormone βHCG. Ils réagissent à partir d'un certain taux seulement, autour de 25 à 50 mUI/ml, selon le test utilisé. Aujourd'hui, leur fiabilité est estimée à 99 %.

En théorie, ils peuvent être employés dès le premier jour de retard des règles, voire trois jours avant la date présumée pour les plus performants d'entre eux – même s'ils ne se révèlent pas toujours efficaces à une période aussi précoce.

Toutefois, prenez garde :

• des erreurs peuvent survenir et donner un faux résultat positif si vous prenez un certain type de neuroleptiques ou si du sang est présent dans vos urines ;

• si, pour recueillir vos urines avant d'effectuer le test, vous avez utilisé un récipient nettoyé avec un détergent, le résultat peut aussi être faussement positif ;

• des erreurs de faux négatif peuvent être provoquées par une infection urinaire ;

• un test urinaire fournit uniquement un résultat positif ou négatif, mais ne permet pas de surveiller l'évolution de la grossesse.

En pratique

- Attendez bien le premier jour de retard des règles avant d'utiliser un test de grossesse, sauf si vous avez acheté un test précoce de grossesse, qui doit pouvoir détecter si vous êtes enceinte dès le dixième jour environ après l'ovulation (soit trois jours environ avant la date prévue des règles).
- Faites le test le matin, au réveil, avec vos premières urines : plus concentrées, elles présenteront un taux supérieur d'hormone βHCG.
- Maintenez la partie absorbante du test sous le jet d'urine pendant 3 à 5 s.
- Si vous le désirez, trempez le test dans un récipient – propre et sec – dans lequel vous venez juste d'uriner. Le délai d'attente est parfois un peu plus long, en général de 1 à 5 min : reportez-vous à la notice du test choisi. Parfois, il faut déposer quelques gouttes d'urine sur un capteur.
- En général, il existe une ligne ou un point de contrôle apparaissant dans la fenêtre de lecture, qui est destiné à signaler le bon fonctionnement du test. Un second marqueur définit la présence ou l'absence de signe de grossesse.
- Lors de la lecture, vous devez avoir au moins une ligne ou un point qui s'affiche, indiquant donc le bon fonctionnement du test. Si aucun repère n'apparaît, le test n'est pas valable.
- Selon les marques de tests, deux repères correspondent en général à un signe de grossesse ; parfois, il y a un repère rose, positif, et un repère bleu, négatif.
- Les tests urinaires ne sont pas remboursés par la Sécurité sociale.

Quelques marques :

- Protex Care Viola® : test précoce de grossesse (10 € env. la boîte de 1 test).
- First Response® : test précoce de grossesse (11 € env. la boîte de 1 test).
- Clearblue® : test de grossesse (15 € env. la boîte de 2 tests).
- Primastick® : test de grossesse (14 € env. la boîte de 1 test).
- Primacard® : test de grossesse (13 € env. la boîte de 1 carte test).
- Predictor® : test de grossesse (16 € env. la boîte de 1 test ; 20 € env. la boîte de 2 tests).

Les dosages sanguins

Sur l'ordonnance nécessaire pour effectuer la prise de sang, la demande du dosage de βHCG doit être clairement mentionnée ; sinon, la seule réponse du laboratoire sera positive ou négative. Il est très important de connaître le taux de βHCG, car son évolution permet de surveiller la progression de la grossesse :

• d'ordinaire, pendant les premières semaines de grossesse, ce taux double toutes les 48 h ;

• s'il chute, cela peut évoquer une grossesse arrêtée (voir le chap. 22, p. 294) ;

• s'il témoigne d'une progression anarchique, marquée par un doublement, une chute puis une remontée, peut-être s'agit-il d'une grossesse extra-utérine (voir le chap. 22, p. 298) ;

• en valeur absolue, le taux peut être plus élevé en cas de grossesse multiple ; mais, en réalité, il est extrêmement difficile de définir une valeur seuil qui, à coup sûr, permettrait d'évoquer la présence de jumeaux.

Il est important que ces mesures soient effectuées par le même laboratoire, car les kits de dosage diffèrent, pouvant entraîner des valeurs non comparables.

Le test effectué en laboratoire indique le taux de βHCG circulant dans le sang, mais il ne permet pas de dater avec précision le début de la grossesse : c'est ce que permettra l'échographie.

Si, le plus souvent, le recours à des tests sanguins répétés est proposé dans le cadre de l'infertilité, il peut également avoir sa place dans celui d'une grossesse classique.

La courbe de grossesse selon le dosage de l'hormone βHCG.

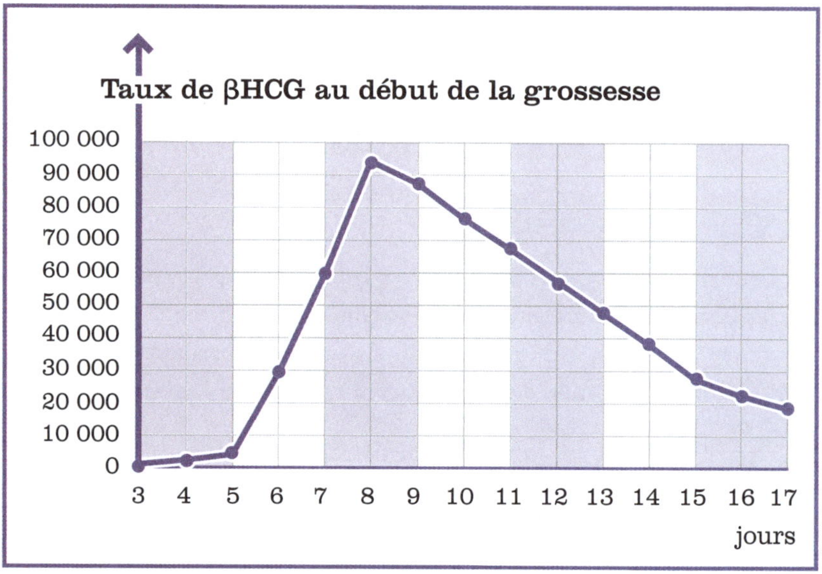

Les dosages de l'hormone βHCG

- Test négatif : moins de 5 mUI/ml.

Pendant la grossesse :

- Première semaine : 10 à 30 mUI/ml.
- Deuxième semaine : 30 à 100 mUI/ml.
- Troisième semaine : 100 à 1 000 mUI/ml.
- Quatrième semaine : 1 000 à 10 000 mUI/ml.
- Deuxième, troisième mois : de 10 000 à 100 000 mUI/ml.
- Premier trimestre : de 30 000 à 100 000 mUI/ml.
- Deuxième trimestre : de 10 000 à 30 000 mUI/ml.
- Troisième trimestre : de 5 000 à 15 000 mUI/ml.

L'échographie

Les premières images échographiques ne sont informatives qu'après un retard de règles de quinze jours. Il est inutile de faire une échographie tant que le taux de βHCG n'a pas atteint 1 000 mUI/ml ; autour de cette valeur, seule une échographie vaginale pourra visualiser le petit sac ovulaire, ou gestationnel.

À la 8e semaine d'aménorrhée (6e semaine de grossesse), seule l'échographie permettra de dater avec précision, à deux jours près, le début de la grossesse.

Les tests salivaires

Il existe des tests salivaires de grossesse, dont la fiabilité (98 %) est quasiment celle des tests urinaires. Ces tests n'ont pas reçu d'autorisation de mise sur le marché en France.

Calculez votre date d'accouchement

- La grossesse dure 285 jours environ, à plus ou moins 10 jours.
- Cela équivaut à 41 semaines d'aménorrhée, à partir du premier jour de vos dernières règles, si l'ovulation a eu lieu le 14e jour de votre cycle.
- Le terme théorique peut alors être calculé de la manière suivante :

date des dernières règles + 14 jours – 3 mois + 12 mois (ou + 9 mois).

Les stades d'évolution

La période embryonnaire

- À la 5e semaine d'aménorrhée (ou 3e semaine de grossesse), le cœur de l'embryon commence à battre – à raison de 150 battements/minute. Des bourgeons marquant l'ébauche des bras et des jambes peuvent être distingués. Le volume de la tête est très important par rapport au reste du corps ; les yeux et les narines commencent à être discernés. Le système nerveux – le cerveau, la moelle épinière et le système nerveux périphérique – tendent à se mettre en place.
- À la 6e semaine d'aménorrhée, les membres continuent à pousser, les doigts commencent à se développer ; la bouche, le palais, les dents et les oreilles se forment. Même si vous ne le sentez pas encore, l'embryon commence à bouger : ce sont des sauts, qui sont d'ailleurs visibles à l'échographie.
- À la 7e semaine d'aménorrhée, l'embryon a pris une forme plus humaine : son cou et son visage peuvent être distingués ; sa mâchoire inférieure est devenue visible.

La période fœtale

• De la 8e à la 9e semaine d'aménorrhée, il a pris son apparence humaine : c'est le moment où l'embryon passe au stade de fœtus. Son squelette et sa musculature ont commencé à se développer et permettent des mouvements primitifs – qui ne sont pas encore ressentis. À la 8e semaine, les organes sexuels externes se forment. Le fœtus a déjà des ongles, et ses mamelons sont déjà visibles.

De l'embryon au fœtus

SEMAINES DE GROSSESSE	TAILLE	POIDS
Premier mois		
1er jour d'aménorrhée (2e semaine de grossesse)	150 millièmes de mm (taille de l'ovocyte)	
7e jour/3e semaine d'aménorrhée (1re semaine de grossesse)	1 mm	
4e semaine d'aménorrhée (2e semaine de grossesse)	5 mm	
Deuxième mois		
7e semaine d'aménorrhée (5e semaine de grossesse)	6 mm	
8e semaine d'aménorrhée (6e semaine de grossesse)	1,2 cm	1,5 g
9e semaine d'aménorrhée (7e semaine de grossesse)	2 cm	1,7 g
10e semaine d'aménorrhée (8e semaine de grossesse)	3 cm	2,5 g
Troisième mois		
11e semaine d'aménorrhée (9e semaine de grossesse)	5,5 cm	10 g
12e semaine d'aménorrhée (10e semaine de grossesse)	7,5 cm	18 g
13e semaine d'aménorrhée (11e semaine de grossesse)	8,5 cm	28 g
14e semaine d'aménorrhée (12e semaine de grossesse)	10 cm	45 g
15e semaine d'aménorrhée (13e semaine de grossesse)	12 cm	65 g

Chapitre 19
Le suivi médical

Le suivi de la grossesse sera effectué lors des sept consultations prénatales obligatoires, prises en charge par la Sécurité sociale. Si la première de ces consultations doit avoir lieu avant la 15e semaine d'aménorrhée, soit avant la fin du premier trimestre, il est vivement recommandé de la faire au cours du 2e mois au plus tard.

La première consultation

• La première consultation confirme votre grossesse, en date le début et évalue les pathologies.

• Pour cette première consultation, vous pouvez vous adresser soit à votre médecin traitant, soit à un médecin recevant dans un centre de protection maternelle et infantile (PMI), soit à votre gynécologue – qu'il s'agisse d'un gynécologue médical ou obstétricien –, soit enfin à une sage-femme.

• Des conseils vous sont fournis en matière d'alimentation et d'hygiène de vie, en particulier à propos des substances toxiques à éviter telles que le tabac, les drogues et l'alcool ; si cela n'a pas été fait avant votre grossesse, un bilan de vos vaccinations est effectué (voir les chap. 8 et 125).

• Il vous faut également parler avec votre médecin des éventuels médicaments que vous prenez, de vos antécédents gynécologiques, s'il existe des maladies héréditaires dans votre famille ou dans celle de votre compagnon…

• Si, en ce début de grossesse, vous témoignez de certains signes – des douleurs pelviennes, surtout si elles sont latéralisées, une hémorragie ou une fièvre –, n'hésitez pas à prendre rapidement un avis médical.

• Lors de cette consultation, plusieurs examens vous sont prescrits – obligatoires, systématiquement ou éventuellement proposés, selon l'existence de pathologies.

• La déclaration de grossesse est établie.

Les examens obligatoires

• Un examen clinique est réalisé, comprenant en particulier la mesure de votre tension artérielle et de votre poids.

• La détermination du groupe sanguin et du Rhésus (groupe ABO ; phénotypes Rhésus et Kell ; RAI, ou recherche d'agglutinines irrégulières).

• La numération formule sanguine (NFS), qui évalue notamment le nombre de globules rouges, de globules blancs et de plaquettes. Une anémie peut alors être dépistée.

• Les sérologies de la syphilis (TPHA-VDRL), de la rubéole et de la toxoplasmose, sauf si vous savez que vous êtes déjà immunisée pour ces deux dernières affections.

• La recherche de l'antigène HBs, qui témoigne d'une hépatite B chronique.

• La glycosurie – la recherche de sucre – et l'albuminurie, ou protéinurie – la recherche de protéines – dans les urines.

Les examens proposés d'une manière systématique

• Le dépistage du VIH-1 et du VIH-2 ; une information vous est fournie sur les risques de transmission du virus de la mère au fœtus.

• Le dépistage des anomalies chromosomiques fœtales, en particulier de la trisomie 21, associe deux examens : une échographie et le dosage des marqueurs sériques. Lors de cette première échographie, qui doit être pratiquée entre la 11e et la 13e semaine d'aménorrhée, la mesure de la clarté nucale est effectuée. Le dosage des marqueurs sériques maternels (PAPP-A, ou *Pregnancy Associated Plasma Protein A* ; hormone βHCG libre) est réalisé par une prise de sang. Si le risque de trisomie 21 est élevé, une amniocentèse est proposée (voir aussi le chap. 20, p. 278).

• Le dépistage de certaines infections qui ne peuvent pas être décelées par la bandelette urinaire.

Les examens éventuellement proposés

• La sérologie de l'hépatite B, demandée si vous avez des antécédents de jaunisse ou d'hépatite, dont le type est inconnu, si vous présentez certains risques – une profession de santé, un contact avec une personne malade, une toxicomanie, une origine d'Afrique ou d'Asie…

• La sérologie de l'hépatite C, dans les mêmes conditions que l'hépatite B.

• L'évaluation des réserves de fer, afin de dépister une anémie.

• Une radiographie pulmonaire, en cas d'antécédent.

• Un prélèvement cervico-vaginal, afin de dépister une infection, s'il existe des signes cliniques, une infection de votre partenaire ou bien un antécédent d'accouchement prématuré.

• Un examen cytobactériologique des urines, à la recherche d'une éventuelle infection.

Une visite médicale pour le père

Possible, non obligatoire, prévue dans le carnet de maternité et remboursée par la Sécurité sociale, la visite médicale réservée au père est à effectuer avant la fin du 4e mois. Elle a le mérite d'exister, même si elle est assez peu suivie.

La déclaration de grossesse

La déclaration de grossesse peut être signée par le médecin généraliste, le gynécologue ou la sage-femme ; elle est à envoyer à votre caisse primaire d'assurance-maladie. En retour, vous recevrez votre carnet de maternité. Cette déclaration est à faire avant la fin du premier trimestre.

La première consultation sera suivie de six autres examens prénataux, à effectuer tous les mois à partir du 4e mois. Un examen postnatal est prévu dans les huit semaines qui suivront l'accouchement.

La reconnaissance prénatale

Une reconnaissance de paternité ou de maternité peut être faite avant la naissance de l'enfant.

Cette reconnaissance prénatale peut être conjointe – les deux parents l'effectuent en même temps –, ou bien séparée.

Depuis la réforme de la filiation en 2006, la mère, quand elle n'est pas mariée, n'a plus à reconnaître son enfant : la déclaration de naissance, qui mentionne son nom, vaut désormais reconnaissance.

Muni d'une pièce d'identité, il faut se présenter dans n'importe quelle mairie de France et faire une déclaration à l'état civil.

L'officier d'état civil rédige sur-le-champ l'acte de reconnaissance, qui est signé par le parent concerné ou, en cas de reconnaissance conjointe, par les deux.

Le choix du praticien

• Si votre grossesse est simple et sans risque potentiel, il est possible de vous faire suivre par un médecin généraliste ; souvent, le choix dépend de critères géographiques. Toutefois, un suivi effectué par un gynécologue obstétricien est préférable ; sa pratique quotidienne est un gage de la qualité des soins.

• Vous pouvez également être suivie par une sage-femme, spécialiste de l'obstétrique normale. Les sages-femmes exercent à l'hôpital, en clinique ou en cabinet ; en milieu hospitalier, elles sont habilitées à suivre intégralement une grossesse simple.

• En revanche, si votre grossesse présente des complications ou des risques importants, l'avis d'un gynécologue obstétricien est nécessaire, ainsi qu'éventuellement celui d'un autre spécialiste – un cardiologue, un neurologue…

• Si vous êtes suivie par votre médecin traitant, un gynécologue médical ou un médecin en PMI, il sera indispensable, au 8e et au 9e mois, de passer les sixième et septième consultations prénatales dans la maternité où vous accoucherez.

Le choix de la maternité

Dès le tout début de votre grossesse, il est important de choisir et de contacter la maternité dans laquelle vous accoucherez ; votre médecin peut également vous conseiller.

Qu'elles soient publiques ou privées, qu'il s'agisse d'un hôpital ou d'une clinique, les maternités, en France, sont classées en trois types, ou niveaux. Ce classement a été défini en fonction de la capacité d'une maternité à prendre en charge le nouveau-né, ainsi que de son équipement médical et de la spécialisation de son personnel – en obstétrique, en néonatalogie et en réanimation néonatale.

Dans une région donnée, les maternités sont organisées en réseau afin de diriger une femme enceinte, le plus rapidement possible, vers la maternité au niveau de compétence nécessaire.

Le niveau I

Les maternités de niveau I accueillent les femmes dont la grossesse est simple, sans complications prévisibles à la naissance. Elles ne disposent pas de service de néonatalogie. *A priori*, 90 % des grossesses sont sans risque.

Le niveau II

Les maternités de niveau II prennent en charge les grossesses à risque – quand une femme souffre d'hypertension artérielle, quand le fœtus présente un retard de croissance, quand il s'agit d'une grossesse gémellaire… Elles sont dotées d'un service de néonatalogie.

Il existe des sous-groupes, selon la nature des soins complémentaires :

• une maternité de niveau II-a possède l'équipement nécessaire pour apporter des soins à un nouveau-né avant son transfert vers un service plus spécialisé ;

• une maternité de niveau II-b possède des incubateurs et le matériel nécessaire pour la photothérapie ;

• une maternité de niveau II-c comporte un service de soins intensifs, qui permet d'assurer une ventilation artificielle au bébé pendant 24 à 48 h.

Le niveau III

Les maternités de niveau III constituent les centres de référence pour les grossesses à risque élevé, en particulier de naissance prématurée ; hautement spécialisées, ces maternités sont souvent situées dans des centres hospitaliers universitaires (CHU).

Elles sont dotées d'un service de réanimation néonatale ; leurs moyens humains et techniques permettent de mener un accouchement prématuré avant 32 semaines d'aménorrhée ; des soins peuvent être prodigués aux nouveau-nés qui présentent des malformations ou des pathologies réclamant une prise en charge immédiate.

Le nombre d'accouchements

Les maternités peuvent être classées selon le nombre d'accouchements qui y sont pratiqués chaque année.

- Depuis 2001, les maternités effectuant moins de 300 accouchements par an ont dû fermer.
- Les établissements effectuant moins de 1 500 accouchements par an ont des sages-femmes de permanence ; si les gynécologues obstétriciens, les anesthésistes et les pédiatres ne sont pas nécessairement présents, ils doivent toutefois rester joignables 24 h sur 24 h.
- Au-delà de 1 500 accouchements, l'équipe médicale est présente 24 h sur 24 h.
- Au-delà de 2 000 accouchements, un anesthésiste à temps complet est affecté à la maternité.

Secteur public ou secteur privé

Le suivi de votre grossesse peut se faire dans le secteur public ou le secteur privé. Les différences peuvent être ainsi résumées.

Dans le secteur public :

• le suivi de votre grossesse sera assuré par une équipe médicale ;

• les consultations seront effectuées par des médecins ou des sages-femmes ;

• l'accouchement sera réalisé par l'équipe qui sera de garde ce jour-là ;

• l'équipe médicale est constituée de membres du service.

Dans le secteur privé :

• c'est le même médecin qui peut vous suivre tout au long de votre grossesse ;

• dans certains hôpitaux, des médecins exercent également une activité libérale – qui doit toutefois rester nettement inférieure à leur activité en secteur public ; le même médecin suivra donc votre grossesse et sera présent à votre accouchement ;

• pour votre accouchement, deux situations sont proposées : soit le médecin qui vous suit sera présent à votre accouchement – excepté en cas de force majeure, où il sera remplacé ; soit l'organisation de la clinique prévoit des listes de garde des médecins, et votre accouchement aura alors lieu avec le médecin de garde du jour ; parfois, la garde ne concerne que les accouchements survenant la nuit ;

• le suivi de votre grossesse entraînera, en règle générale, des dépassements d'honoraires par rapport aux tarifs fixés par la Sécurité sociale ; ces dépassements varient selon la région, le type d'établissement et le secteur d'activité du praticien – les dépassements sont autorisés aux médecins installés en secteur 2.

Si le choix entre secteur public et secteur privé ne répond pas à des critères d'avantages ou d'inconvénients sur le plan médical, en revanche, en cas de grossesse à risque, un suivi dans une structure hyperspécialisée est préférable. Ceci est rarement possible dans les institutions privées en dehors de quelques grosses cliniques obstétricales.

Chapitre 20
Les précautions à prendre

En ce début de grossesse, il vous faudra, selon votre statut sérologique à l'égard de certaines maladies, suivre des conseils préventifs afin de diminuer au maximum les risques de contamination. En effet, pour les infections virales et bactériennes, au cours du premier trimestre l'atteinte du fœtus est rare, mais grave ; elle sera plus fréquente, mais souvent moins dangereuse, au cours du dernier trimestre.

Les maladies contagieuses

Les maladies contagieuses restent une des préoccupations majeures pendant la grossesse : n'étant pas immunisé, le fœtus risque d'être infecté par tout virus, toute bactérie ou tout parasite qui passent à travers le placenta et qui, pour certains, peuvent entraîner des pathologies graves.

Il convient donc d'être prudente et, dans la mesure du possible, d'éviter le contact avec des personnes malades et contagieuses ; si vous n'en êtes informée qu'*a posteriori*, consultez votre médecin.

L'herpès

Il existe deux types d'herpès, l'herpès labial et l'herpès génital :

- selon une étude américaine, 80 % de la population est porteuse du virus HSV-1 (*Herpes simplex virus*), dont la première contamination – la primo-infection – s'effectue avant tout entre l'âge de cinq ans et de quatorze ans ;
- moins courant, l'herpès génital est dû, dans 70 % des cas, au virus HSV-2 ; il touche 5 % des femmes.

Excepté les cas très rares où la primo-infection se déroule lors du premier trimestre et peut provoquer une fausse couche, c'est avant tout à l'approche de l'accouchement, et s'il existe des lésions génitales, que le risque augmentera ; en effet, l'infection peut être grave pour le nouveau-né.

Les hépatites

• L'hépatite A ne présente aucun risque pour la grossesse.

• L'hépatite B induit un risque de contamination du fœtus au moment de l'accouchement seulement – mais le nouveau-né sera alors immédiatement vacciné par l'équipe médicale. À noter : il existe un vaccin contre l'hépatite B, qui a pu vous être prescrit avant la conception ; sa sérologie a pu vous être proposée lors de la première consultation prénatale (voir les chap. 15 et 19, p. 215 et 262).

• L'hépatite C a un risque de transmission au fœtus très faible.

En début de grossesse, les hépatites virales A, B et C ne posent pas véritablement de problème.

La listériose

La listériose est une infection qui se transmet par l'alimentation – le lait cru, la viande crue, le fromage et la charcuterie, mais également les légumes. Il s'agit d'une maladie rare, puisqu'elle concerne 1 cas sur 3 millions environ.

Les signes chez la mère sont ceux d'un syndrome pseudo-grippal et ses conséquences sont bénignes ; en revanche, la listériose peut être très dangereuse pour le fœtus : le taux de mortalité *in utero* reste élevé, atteignant 65 % des cas environ si la contamination survient avant la 24e semaine d'aménorrhée (la fin du 5e mois) et 20 % si elle survient après la 28e semaine (la fin du 6e mois). Si, le plus souvent, les conséquences de la listériose sont la mort du fœtus et la fausse couche, il existe toutefois, lors des contaminations tardives, des cas de méningite fœtale.

Le diagnostic est établi par la recherche de la bactérie *Listeria monocytogenes* dans le sang, les urines ou le col utérin. Le traitement est à base d'antibiotiques.

Des mesures de protection

- Lavez soigneusement et régulièrement votre réfrigérateur.
- Consommez uniquement des fromages à pâte cuite ou des gratins.
- Lavez consciencieusement les salades, y compris les salades toutes prêtes vendues en sachet.
- Évitez le persil, même rincé, car la bactérie *Listeria* résiste au lavage.
- Évitez les viandes et les poissons crus, ainsi que la charcuterie.
- Consommez les aliments présentés sous vide dans un délai très court ; ne mangez pas d'aliments ayant été conservés plusieurs jours dans le réfrigérateur.

La rubéole

Il est indispensable de vous faire vacciner avant de concevoir un enfant (voir le chap. 8, p. 128) ; si vous n'êtes pas immunisée, n'entamez pas une grossesse dans les deux mois après la vaccination ; par ailleurs, le dépistage de la rubéole fait partie des examens obligatoires du premier trimestre.

Si, pendant votre grossesse, vous n'êtes ni immunisée ni vaccinée, une prise de sang mensuelle vérifiera l'absence de contamination.

Attention : les symptômes de la rubéole passent souvent inaperçus – un mal de gorge, une petite éruption de boutons, une fièvre inférieure à 39 °C et la présence de ganglions.

La toxoplasmose

Si vous n'êtes pas immunisée, une prise de sang régulière permettra de surveiller la survenue d'une éventuelle contamination. Il n'existe pas de vaccination contre la toxoplasmose. Il est également important de suivre des règles d'hygiène de vie et de diététique (voir le chap. 8, p. 129).

En général, le diagnostic est établi sur la sérologie faite tous les mois chez les femmes séronégatives. Quand la trace d'une infection est retrouvée, le diagnostic se fait par amniocentèse – le prélèvement et l'analyse du liquide amniotique – ou, dans certains cas, par ponction *in utero* du cordon ombilical afin d'obtenir du sang du fœtus.

Les mesures de protection

- Lavez-vous soigneusement les mains et brossez-vous les ongles avant les repas et après avoir manipulé de la viande crue, nettoyé des crudités ou fait du jardinage.
- Évitez le contact avec les chats - excepté le vôtre, s'il est confiné dans votre appartement. Surtout, évitez les déjections d'un chat et ne vous occupez pas de sa litière.
- Faites bien cuire la viande à cœur.
- Lavez bien les légumes et les plantes aromatiques. Faites particulièrement attention aux crudités et aux fruits qui ont été en contact avec la terre.
- Lavez soigneusement les plans de travail qui ont été en contact avec de la viande crue ou, lors de leur nettoyage, avec des légumes et des crudités.
- Évitez les fromages de chèvre au lait cru, ainsi que les fruits de mer consommés crus.
- Sachez que la congélation à - 18 °C détruit les larves du parasite de la toxoplasmose.

La toxoplasmose

Les aliments à éviter	Les aliments pouvant être consommés en toute sécurité
• Toutes les viandes crues (steak tartare).	• Les viandes bien cuites.
• Les viandes peu cuites.	
• Les viandes fumées, grillées ou marinées (gibier).	
• Les légumes et les fruits crus.	• Sauf s'ils ont été bien lavés.
• Les herbes aromatiques qui ont été en contact avec la terre.	
• Les mollusques (huîtres...).	
• Le lait de chèvre cru.	

Le cytomégalovirus

Un bilan sanguin peut révéler si vous êtes immunisée contre le cytomégalovirus. Il n'existe pas encore de vaccin (voir le chap. 8, p. 132).

Si vous n'êtes pas immunisée, si vous travaillez au contact d'enfants en bas âge ou si vous avez un jeune enfant, il vous faudra adopter des mesures préventives :

- lavez-vous les mains après chaque contact, ou portez des gants ;
- évitez de partager avec les enfants la nourriture et les affaires de toilette ; évitez les contacts avec la salive, les larmes et l'urine.

À noter : le dépistage systématique des femmes séronégatives ne fait pas l'unanimité, car les mesures préventives n'ont pas fait la preuve de leur efficacité.

Une prise de sang mensuelle permettra de surveiller une éventuelle contamination passée inaperçue. S'il n'existe pas de tests antérieurs, des tests plus sophistiqués permettront de dater la contamination.

La surveillance du fœtus et le dépistage d'atteintes liées au cytomégalovirus seront effectués par des échographies répétées. En cas d'infection, la présence du virus sera recherchée dans le liquide amniotique et le sang du fœtus ; si des anomalies sont détectées à l'échographie, une interruption médicale de grossesse (IMG) pourra vous être proposée.

La varicelle

La varicelle est dangereuse pour le fœtus au premier ou au deuxième trimestre (voir le chap. 8, p. 135).

Si vous n'êtes pas immunisée, votre médecin mettra en place une surveillance spécifique, en particulier échographique ; il prévoira – 48 à 72 h après le contact avec une personne atteinte – une injection intraveineuse d'anticorps spécifiques, capables de bloquer le virus. En attendant la sérologie de contrôle réalisée deux à trois semaines après le contact, il pourra également proposer un traitement antiviral.

Il existe un vaccin contre la varicelle qui peut être proposé aux femmes non immunisées.

Les vaccins

Avant d'être enceinte, vous avez dû vous assurer d'avoir effectué les vaccins nécessaires (voir le chap. 8, p. 125). Si cela n'est pas le cas, attention, car certains d'entre eux sont contre-indiqués pendant votre grossesse.

En règle générale, les vaccins sont classés selon le type de micro-organismes – un virus, une bactérie – ou de partie de micro-organismes à partir desquels ils sont fabriqués. On distingue également :

- les vaccins réalisés à partir d'un virus ou d'une bactérie vivants ou atténués ; ce sont surtout les vaccins à virus vivants qui, pendant la grossesse, sont légalement interdits, avant tout par précaution, car la responsabilité d'une malformation néonatale pourrait être imputée à un vaccin ;
- les vaccins réalisés à partir d'un virus ou d'une bactérie inactivés – tués ; le plus souvent, on admet que les vaccins non viraux sont inoffensifs durant la grossesse.

Les vaccins inoffensifs

• Les vaccins contre les hépatites A et B, fabriqués à partir de fractions antigéniques du virus (B) ou du virus tué (A).

• Le vaccin contre la grippe ; il est même recommandé chez les femmes à risque de complications, par exemple les femmes asthmatiques.

• Le vaccin antitétanos, réalisé à partir d'anatoxines, des fragments de bactéries traités et dénués de tout pouvoir toxique ; il est même recommandé pour les femmes non immunisées.

• Le vaccin antipoliomyélite injectable, fabriqué à partir de virus tué.

• Le vaccin contre le choléra.

Les vaccins contre-indiqués

• Le BCG, obtenu à partir de bactérie vivante ; bien qu'aucune étude relative à la survenue de malformations chez une femme enceinte ne soit disponible, ce vaccin est contre-indiqué ; il convient d'attendre la fin de la grossesse.

• Le vaccin antipoliomyélite oral, fabriqué à partir de virus vivant atténué.

• Le vaccin contre la rubéole, réalisé à partir de virus vivant atténué, est contre-indiqué, même si le risque d'atteinte fœtale n'a pas été démontré.

• Le vaccin contre la rougeole.

• Le vaccin contre les oreillons.

• Le vaccin contre la varicelle.

• Le vaccin contre la fièvre jaune, obtenu à partir de virus atténué. Bien qu'aucune anomalie n'ait été observée lors d'une campagne massive de vaccination, une réaction fébrile forte apparaît souvent. Il est donc recommandé de n'effectuer ce vaccin que si cela est indispensable ; dans ce cas, il est préférable d'attendre le deuxième trimestre.

• Les vaccins contre la coqueluche et la diphtérie. S'ils n'ont aucun effet sur le fœtus, ils sont déconseillés, car ils sont très mal tolérés pendant la grossesse, provoquant en particulier une forte fièvre.

• La vaccination contre la rage. Nous ne possédons pas assez de recul sur les effets produits sur le fœtus. Mais, en cas de contamination, les risques de la maladie rendent la vaccination nécessaire.

• Le vaccin contre la typhoïde. Du fait d'un recul clinique insuffisant, ce vaccin est déconseillé.

Conseil

Si vous devez effectuer des voyages à l'étranger où des vaccinations et/ou des traitements seront nécessaires, il convient de bien évaluer le rapport entre le risque et le bénéfice : discutez de ce sujet avec le médecin qui suit votre grossesse.

Les vaccins inutiles

Voici une liste de vaccins inutiles ou qui ne sont prescrits qu'à titre exceptionnel.

Aucun d'entre eux n'est tératogène – à l'origine de malformations du fœtus.

• Les vaccins antiméningococciques A et C.

• Le vaccin pneumococcique.

Les substances toxiques

L'alcool, le tabac et les drogues constituent des substances toxiques qu'il convient d'éliminer totalement avant la conception d'un enfant. Si vous n'y êtes pas parvenue, faites-vous aider dès le début de votre grossesse.

L'alcool

Abstenez-vous de toute consommation d'alcool et sous toutes ses formes. Pour trouver une aide, consultez votre médecin.

L'alcool traverse la barrière placentaire et atteint dans le sang du fœtus la même concentration que dans le vôtre ; immature, le fœtus n'a pas vos capacités pour l'assimiler. En ce premier trimestre, les risques de malformations et de retard de croissance sont majeurs ; ils resteront importants pendant les quatre à cinq premiers mois (voir le chap. 4, p. 61).

Réglementation

Depuis 2007, les bouteilles de boissons alcoolisées doivent porter sur leur étiquette un logo (la silhouette barrée d'une femme enceinte) ou un message sanitaire : « La consommation de boissons alcoolisées pendant la grossesse, même en faible quantité, peut avoir des conséquences graves sur la santé de l'enfant. »

Le tabac

Aujourd'hui, la plupart des femmes enceintes sont bien informées sur les méfaits du tabac, et un grand nombre d'entre elles ont arrêté de fumer dans la perspective d'une grossesse (voir le chap. 4, p. 63).

Si vous fumez encore, votre médecin peut vous proposer de mesurer la réalité de l'intoxication tabagique par un dosage du monoxyde de carbone dans l'air expiré. Cela peut constituer une motivation pour agir.

Faites-vous aider : il existe des prises en charge spécifiques aux femmes enceintes, fondées sur une approche psychologique et comportementale. Si cela n'est pas efficace, un traitement de substitution nicotinique pourra être envisagé. Parlez avec votre médecin, qui vous aidera à trouver une solution.

L'aide au sevrage tabagique

Actuellement, les médicaments d'aide au sevrage tabagique tels que la varénicline (Champix®) et le bupropion (Zyban®) sont déconseillés aux femmes enceintes.

Selon le Centre de référence sur les agents tératogènes (CRAT), « à ce jour, aucun effet malformatif n'est attribué aux substituts nicotiniques au premier trimestre de la grossesse, quel que soit leur mode d'administration (patchs, gommes, inhaleurs...) ».

Toutefois, pour une meilleure efficacité et une plus grande sécurité, la substitution au tabac doit être gérée par une consultation spécialisée.

Les drogues

Aucune drogue, aussi « douce » soit-elle, ne doit être consommée pendant la grossesse : toutes ont des conséquences néfastes sur le fœtus (voir le chap. 4, p. 67). Une consommatrice de drogue doit bénéficier d'un suivi spécifique de sa grossesse.

Les médicaments tératogènes

- Le Centre de référence sur les agents tératogènes (CRAT) répertorie les médicaments dangereux pendant la grossesse (voir le chap. 5).
- Attention : 70 % des médicaments sont pris, pendant la grossesse, sans prescription médicale. 50 % des femmes enceintes consomment au moins 1 médicament.
- Proscrivez toute automédication.

Les radiations ionisantes

Les radiographies, les scanners et les imageries par résonance magnétique (IRM) émettent des radiations ionisantes, qui peuvent être dangereuses pour le fœtus. L'effet dépend de la dose reçue et du moment de la grossesse : si une femme a été exposée alors qu'elle ne se savait pas enceinte, un conseil auprès d'une équipe spécialisée est souhaitable.

Du fait des faibles doses d'irradiation des appareils modernes, il n'existe pratiquement aucun examen radiologique pouvant nécessiter une interruption de grossesse. Parfois, quand il est indispensable de recourir à un examen radiologique chez une femme enceinte, on tente d'utiliser en priorité des examens non ionisants tels que l'échographie. Si des radiographies se révèlent utiles, elles sont, en règle générale, effectuées après la 15e semaine de grossesse.

Certains examens, qui sont surveillés par des radiographies à répétition ou en continu – par exemple le lavement baryté et la tomodensitométrie, ou scanographie –, sont déconseillés, car ils réclament des expositions plus importantes.

En ce qui concerne l'IRM, les avis divergent selon le type de machines utilisées.

Le dépistage de la trisomie 21

La trisomie 21 est une des anomalies chromosomiques les plus fréquentes – il existe alors trois chromosomes 21 au lieu de deux. Son dépistage est proposé à toutes les femmes enceintes, qu'elles témoignent ou non de facteurs de risque ou d'antécédents personnels ou familiaux. Selon la réglementation, le gynécologue obstétricien propose une amniocentèse à toutes les femmes âgées de plus de trente-huit ans. Toutefois, il faut savoir que 30 % seulement des trisomies 21 surviennent après cet âge.

Aujourd'hui, le dépistage de cette anomalie chromosomique est fondée sur deux examens clés, qui sont couplés : l'échographie et le dosage des marqueurs sériques maternels.

L'échographie

L'échographie mesure en particulier la clarté nucale – il existe un petit espace mesurable au niveau de la nuque du fœtus. Pratiquée entre la 11e et la 13e semaine d'aménorrhée, cette première échographie doit être effectuée par un praticien spécialisé en échographie obstétricale ; dans le dépistage complet précoce, qui est proposé depuis peu et qui a lieu autour des 12e-13e semaines d'aménorrhée, cet échographiste doit être agréé.

Le risque de trisomie 21 dépend de l'âge maternel (voir le tableau, page ci-contre). Une mesure correctement effectuée de la clarté nucale permet de dépister 75 % des trisomies 21.

Le dosage des marqueurs sériques

Le dosage des marqueurs biochimiques dans le sérum maternel, ou marqueurs sériques, constitue la seconde partie du dépistage de la trisomie 21. Depuis 2010, ce dosage est effectué autour de la 12e semaine d'aménorrhée – précisément entre la 11e et la 13e semaine + 6 jours. Cet examen permet de dépister 60 % des trisomies 21. Au premier trimestre, les marqueurs sériques utilisés sont la PAPP-A (*Pregnancy Associated Plasma Protein A*) et l'hormone βHCG libre.

Peu de diagnostics erronés

En France, le seuil de positivité est fixé à 1/250 : cela signifie qu'une amniocentèse est proposée si le test combiné estime qu'il y a un risque de 1/250 d'avoir un enfant atteint de trisomie 21.

Ce dépistage combiné du premier trimestre permet de détecter 90 % des trisomies 21, avec un taux de faux positifs de 5 % – quand le test recommande une amniocentèse et que le résultat s'avère normal. Ainsi que son nom l'indique, le dépistage ne garantit pas 100 % de détection, mais le couplage de l'échographie et des marqueurs sériques offre un niveau très bas de diagnostics erronés – quand un enfant trisomique naît, malgré un dépistage négatif.

Seul le diagnostic prénatal permet la certitude. Toutefois, les résultats du dépistage combiné sont si bons qu'une amniocentèse n'est plus proposée d'une manière systématique aux femmes âgées de plus de trente-huit ans. Par ailleurs, il existe d'autres signes à l'échographie qui évoquent fortement un risque de trisomie 21 et qui peuvent être recherchés lors de l'échographie du deuxième trimestre.

L'amniocentèse

Si le dépistage combiné évalue un risque important de trisomie 21 ou s'il existe une indication de diagnostic systématique, ce dernier peut être établi soit par une amniocentèse – le prélèvement de liquide amniotique, dans lequel sont isolées des cellules fœtales –, soit par une biopsie du trophoblaste – le prélèvement d'un fragment de placenta.

En règle générale, l'amniocentèse est réalisée entre la 14e et la 20e semaine d'aménorrhée par une équipe expérimentée ; le risque de fausse couche est inférieur à 1 %. Les amniocentèses programmées à une date plus précoce semblent témoigner de davantage de complications.

La biopsie du trophoblaste est pratiquée autour de la 12e semaine d'aménorrhée ; si le geste est effectué par une équipe aguerrie, il ne provoque pas plus de complications qu'une amniocentèse.

Les risques de trisomie 21

Âge de la femme	Pourcentage	Risque
24 ans	0,08 %	1/1200
29 ans	0,1 %	1/1000
35 ans	0,28 %	1/350
39 ans	1 %	1/100
43 ans	2,5 %	1/40
46 ans	10 %	1/10

Des cellules du fœtus dans le sang maternel

Des recherches sont en cours pour tenter, dès les 9e-11e semaines d'aménorrhée, de repérer et d'analyser des cellules du fœtus – et de mettre en évidence son ADN – dans le plasma et le sérum de la mère. Ce test n'est pas encore accessible. À partir d'une simple prise de sang, il sera donc possible d'effectuer de nombreux examens médicaux et génétiques.

En cas de grossesse multiple

En France, le nombre de naissances multiples a augmenté de 80 % en trente-cinq ans ; en 2007, 12 578 femmes ont accouché de jumeaux, et 198 de triplés. Les deux facteurs majeurs de cette augmentation seraient l'âge maternel et les techniques d'assistance médicale à la procréation (AMP) :

• les femmes ont des enfants de plus en plus tard, ce qui accroît la survenue de naissances multiples. Si le mécanisme est mal connu, on pense que le taux d'hormone folliculo-stimulante (FSH) augmente avec l'âge : il y a plus de cycles où deux follicules parviennent à maturité ;

• le recours aux techniques d'assistance médicale à la procréation est de plus en plus fréquent ; 20 % des naissances ainsi obtenues sont des jumeaux et environ 1 % sont des triplés ; ce sont avant tout les simples stimulations ovariennes qui, en valeur absolue, contribuent à l'accroissement du nombre de naissances multiples. En effet, leur incidence est plus faible que lors d'une fécondation *in vitro*, mais plusieurs centaines de milliers de cycles de stimulation ovarienne sont réalisés chaque année contre environ 60 000 fécondations *in vitro* – une estimation déduite des chiffres de vente des produits utilisés.

Le mécanisme

Il existe deux types de grossesse multiple :

• la grossesse monozygote, qui résulte de la séparation en deux d'un embryon unique. Les « vrais jumeaux » possèdent alors le même patrimoine génétique ;

• la grossesse dizygote, qui résulte de la fécondation de deux ovocytes distincts ; ce seront de « faux jumeaux ».

2 à 3 % des nouveau-nés sont des jumeaux ; parmi eux, 90 % sont dizygotes.

Les jumeaux monozygotes

• Si la division de l'embryon a lieu moins de trois jours après la fécondation, les fœtus auront un placenta et une poche amniotique séparés : ce seront des jumeaux bichoriaux biamniotiques.

• Si l'embryon s'est scindé entre le troisième et le sixième jour après la fécondation, les fœtus auront chacun une poche amniotique, mais partageront le même placenta : ce seront des jumeaux monochoriaux biamniotiques.

• D'une manière exceptionnelle, la scission peut avoir lieu après la formation de la cavité amniotique : les fœtus partageront le même placenta et la même poche amniotique, et seront donc des jumeaux monochoriaux-monoamniotiques.

Les risques

Les risques principaux des grossesses multiples concernent à la fois la mère et le fœtus :

• les complications obstétricales sont beaucoup plus fréquentes que pour une grossesse unique ;

• les problèmes d'hypertension artérielle et de diabète sont accrus ;

• les risques de retard de croissance *in utero* et d'accouchement prématuré sont plus grands ;

• en cas de jumeaux monozygotes monochoriaux, il existe un risque élevé de complications, en particulier du fait des connections vasculaires entre les fœtus : elles risquent d'entraîner des phénomènes dangereux de vases communiquants – c'est le syndrome transfuseur-transfusé.

Les grossesses multiples sont donc considérées comme des grossesses à risque, qui doivent être suivies de près par un gynécologue obstétricien et, de préférence, dans une maternité de niveau II.

Chapitre 21
Des besoins nutritionnels accrus

Au cours de votre grossesse, vos besoins alimentaires augmenteront. Attention au vieil adage selon lequel il faut manger pour deux, car le fœtus sera loin d'être aussi « gourmand » que sa mère : il ne vous faudra donc pas doubler vos portions, mais améliorer et adapter votre alimentation sur les plans qualitatif et quantitatif.

En ce premier trimestre, si vos besoins nutritionnels s'accroissent peu à peu, en revanche vos besoins énergétiques restent pour l'instant les mêmes. Si votre alimentation a été jusqu'alors variée et équilibrée, ne la modifiez pas et continuez de consommer autour de 2 000 kcal/jour. Dans l'idéal, si vous êtes en bonne santé et si votre poids est normal, vous devrez prendre pendant votre grossesse entre 8 et 12 kg au maximum. Ce poids correspond à celui du fœtus, du placenta et du liquide amniotique, à la rétention d'eau ainsi qu'à l'augmentation de votre masse sanguine. Quoi qu'il en soit, ne commencez jamais un régime sans un avis médical : pendant la grossesse, tous les régimes sont contre-indiqués, excepté ceux qui peuvent être prescrits, par exemple lors de la survenue d'un diabète gestationnel.

En matière de macronutriments, votre ration énergétique doit comporter 50 à 55 % de glucides, 30 à 35 % de lipides et 15 % de protéines. En matière de micronutriments – vitamines, minéraux et oligoéléments –, vos besoins vont augmenter.

Les glucides

Les glucides sont utilisables sous la forme de glucose par toutes nos cellules ; ils proviennent de l'alimentation ou sont synthétisés par l'organisme lui-même – c'est la néoglucogenèse, effectuée à partir des acides aminés.

Un métabolisme transformé

Pendant la grossesse, le métabolisme des glucides se transforme : sans doute est-ce pour cette raison que certaines femmes développent un diabète gestationnel (voir le chap. 7, p. 111). Ces adaptations surviennent dès la 12e semaine de grossesse ; une réduction de la sensibilité à l'insuline apparaît, qui serait favorisée par les modifications hormonales, de même qu'une augmentation de la fabrication de glucose – la néoglucogenèse. Divers facteurs, en particulier l'obésité, accroissent ce risque de diabète.

Les besoins d'une femme enceinte

Dans les pays industrialisés, les glucides sont plutôt trop présents que pas assez. Afin d'éviter les excès, essayez d'en contrôler la consommation : les besoins normaux d'une femme enceinte sont de 350 g/jour.

Parmi ces 350 g, il convient :

- de privilégier avant tout les sucres lents, ou complexes – à raison de 90 % de votre ration énergétique ; l'idéal est de consommer un plat de céréales ou de pommes de terre par jour et du pain en quantité raisonnable (150 à 250 g/jour) ;

- de limiter les sucres rapides, ou simples – à raison de 10 %, c'est-à-dire 200 kcal/jour, sachant que 1 g de sucre = 4 kcal. En effet, une surconsommation de sucres rapides risque d'engendrer une prise de poids, ainsi que des phénomènes tels que l'hypoglycémie et l'hyperinsulinisme. Méfiez-vous également d'une tendance à manger trop de fruits – du fait de leur intérêt vitaminique –, car ils contiennent beaucoup de sucres rapides.

L'indice glycémique

Aujourd'hui, on considère que le paramètre le plus important à prendre en compte est la notion d'indice glycémique. Les glucides sont classés selon leur indice glycémique, c'est-à-dire ce qui permet de quantifier le pouvoir glycémiant d'un aliment par rapport à l'élément de base : le glucose.

Plus l'indice glycémique est fort, plus le taux de glucose sanguin s'élève rapidement ; plus cet indice est faible, plus il s'élève lentement. Cet indice varie selon le type de glucide – par ordre croissant, le glucose, le maltose, le saccharose, le fructose, le galactose, le lactose et le mannose. Il convient donc de privilégier les aliments à indice glycémique faible (en particulier les fruits, les légumes et les aliments complets, non raffinés) et de limiter ceux à indice glycémique élevé (en particulier les aliments et les produits raffinés).

Exemples d'aliments à indice glycémique élevé

(de 100 à 50), par ordre décroissant

Le sirop de maïs (115), le maltose (la bière) (110), le glucose (100), les frites, la farine de riz, les pommes de terre au four ou en flocons, le riz instantané, les corn-flakes, les pop-corn, les galettes de riz, le riz précuit, le tapioca, la farine de blé T45 (le pain très blanc), le pain de mie, la maïzena, les carottes cuites, le céleri rave, le navet, le pain suédois, les crackers, le pain d'épices, la farine de blé T55, la farine de riz complète, les lasagnes, les gaufres, le potiron, la pastèque, les biscottes, le croissant, le pain au lait, la farine de blé T65 (le pain de campagne), les céréales sucrées, les barres chocolatées, les pommes de terre bouillies, le riz blanc, le maïs américain moderne, les sodas au cola, le sucre de canne ou de betterave (le saccharose), la farine semi-complète, la semoule raffinée (le couscous, le taboulé), les chips, la betterave, le melon, les raisins secs, la confiture, les fruits au sirop, le jus d'orange industriel, la pizza, les cookies, la banane, le miel, le muesli non toasté, la papaye.

Exemples d'aliments à indice glycémique moyen

(de 50 à 40), par ordre décroissant

Les biscuits, la semoule complète, les fruits exotiques, les pâtes complètes, le riz complet, les barres de céréales, le jus de pomme ou d'ananas, le kiwi, les macaronis, le muesli non sucré, le riz basmati, l'ananas, les petits pois, les céréales complètes, les fèves, le lait de coco, le pain azyme, les sablés, les figues, le pain intégral, les pruneaux, les spaghettis *al dente*.

Exemples d'aliments à indice glycémique faible

(inférieur à 40), par ordre décroissant

La plupart des fruits secs, la plupart des fruits frais, la plupart des légumineuses, le quinoa, le cassoulet, le riz sauvage, la plupart des légumes, le chocolat noir, le cacao en poudre, le fructose, les céréales germées, les fruits oléagineux.

Les lipides

Les lipides, ou graisses, jouent un rôle essentiel dans le fonctionnement de l'organisme, entrant notamment dans la constitution de la membrane cellulaire et des plaquettes sanguines. Ils représentent une source énergétique importante (1 g de lipides = 9 kcal) ; ils sont riches en vitamines A, D et E, dont les apports ne sont pas à négliger.

Il existe trois sortes d'acides gras : les acides gras saturés, les acides gras mono-insaturés et les acides gras poly-insaturés ; au nombre de ces derniers figurent les oméga-3 et les oméga-6, des acides gras essentiels : incapable de les synthétiser, l'organisme doit les trouver dans l'alimentation (voir aussi le chap. 1 p. 28). Les acides gras essentiels interviennent en particulier dans la régénération des tissus.

Les besoins d'une femme enceinte

Votre ration calorique doit comporter 30 à 35 % de lipides, soit 70 à 80 g/jour environ, sans jamais dépasser 90 g/jour.

Respectez un bon équilibre entre les différents types de lipides, en privilégiant le duo formé par les acides gras oméga-3 et oméga-6. En effet, ces derniers occupent une place majeure dans la formation du système nerveux central de l'embryon, ainsi que de son cerveau et de sa rétine ; vos besoins sont donc accrus. Par ailleurs, les oméga-3 posséderaient un effet antidépresseur, sans risque tératogène sur l'embryon.

Des études auraient démontré une légère augmentation du temps de la grossesse – de l'ordre de deux à huit jours – chez les femmes ayant pris un dosage important d'oméga-3 ; les risques de prématurité seraient donc un peu diminués. S'il serait donc tentant de conseiller une supplémentation aux femmes enceintes, il convient de rester très prudent, car les compléments d'oméga-3 actuellement proposés se présentent, le plus souvent, sous la forme de produits de la mer, provenant avant tout de poissons gras ; ces derniers peuvent concentrer des toxiques issus de la pollution tels que des métaux lourds et des PCB (voir le chap. 6, p. 84). À ce jour, une telle supplémentation ne peut donc pas être conseillée.

Les protéines

Les protéines sont de grosses molécules formées d'acides aminés (voir aussi le chap. 1, p. 28). Elles sont indispensables à la synthèse des enzymes – des éléments essentiels au fonctionnement de l'organisme –, ainsi que de l'hémoglobine, des hormones, des récepteurs et des immunoglobulines ; elles participent également au renouvellement des tissus musculaires, des phanères – les cheveux, les ongles et les poils –, de la structure osseuse et de la peau.

Les protéines sont soit d'origine animale – la viande, le poisson, les produits laitiers, les œufs –, soit d'origine végétale – les aliments les plus riches sont le germe de blé, les légumineuses (le soja, les pois, les haricots, les lentilles, les fèves), les oléagineux (les cacahouètes, les graines de tournesol, l'amande, les graines de sésame, la noix, la pistache, la noisette) et les céréales.

Les besoins d'une femme enceinte

Chez un adulte, les besoins sont de 0,8 à 1 g par kg et par jour, soit 60 g en moyenne (pour une personne de 60 kg). Chez une femme enceinte, ils doivent être de 70 à 80 g en début de grossesse et pendant le premier trimestre, puis de 80 à 90 g par la suite, soit 15 à 20 % de la ration énergétique, généralement déjà largement couverte par l'alimentation occidentale.

Variez et combinez entre elles vos sources de protéines afin de bénéficier de leur complémentarité, en particulier pour les protéines d'origine végétale – par exemple des céréales associées à des légumineuses.

Les besoins en eau

Les liquides représentent 50 % du poids corporel d'un organisme adulte féminin – 60 % chez un homme –, et cette proportion varie selon les masses musculaire ou graisseuse.

Les apports hydriques sont de trois origines : l'eau de boisson (1 l à 1,5 l/jour), l'eau contenue dans les aliments (0,5 l à 1 l/jour) et l'eau synthétisée par l'organisme (200 à 300 ml/jour).

Chez un adulte, pour une température extérieure de 20 °C, les besoins hydriques sont de 2,3 l/jour. Chez une femme enceinte, ce besoin augmente et atteint 2,5 l/jour, dont 1,5 l devront être apportés par l'eau de boisson (voir le chap. 7, pp. 104-105).

Attention a la caféine

Une femme qui consomme plus de 100 mg/jour de caféine accroît ses risques de donner naissance à un enfant de faible poids et témoignant d'un retard de croissance :

- au-delà de 100 mg/jour, le risque est augmenté de 10 % ;
- au-delà de 200 mg/jour, il est augmenté de 13 % ;
- au-delà de 300 mg/jour, il est augmenté de 18 %.

La teneur en caféine par portion

- Un bol de café filtre : 140 mg.
- Un espresso : 100 mg.

- Une cannette de boisson énergisante : 80 mg.
- Un bol de thé : 75 mg.
- 50 g de chocolat noir : 50 mg.
- Une cannette de soda : 40 mg.
- 50 g de chocolat au lait : 25 mg.

Des vitamines, des minéraux et des oligoéléments

En matière de micronutriments, les besoins d'une femme enceinte sont accrus ; malgré la richesse de l'alimentation dans les pays industrialisés, des insuffisances, des subcarences voire des carences sont souvent observées.

La supplémentation en vitamines des femmes enceintes est très controversée, car le dosage des véritables besoins de la mère et du fœtus reste mal connu ; les surdosages sont craints, car une hypervitaminose semble avoir des effets néfastes sur le fœtus. Aucune supplémentation systématique n'est donc recommandée en vitamines A, C, E et K.

La vitamine B9, ou acide folique

Aujourd'hui, une supplémentation en vitamine B9 est proposée d'une manière systématique à toutes les femmes qui désirent un enfant, à la fois deux mois avant la conception et un mois après (voir le chap. 1, p. 12) ; certains préconisent même de continuer à prendre ce supplément au-delà.

Adapté aux femmes enceintes, un complément en acide folique est disponible depuis près d'une dizaine d'années ; son dosage (0,4 mg par comprimé) correspond à la supplémentation conseillée. Malgré cela, seule 1 femme enceinte sur 4 bénéficierait de cet apport.

En cas de traitement antiépileptique ou, lors d'une grossesse antérieure, d'antécédent d'anomalie de fermeture du tube neural (voir les chap. 7 et 8, p. 107 et 123), la dose d'acide folique devra être augmentée.

Le calcium

Les besoins en calcium s'accroissent avant tout à partir de la 12e semaine de grossesse ; ils passeront de 1 000 mg/jour au premier trimestre à 2 000 mg/jour par la suite. En France, un tiers des femmes enceintes ne semblent pas avoir leurs besoins calciques couverts (voir aussi le chap. 1, p. 15).

L'absorption du calcium au niveau intestinal augmente, de même que la mise à disposition du calcium osseux de la mère pour la croissance du fœtus. Les conséquences d'une insuffisance sont des risques d'hypertension gravidique et de pré-éclampsie, accompagnés d'un risque de prématurité pour le bébé.

Il est donc important de maintenir une alimentation riche en calcium. Le bien-fondé d'une supplémentation fait polémique : en effet, en cas de carence, le corps maternel semble s'adapter ; en cas d'excès (au-delà de 2 g/jour), les risques de complications rénales et urinaires seraient accrus, et le calcium entrerait en compétition avec l'absorption d'autres minéraux et oligoéléments tels que le fer – le calcium neutralise l'absorption du fer –, le magnésium et le zinc. Par ailleurs, le calcium pourrait avoir des effets néfastes sur le fœtus.

Une supplémentation en calcium sera donc prescrite uniquement afin de prévenir les risques d'hypertension gravidique et de pré-éclampsie.

La vitamine D

Les apports nutritionnels conseillés pour une femme enceinte sont de 10 µg/jour (ou 400 UI), soit le double qu'en temps normal (voir le chap. 1, p. 15).

Parce qu'elle constitue la vitamine d'accompagnement du calcium, la vitamine D est essentielle dans la minéralisation du squelette du fœtus. À trop forte dose, elle est susceptible de provoquer chez le fœtus des troubles de l'absorption du calcium et des malformations du visage, ainsi que des problèmes au niveau du système cardiovasculaire et du système nerveux central.

Attention : la consommation d'espadon, de marlin ou de siki – riches en vitamine D – est déconseillée aux femmes enceintes, car ces poissons prédateurs sauvages, situés en bout de chaîne alimentaire, risquent de concentrer dans leur chair du méthylmercure – du mercure sous une forme organique.

La vitamine A

Selon une étude américaine, une corrélation existe entre la consommation de vitamine A à des doses élevées, en début de grossesse – en particulier sous la forme de suppléments nutritionnels –, et l'observation de malformations congénitales de la crête neurale et du crâne ; ces dernières sont présentes chez 1 enfant sur 7 nés de mères ayant reçu au moins 10 000 UI/jour de vitamine A.

Voir aussi le chap. 1, p. 17.

Le fer

Cet oligoélément n'est prescrit qu'en cas de nécessité (voir aussi le chap. 1, p. 18).

Les besoins en fer d'une femme enceinte sont de 25 à 35 mg/jour. Le fœtus va constituer son stock ferrique, ce qui explique l'augmentation des besoins : c'est donc au début de la grossesse qu'une réserve est nécessaire ; or, une carence est très souvent observée chez les Européennes. Mais, sur le plan physiologique, le métabolisme du fer semble s'adapter à la grossesse. En effet, son absorption augmente, ce qui permet de répondre à la demande ; et les règles ayant disparu, la fuite de fer est moins grande.

Une supplémentation en fer n'est recommandée que si les résultats de la numération formule sanguine (NFS), en l'occurrence le taux d'hémoglobine et l'hématocrite, révèlent une anémie, et si le dosage de la ferritinémie, qui évalue le stock existant, le réclame. En effet, une supplémentation risque d'avoir des effets secondaires – des céphalées, des troubles digestifs, des nausées, des vomissements, une diarrhée ou au contraire une constipation – et, en cas d'hypertension artérielle ou de diabète, se révéler néfaste. Un excès de fer peut être toxique pour le foie et les reins.

Attention : évitez de manger en buvant du thé, car il diminue l'absorption du fer d'origine minérale.

Selon l'état des carences

Dans les pays en développement et dans les pays développés, l'anémie ferriprive ne possède pas les mêmes enjeux.

Dans les pays en développement, où les carences alimentaires sont fréquentes, l'anémie ferriprive représente un problème de santé publique important : exposées à d'autres facteurs d'anémie tels que le paludisme ou diverses infections, les femmes paient alors un lourd tribut en terme de mortalité maternelle et infantile. C'est à leur sujet que l'Organisation mondiale de la santé (OMS) recommande une supplémentation systématique en fer aux deuxième et troisième trimestres de la grossesse.

Dans les pays développés, ce sont avant tout les femmes qui subissent ou qui s'imposent des privations alimentaires – dans le cadre d'un régime hypocalorique, d'un régime végétarien voire végétalien, ou en cas d'anorexie – qui risquent de témoigner d'une anémie ou d'une carence martiale, nécessitant une supplémentation en fer.

Le zinc

Les besoins en zinc d'une femme enceinte sont de 25 mg/jour. Actuellement, rien ne prouve l'intérêt d'une prescription systématique pendant la grossesse.

Voir le chap. 1, p. 19.

Le cuivre

Aucune supplémentation n'est conseillée au cours de la grossesse.

Voir le chap. 1, p. 19.

Le magnésium

Les besoins d'une femme enceinte sont évalués à 400-500 mg/jour.

Une supplémentation n'est conseillée qu'en cas de crampes musculaires et pour une durée n'excédant pas trois mois. Du fait de la compétition existant entre le calcium et le magnésium, il faudra alterner les prises. Voir le chap. 1, p. 20.

L'iode

La plupart des spécialistes de la nutrition de la femme enceinte préconisent une supplémentation systématique dans la période précédant la conception au moyen de comprimés d'iodure de potassium (100 à 150 µg/jour) ; au cours de la grossesse, un apport iodé (200 à 250 µg/jour) vise à maintenir une physiologie thyroïdienne normale chez la mère et le fœtus. En effet, par l'intermédiaire des hormones sécrétées par la thyroïde, l'iode influe sur le développement du cerveau du bébé.

Pour beaucoup de spécialistes de la nutrition, une supplémentation iodée de 100 à 200 µg/jour d'iodure de potassium devrait être proposée à toutes les femmes qui envisagent une grossesse (voir le chap. 1, p. 21), ou dès qu'elles sont enceintes.

L'usage du sel iodé

- Dans de nombreuses régions du globe règne un état endémique de carence en iode, qui est responsable de pathologies pendant la vie fœtale comme pendant la vie adulte ; plus de deux millions de personnes sont touchées. Cette carence est la première cause évitable de déficience mentale. C'est la raison pour laquelle les Occidentaux utilisent du sel iodé depuis les années 1920.
- Si une supplémentation en iode, dans l'eau du robinet ou dans le sel, a permis de prévenir la plupart des cas graves de carence, cet apport risque de devenir insuffisant lors d'une grossesse.
- Consommer du sel iodé apporte donc un peu d'iode supplémentaire. En cas d'hypertension artérielle, cet usage doit être modéré.

Le fluor

Tandis qu'il était courant, dans les années 1980, de donner aux femmes enceintes des doses quotidiennes de fluor, aujourd'hui, nombreux sont ceux qui pensent qu'une telle prescription est peu efficace. Avec une alimentation équilibrée, le rein et le système osseux maintiennent le fluor à un niveau constant dans le sang (de 0,01 à 0,15 mg/l). Parce que le placenta constitue une barrière, la concentration du fluor dans le sang du fœtus est toujours inférieure à celle mesurée chez la mère (1/10e à ¼ de moins).

Voir aussi le chap. 1, p. 23.

Chapitre 22 Quand la grossesse s'interrompt

Environ 10 à 15 % des grossesses s'achèvent par une fausse couche : si cette dernière se déroule avant la 15e semaine d'aménorrhée, on parle de fausse couche précoce ; c'est avant tout avant la 9e semaine que surviennent la plupart des fausses couches.

Une grossesse extra-utérine apparaît dans 1 % des cas.

La fausse couche précoce

La fausse couche précoce peut avoir cinq causes principales – chromosomiques, infectieuses, immunologiques, endocriniennes et utérines. Elle est cependant souvent inexpliquée.

• Dans plus de 70 % des cas, elle est liée à des anomalies chromosomiques de l'embryon : en réalité, la fausse couche constitue un moyen de sélection naturelle. Elle peut également provenir d'anomalies du caryotype de l'un des membres du couple ; présente d'une manière dite « équilibrée » chez l'un d'entre eux – c'est-à-dire sans conséquence –, l'anomalie chromosomique engendre un embryon au patrimoine génétique anormal, incompatible avec une évolution normale de la grossesse. Les fausses couches d'origine chromosomique sont favorisées par l'âge maternel et paternel.

• Des infections urinaires graves ou des infections générales telles que la listériose et la grippe peuvent entraîner une fausse couche.

• En cas de causes immunologiques, des anticorps se développent contre les tissus et peuvent aboutir à un rejet de la grossesse ; ces anticorps apparaissent dans certaines affections générales – un lupus ou une sclérodermie – ou sont isolés.

• Des pathologies hormonales telles que des anomalies de la thyroïde ou un diabète non équilibré peuvent également être responsables d'un arrêt de la grossesse.

• La fausse couche peut être le révélateur de causes mécaniques, par exemple une malformation utérine, un fibrome ou une synéchie – une adhérence des parois de l'utérus.

• Enfin, diverses situations augmentent le risque de fausse couche précoce : l'obésité, le tabagisme, une consommation excessive de caféine…

Les signes

Une fausse couche peut se manifester par des saignements, des contractions utérines ou des douleurs dans le bas-ventre ; mais la grossesse peut s'interrompre sans aucun signe détectable : c'est l'échographie qui établira le diagnostic, en constatant que la grossesse n'évolue plus. *A contrario*, les saignements n'annoncent pas d'une manière systématique une fausse couche ; en effet, 1 femme sur 4 qui accouche a saigné lors du premier trimestre. Toutefois, l'existence de tels saignements doit toujours vous amener à consulter. Parfois, l'arrêt des signes de grossesse, des nausées ou du gonflement des seins, peut vous alerter.

Lors d'une grossesse normale, l'échographie permet de voir le sac ovulaire, avec l'embryon à l'intérieur, ainsi que la vésicule vitelline ; cette dernière, qui est d'une importance capitale pour l'organogenèse, est visible dès la 5e semaine d'aménorrhée (ou 3e semaine de grossesse). Quand, à un stade avancé, l'embryon n'apparaît pas à l'échographie, on parle d'« œuf clair » : il s'agit d'une grossesse dont l'embryon ne s'est pas développé ou dont la croissance s'est interrompue à une période très précoce.

La prise en charge

Dès avant la 5e semaine d'aménorrhée, la surveillance de l'hormone βHCG permet de suspecter une mauvaise évolution de la grossesse si l'élévation du taux n'est pas satisfaisante, en particulier si le taux chute peu à peu. Au-delà de la 3e-5e semaine d'aménorrhée, la croissance du taux de βHCG est moins indicative : étant sécrétée par le placenta, l'hormone βHCG peut continuer d'évoluer, même si l'embryon a interrompu son développement.

En cas de grossesse arrêtée, trois types de prise en charge peuvent être proposés : une attente surveillée, un traitement médical ou un traitement chirurgical.

• L'attente surveillée : dans 15 à 75 % des cas, elle aboutit à une expulsion sous quinze jours. C'est la méthode la plus naturelle, mais elle présente un risque d'infection si la fausse couche ne se produit pas dans un délai bref.

• Le traitement médical : il présente moins de complications que le traitement chirurgical. Il vous sera prescrit un médicament qui, en induisant des contractions utérines, provoque l'expulsion de la grossesse. Cependant, il présente des inconvénients : vous risquez de ressentir de fortes douleurs liées aux contractions ; par ailleurs, ce traitement ne nécessitant pas d'hospitalisation, vous resterez chez vous à attendre les saignements et l'expulsion. Une telle situation peut être vécue d'une manière très angoissante, et toutes les femmes ne sont pas armées, sur le plan psychologique, pour supporter ces instants pénibles. Enfin, ce traitement n'est pas fiable à 100 %. L'avantage considérable de cette méthode tient avant tout dans l'absence de geste chirurgical et d'anesthésie.

• Le traitement chirurgical : également appelé, à tort, « curetage », il consiste à aspirer le contenu de l'utérus. Si cette méthode est plus rapide que la précédente, elle nécessite dans la plupart des cas une anesthésie générale légère. Le traitement chirurgical comporte un risque d'infection utérine, qui est source de synéchie – une adhérence intra-utérine ; toutefois, si les mesures d'asepsie sont correctement prises, cette complication reste rare. En général, avant l'opération, le médecin vous prescrira un traitement antibiotique préventif.

Le choix du traitement dépendra à la fois de l'avancée de votre grossesse et de votre désir ; soyez informée des traitements existants et prenez en compte tous les éléments – l'intensité des douleurs, la difficulté à affronter seule, l'existence d'une anesthésie.

• Exceptionnellement – moins de 5 % des cas après un traitement chirurgical et 10 à 15 % après un traitement médical –, un résidu de grossesse peut persister : on parle de « rétention ». Parfois, il est donc nécessaire de procéder à une nouvelle aspiration.

Attention

Si la rétention est négligée, elle risque d'entraîner des complications telles que des infections ou des adhérences ; c'est la raison pour laquelle, deux à trois semaines après la fausse couche, il est toujours préférable de vérifier par une échographie que l'utérus est vide.

Si vous êtes Rhésus négatif, une injection de gammaglobulines anti-D sera systématique : elle aura pour but d'éviter la création d'anticorps, qui risqueraient d'être dangereux pour une grossesse ultérieure **(voir le chap. 12, p. 185).**

Les fausses couches à répétition

Les fausses couches spontanées sont hélas fréquentes dans l'espèce humaine : elles peuvent donc se reproduire hors de toute cause pathologique ; par ailleurs, elles sont si courantes qu'elle ne signent en rien une infertilité définitive (voir encadré ?).

On parle de fausses couches à répétition quand une femme voit sa grossesse interrompue trois fois de suite ; ces cas se présentent chez 1 à 2 % des femmes. Si elles font toujours l'objet d'un bilan, dans 70 % des cas aucune cause n'est découverte.

• Ce bilan consiste à réaliser un caryotype de l'homme et de la femme afin de rechercher des causes génétiques ; en effet, on peut être porteur d'une anomalie dite « équilibrée », mais qui risque d'entraîner une grossesse anormale, source de fausse couche.

• Des causes mécaniques sont également suspectées, en particulier une malformation utérine, une adhérence intra-utérine ou un fibrome. Une hystérographie – l'injection dans l'utérus d'un produit de contraste, accompagnée de la prise de clichés radiologiques – ou une hystéroscopie – la visualisation directe de la cavité utérine au moyen d'une micro-caméra – sont alors pratiquées.

• Des anomalies auto-immunes sont recherchées. Elles seraient à l'origine de 15 % des fausses couches à répétition : une femme sécrète des anticorps contre ses propres tissus.

• Les causes endocriniennes sont rares, liées à un diabète ou à un problème thyroïdien.

• Certaines mutations de facteurs de coagulation ou d'enzymes de dégradation de l'homocystéine peuvent également être à l'origine de ces fausses couches.

• Enfin, le rôle des infections à chlamydiae, ainsi que des anomalies de la qualité ovocytaire – en particulier un vieillissement ovarien prématuré – et du spermogramme ont été évoqués, sans jamais être véritablement démontrés.

Pourcentage de grossesses menées à terme selon les antécédents de fausses couches spontanées

Nombre de fausse couches antérieures	Chance de mener une grossesse jusqu'à l'accouchement
0	85 à 90 %
1 fausse couche	74 à 87 %
2 fausses couches	65 à 83 %
3 fausses couches	54 à 75 %

La grossesse extra-utérine

Lors d'une grossesse extra-utérine, la fécondation se passe bien, mais la nidation a lieu hors de l'utérus ; dans 95 à 98 % des cas, la grossesse se développe dans la trompe – ou, d'une manière exceptionnelle, dans la cavité abdominale. Cette grossesse extra-utérine ne pourra jamais retrouver sa position normale ou être replacée médicalement dans l'utérus.

Le risque majeur est la rupture de la trompe et l'hémorragie brutale qui, si elle n'est pas traitée correctement et en temps voulu, reste une des causes principales de mortalité de la femme jeune.

La grossesse extra-utérine est plus fréquente en cas de pathologie tubaire, lors d'un antécédent de salpingite, par exemple. Par ailleurs et d'une façon surprenante, elle peut advenir après une fécondation *in vitro* : alors que les embryons ont bien été placés dans l'utérus, ils peuvent, sous l'effet de contractions non ressenties de l'utérus, remonter dans les trompes et y rester bloqués, notamment en cas de trompes anormales.

Les signes

Les signes cliniques sont avant tout une douleur latéralisée, accompagnée ou non d'un saignement rouge. En théorie, une grossesse extra-utérine compliquée par une rupture ne peut pas survenir avant trois ou quatre semaines de grossesse. En cas de rupture, la douleur est très brutale, et des signes d'hémorragie interne tels qu'une accélération du pouls, des évanouissements et des sueurs froides peuvent apparaître.

La conduite à tenir

La grossesse extra-utérine constitue une urgence absolue, à laquelle il faut penser si les premières semaines sont associées à des douleurs. Si la grossesse est connue et les signes décrits présents, il convient d'appeler le Samu ou les pompiers.

Les traitements

• Le plus souvent, le traitement de la grossesse extra-utérine est chirurgical ; dans plus de 90 % des cas, il est réalisé par cœlioscopie, sous anesthésie générale : il consiste à effectuer trois petites incisions afin d'introduire dans le ventre une caméra et des instruments chirurgicaux. Un traitement conservateur peut alors être pratiqué, en incisant la trompe et en retirant la grossesse ; toutefois, le fait de laisser la trompe altérée par cette incision augmente le risque de récidive : dans 30 % des cas, une nouvelle grossesse extra-utérine pourra survenir sur cette trompe cicatricielle.

• Parfois, il est possible d'évacuer la grossesse sans ouvrir la trompe. Cette technique n'est envisageable que si la grossesse extra-utérine est située à l'extrémité de la trompe.

• Certains chirurgiens recommandent, d'une manière systématique, d'enlever la trompe – il s'agit d'une salpingectomie – afin de diminuer le risque de récidive ; cela est d'autant plus légitime si l'autre trompe est parfaitement normale.

• Un traitement médical peut être proposé si la grossesse extra-utérine est diagnostiquée d'une façon précoce et si elle est jugée peu évolutive ; on procède alors à l'injection de méthotrexate. La grossesse peut ainsi être interrompue sans pénaliser une grossesse future.

• Enfin, dans certains cas très peu évolutifs, un arrêt spontané peut se produire, ce qui permet de ne pas intervenir sur le plan chirurgical ni médical ; cela n'est possible qu'au prix d'une surveillance très attentive.

Conseils

• Si vos règles ont quelques jours de retard, si vous avez des nausées ou des vomissements, des troubles de l'appétit, des seins gonflés et des accès de fatigue, sans doute êtes-vous enceinte : vous pouvez faire un test urinaire d'une façon très précoce. Mais seule une prise de sang pourra détecter précisément le taux de l'hormone βHCG.

• Choisissez le médecin qui vous suivra pendant toute votre grossesse et qui vous fera passer votre première consultation prénatale : elle doit avoir lieu avant la fin du premier trimestre.

• Dès à présent, choisissez la maternité dans laquelle vous souhaitez accoucher.

• Faites preuve de prudence à l'égard des maladies contagieuses, en particulier l'herpès, la listériose – qui se transmet par l'alimentation –, la rubéole, la toxoplasmose, le cytomégalovirus et la varicelle. Respectez soigneusement les règles d'hygiène.

• Ayez une hygiène dentaire irréprochable, car la grossesse est une période à risque pour les dents.

• Si vous ne l'avez pas déjà fait avant d'être enceinte, faites le point sur vos vaccinations. Attention : nombreux sont ceux qui sont contre-indiqués pendant la grossesse.

• Supprimez toutes les substances toxiques telles que l'alcool ou le tabac. Au besoin, faites-vous aider par votre médecin.

• Attention aux médicaments que vous prenez. Ne pratiquez jamais l'automédication.

• Attention aux radiations ionisantes émises par les radiographies, les scanners et les IRM. Si vous devez passer des examens, programmez-les, dans la mesure du possible, après le premier trimestre.

• Mangez deux fois mieux, mais pas deux fois plus.

• Ne sautez pas de repas, car le fœtus est sensible au jeûne.

• Votre alimentation doit être normale, variée et équilibrée, comportant quatre à cinq repas. Ne grignotez pas dans la journée.

• Respectez l'équilibre entre les glucides, les lipides et les protéines. Dans la mesure du possible, tenez compte de l'indice glycémique des aliments. Privilégiez les acides gras essentiels oméga-3 et oméga-6. Variez et combinez les sources de protéines.

• Tous les jours, mangez cinq fruits et légumes et trois à quatre produits laitiers.

• Ne consommez pas plus d'un aliment à base de soja par jour.

• Évitez les produits enrichis en phytostérols, destinés à réduire le taux de cholestérol – certains beurres, margarines et yaourts.

• Évitez les édulcorants et les produits allégés.

• Buvez chaque jour 1,5 l d'eau.

• Ne consommez pas trop de café ni de thé.

• Sans prescription médicale, évitez les compléments alimentaires non spécifiques à la femme enceinte.

• Poursuivez la supplémentation en acide folique qui vous a été prescrite avant votre grossesse ; de même pour l'iode. En dehors de cela, si votre alimentation est équilibrée, aucune supplémentation systématique en vitamines ou en minéraux n'est recommandée.

• Évitez les activités très fatigantes et ne réduisez pas vos périodes de sommeil.

• Attention si votre activité professionnelle comporte des risques – si vous devez porter des charges lourdes, si vous devez rester longtemps debout, si vous effectuez des travaux pénibles, si vous êtes exposée à des produits ou à des vapeurs toxiques... Si cela est possible, essayez d'obtenir un aménagement professionnel.

• La pratique de certains sports est possible pendant les six premiers mois de la grossesse au moins. En général sont déconseillés les sports à hauts risques d'accident, de collision ou d'efforts violents – le VTT, l'équitation, l'athlétisme, la planche à voile, le ski de piste, le ski nautique, les sports de combat... En cas de complication de la grossesse, toute forme de sport peut être interdite. Le bon sens doit prévaloir en la matière : nul besoin de guide pour deviner que le yoga est préférable au parachutisme...

• Pour les trajets en voiture, la ceinture de sécurité reste recommandée. Toutes les études le montrent : elle diminue le risque de mort maternelle, elle évite l'éjection hors du véhicule, elle n'est pas directement en cause dans les morts fœtales.

• Jusqu'au 7e mois de grossesse, les voyages en avion ne présentent aucun risque.

• À tous ses stades, la grossesse n'est pas le meilleur moment pour entreprendre de grands voyages, en particulier dans les pays à l'infrastructure médicale limitée : ce n'est pas parce qu'ils feront courir un risque à votre grossesse, mais, en cas de complications, celles-ci ne pourront pas nécessairement être prises en charge dans les meilleures conditions.

• Si votre grossesse est compliquée, tout voyage est déconseillé.

• Les pays pour lesquels un vaccin est obligatoire – mais qui est contre-indiqué pendant la grossesse, par exemple contre la fièvre jaune – sont à proscrire ; de même ceux pour lesquels il existe un paludisme résistant aux thérapeutiques classiques.

• Contactez votre médecin en cas de symptôme inquiétant, en particulier en cas de fièvre, de saignements, de pertes anormales, de douleurs abdominales ou d'éruption cutanée.

annexes

Courbes de température

MOIS																																								
JOURS DU MOIS																																								
TEMPÉRATURE MATINALE 37°7																																								
37°0																																								
36°3																																								
RÈGLES OU SAIGNEMENTS																																								
JOURS DU CYCLE	1	2	3	4	5	6	7	8	9	10	11	12	13	14	15	16	17	18	19	20	21	22	23	24	25	26	27	28	29	30	31	32	33	34	35	36	37	38	39	40
REMARQUES																																								

MOIS																																								
JOURS DU MOIS																																								
TEMPÉRATURE MATINALE 37°7																																								
37°0																																								
36°3																																								
RÈGLES OU SAIGNEMENTS																																								
JOURS DU CYCLE	1	2	3	4	5	6	7	8	9	10	11	12	13	14	15	16	17	18	19	20	21	22	23	24	25	26	27	28	29	30	31	32	33	34	35	36	37	38	39	40
REMARQUES																																								

MOIS																																								
JOURS DU MOIS																																								
TEMPÉRATURE MATINALE 37°7																																								
37°0																																								
36°3																																								
RÈGLES OU SAIGNEMENTS																																								
JOURS DU CYCLE	1	2	3	4	5	6	7	8	9	10	11	12	13	14	15	16	17	18	19	20	21	22	23	24	25	26	27	28	29	30	31	32	33	34	35	36	37	38	39	40
REMARQUES																																								

Rapport poids/taille

	Masse (kg)																																
	30	33	36	39	42	45	48	51	54	57	60	63	66	69	72	75	78	81	84	87	90	93	96	99	102	105	108	111	114	117	120	123	126	129
2.1	7	7	8	9	10	10	11	12	12	13	14	14	15	16	16	17	18	18	19	20	20	21	22	22	23	24	24	25	26	27	27	28	29	29
2.08	7	8	8	9	10	10	11	12	12	13	14	15	15	16	17	17	18	19	19	20	21	21	22	23	24	24	25	26	26	27	28	28	29	30
2.06	7	8	8	9	10	11	11	12	13	13	14	15	16	16	17	18	18	19	20	21	21	22	23	23	24	25	25	26	27	28	28	29	30	30
2.04	7	8	9	9	10	11	12	12	13	14	14	15	16	17	17	18	19	19	20	21	22	22	23	24	25	25	26	27	27	28	29	30	30	31
2.02	7	8	9	10	10	11	12	12	13	14	15	15	16	17	18	18	19	20	21	21	22	23	24	24	25	26	26	27	28	29	29	30	31	32
2	8	8	9	10	11	11	12	13	14	14	15	16	17	17	18	19	20	20	21	22	23	23	24	25	26	26	27	28	29	29	30	31	32	32
1.98	8	8	9	10	11	11	12	13	14	15	15	16	17	18	18	19	20	21	21	22	23	24	24	25	26	27	28	28	29	30	31	31	32	33
1.96	8	9	9	10	11	12	12	13	14	15	16	16	17	18	19	20	21	21	22	23	23	24	25	26	27	27	28	29	30	30	31	32	33	34
1.94	8	9	10	10	11	12	13	14	14	15	16	17	18	18	19	20	21	22	22	23	24	25	26	26	27	28	29	29	30	31	32	33	33	34
1.92	8	9	10	11	11	12	13	14	16	15	16	17	18	19	20	20	22	22	23	24	24	25	26	27	28	28	29	30	31	32	33	33	34	35
1.9	8	9	10	11	12	12	13	14	15	16	17	17	18	19	20	21	22	22	23	24	25	26	27	27	28	29	30	31	32	32	33	34	35	36
1.88	8	9	10	11	12	13	14	14	15	16	17	18	19	20	20	21	23	23	24	25	25	26	27	28	29	30	31	31	32	33	34	35	36	36
1.86	9	10	10	11	12	13	14	15	16	16	17	18	19	20	21	22	23	23	24	25	26	27	28	29	29	30	31	32	33	34	35	36	36	37
1.84	9	10	11	12	12	13	14	15	16	17	18	19	19	20	21	22	24	24	25	26	27	27	28	29	30	31	32	33	34	35	35	36	37	38
1.82	9	10	11	12	13	14	14	15	16	17	18	19	20	21	22	23	24	24	25	26	27	28	29	30	31	32	33	34	34	35	36	37	38	39
1.8	9	10	11	12	13	14	15	16	17	18	19	19	20	21	22	23	24	25	26	27	28	29	30	31	31	32	33	34	35	36	37	38	39	40
1.78	9	10	11	12	13	14	15	16	17	18	19	20	21	22	23	24	25	26	27	27	28	29	30	31	32	33	34	35	36	37	38	39	40	41
1.76	10	11	12	13	14	15	15	16	17	18	19	20	21	22	23	24	25	26	27	28	29	30	31	32	33	34	35	36	37	38	39	40	41	42
1.74	10	11	12	13	14	15	16	17	18	19	20	21	22	23	24	25	26	27	28	29	30	31	32	33	34	35	36	37	38	39	40	41	42	43
1.72	10	11	12	13	14	15	16	17	18	19	20	21	22	23	24	25	26	27	28	29	30	31	32	33	34	35	37	38	39	40	41	42	43	44
1.7	10	11	12	13	15	16	17	18	19	20	21	22	23	24	25	26	27	28	29	30	31	32	33	34	35	36	37	38	39	40	42	43	44	45
1.68	11	12	13	14	15	16	17	18	19	20	21	22	23	24	26	27	28	29	30	31	32	33	34	35	36	37	38	39	40	41	43	44	45	46
1.66	11	12	13	14	15	16	17	19	20	21	22	23	24	25	26	27	28	29	30	32	33	34	35	36	37	38	39	40	41	42	44	45	46	47
1.64	11	12	13	15	16	17	18	19	20	21	22	23	25	26	27	28	29	30	31	32	33	35	36	37	38	39	40	41	42	44	45	46	47	48
1.62	11	13	14	15	16	17	18	19	21	22	23	24	25	26	27	29	30	31	32	33	34	35	37	38	39	40	41	42	43	45	46	47	48	49
1.6	12	13	14	15	16	18	19	20	21	22	23	25	26	27	28	29	30	32	33	34	35	26	38	39	40	41	42	43	45	46	47	48	49	50
1.58	12	13	14	16	17	18	19	20	22	23	24	25	26	28	29	30	31	32	34	35	36	37	38	40	41	42	43	44	46	47	48	49	50	52
1.56	12	14	15	16	17	18	20	21	22	23	25	26	27	28	30	31	32	33	35	36	37	38	39	41	42	43	44	46	47	48	49	51	52	53
1.54	13	14	15	16	18	19	20	22	23	24	25	27	28	29	30	32	33	34	35	37	38	39	40	42	43	44	46	47	48	49	51	52	53	54
1.52	13	14	16	17	18	19	21	22	23	25	26	27	29	30	31	32	34	35	36	38	39	40	42	43	44	45	47	48	49	51	52	53	55	56
1.5	13	15	16	17	19	20	21	23	24	25	27	28	29	31	32	33	35	36	37	39	40	41	43	44	45	47	48	49	51	52	53	55	56	57
1.48	14	15	16	18	19	21	22	23	25	26	27	29	30	32	33	34	36	37	38	40	41	42	44	45	47	48	49	51	52	53	55	56	58	59
1.46	14	15	17	18	20	21	23	24	25	27	28	30	31	32	34	35	37	38	39	41	42	44	45	46	48	49	51	52	53	55	56	58	59	61

Dénutrition
Maigreur
Corpulence normale
Surpoids
Obésité modérée
Obésité sévère
Obésité morbide

Sources, bibliographie et adresses utiles

Partie I : une bonne préparation

• **Chapitre 1**
Le guide nutritionnel de la fecondité

Les apports nutritionnels
Agence nationale de sécurité sanitaire de l'alimentation, de l'environnement et du travail (Anses)
anses.fr
afssa.fr/index.htm

Centre d'information sur la qualité des aliments (CIQUAL)
anses.fr/TableCIQUAL/

Étude nationale nutrition santé (ENNS)
invs.sante.fr/.../nutrition_enns/RAPP_INST_ENNS_Web.pdf

Programme national nutrition santé (PNNS)
mangerbouger.fr/

Institut national de prévention et d'éducation pour la santé (Inpes)
inpes.sante.fr

Vitamine B9
Équipe du Dr Radek Bukowski de l'Université du Texas, étude sur la vitamine B9

La grande fréquence de ce déficit a également été signalé dans l'étude individuelle nationale des consommations alimentaires de 2006 /2007 (InCa 2)

EUROCAT, 2005, « Prevention of Neural Tube Defects by Periconceptional Folic Acid Supplementation in Europe », Report, 50 p., december. www.eurocat.ulster.ac.uk/pdf/NTD%20Part%20I%20 December%202005.pdf

Vitamine A

Une étude américaine (Dr K.J. Rothman, Boston University School of Medicine)

Iode

Moleti M, Lo Presti VP, Campolo MC, Mattina F, Galletti M, Mandolfino M, Violi MA, Giorgianni G, De Domenico D, Trimarchi F, Vermiglio F., « Odine prophylaxis using iodized salt and risk of maternal thyroid failure in conditions of mild iodine deficiency », *J Clin Endocrinol Metab*. 2008 ; 93(7) : 2616-2621. N°3-14

- **Chapitre 2**
  Les méfaits du stress

Travaux de Glasser, Adler, Dantzer et Cohen : discipline appelée psycho-neuro-immunologie

Partie II : de la vigilance

- **Chapitre 4**
  Les substances toxiques

L'alcool

Une étude publiée dans la revue *Fertility and Sterility* révèle une baisse de la fertilité des femmes ayant une consommation moyenne d'alcool de seulement un verre par jour.

En 1983 le Dr Matthew Kaufman (Cambridge) publia une étude sur le danger d'un simple épisode d'alcoolisation forte au moment de la conception.

Selon une étude du Dr Marsha Morgan (hôpital Royal Free de Londres) c'est à partir de 2 verres d'alcool par jour que les anomalies des spermatozoïdes pourraient s'observer.

Une étude américaine sur la fécondité et la stérilité (février 2003) a examiné les effets de la consommation d'alcool d'un an, un mois et une semaine avant la procédure de FIV.

Écoute Alcool : 0 811 91 30 30 tous les jours de 8 h à 2 h (numéro payant)

Le tabac

DELCROIX, Michel, *La Grossesse et le tabac*, Paris, PUF, coll. « Que sais-je ? », 2003.

Tabac Info Service : 39 89 du lundi au samedi, 9 h-20 h (numéro payant)
tabac-info-service.fr/tout-savoir-sur-le-tabac/grossesse-et-tabac.

Haute Autorité de santé
www.has-sante.fr/.../suivi-des-femmes-enceintes-argumentaire

Les drogues

Mission interministérielle de lutte contre la drogue et la toxicomanie
drogues.gouv.fr/

Drogues Info Service : 0 800 23 13 13 (numéro gratuit)
Écoute Cannabis : 0 811 91 20 20 tous les jours de 8 h à 20 h (numéro payant)
drogues-info-service.fr

Cocaïne

Refdoc.fr
Archives de pédiatrie ISSN 0929-693X

• Chapitre 5
Les médicaments contre-indiqués

Centre de référence sur les agents tératogènes (CRAT), hôpital Armand-

Trousseau, Paris
lecrat.org

Plantes à éviter
Un article publié dans *Fertility and Sterility* a suggéré que certains suppléments nutritionnels auraient une activité néfaste sur le sperme.

- **Chapitre 6**
  L'environnement chimique

Unité mixte de recherche en gamétogenèse et en génotoxicité, Inserm-Cea-Université Paris-Diderot, dirigée par le Pr René Habert, preuve expérimentale de la toxicité des phatalates, recherche publiée fin septembre 2008 dans la revue *Environmental Health Perspectives.*

Programme Reach, 2006

Étude AGRICAN (AGRiculture et CANcers)

INRS
l'INRS a publié une fiche « Demeter » documents pour l'évaluation médicale des produits toxiques vis à vis de la reproduction.

Partie III : le bilan de santé

- **Chapitre 1**
  Les facteurs de risque

Obésité
ObÉpi (enquête épidémiologique nationale sur le surpoids et l'obésité)
mangerbouger.fr/pro/spip.php?article206

Diabète
Médicaments et grossesse Dr Pierre Vladimir Ennezat faculté de médecine de Lille 14/12/2005

Bilan dentaire

Haute Autorité de Santé - A.N.A.E.S. Parodontopathies : diagnostic et traitements, 2OO2 Offenbacher, Boggess, Murtha et Al. : Progressive periodontal disease and risk of very preterm delivery. Janvier 2006 Mémoire de Julie Jacquet sage-femme -Université de Nancy 1.Promotion 2005-2009. Sellaoui N. : « La parodontite est-elle un facteur de risque des accouchements prématurés ? » Thèse de chirurgie dentaire, Strasbourg 2OO3 Chollet S. : Prévention des risques buccodentaires chez la femme enceinte. Thèse de chirurgie dentaire Reims 2OO6

• **Chapitre 2**
Maladies chroniques, infections virales et bactériennes

L'épilepsie

Site Esculape, Docteur Bénédicte CADOU-FEUILLOLEY, neurologue

Antécédents de cancer du sein

Réalités en gynécologie-obstétrique, 139, septembre 2009.

Le calendrier des vaccinations

vosdroits.service-public.fr/F724.xhtml

Sida Info Service : 0 800 840 800 tous les jours (numéro payant)
sida-info-service.org

• **Chapitre 3**
Les maladies génétiques

chiffres JB. Savary université Lille 2

Partie IV : le temps de la conception

• **Chapitre 11**
Un enfant après quarante ans

France Prioux et Magali Mazuy, « L'évolution démographique récente en France : dix ans pour le pacs, plus d'un million de contractants », *Population*, revue de l'Institut national d'études démographiques (Ined), 64 (3), 2009.

Gilles Pison, « France 2009 : l'âge moyen à la maternité atteint 30 ans », *Population et sociétés*, bulletin mensuel d'information de l'Institut national d'études démographiques (Ined), 465, mars 2010.
ined.fr/fichier/t.../telechargement_fichier_fr_publi_pdf1_465.pdf

L'âge de l'homme comme facteur de risque
Étude franco-germano-américaine de Rémy Slama, Inserm-Ined, parue dans l'*American Journal of Epidemiology.*

• Chapitre 12
Questions pour devenir parents

Arnaud Régnier-Loilier, *Avoir des enfants. Désirs et réalités*, Paris, Les Cahiers de l'Ined, 159, 2007.

Arnaud Régnier-Loilier, « Évolution de la saisonnalité des naissances en France de 1975 à nos jours » et « La planification des naissances dans l'année : une réalité peu visible en France », *Population*, revue de l'Institut national d'études démographiques (Ined), 65 (1), 2010.

Julien Grenet, « Le mois de naissance influence-t-il les trajectoires scolaires et professionnelles ? Une évaluation sur donńees françaises », *Revue économique*, 61, 3, mai 2010.

Meilleure période pour accoucher
(te Velde Lancet 2000 ; Bongaarts et al., 1975).

Partie V : les problèmes d'infertilité

• Chapitre 13
Les causes d'origine feminine

Surveillez votre poids
Selon une étude parue en novembre 2007 dans la revue *Obstétrics and Gyne-*

cology, effectuée auprès de plus de 17 000 femmes

• **Chapitre 17**
L'assistance médicale à la procréation

Infertilité
Établissements agréés (listes en fin d'ouvrage ?)

Loi de bioéthique de 2004
vie-publique.fr/actualite/panorama/texte-vote/loi-du-6-aout-2004-relative-bioethique.html

Agence de la biomédecine
Agence-biomedecine.fr

Fédération Nationale des Centres d'Etude et de Conservation des œufs et du Sperme humains (CECOS)
amp-chu-besancon.univ-fcomte.fr/cecos/cecos%20index.htm

Partie VI : le début de la grossesse

• **Chapitre 19**
Le suivi médical
ameli.fr/assures/droits-et-demarches/par-situation-personnelle/vous-allez-avoir-un-enfant/vous-etes-enceinte-de-0-a-6-mois/le-suivi-de-votre-grossesse-mois-apres-mois.php

• **Chap. 20**
Les précautions à prendre

Les recommandations sanitaires aux voyageurs
sante.gouv.fr/htm/pointsur/voyageurs

Imprimé en Espagne par Estella Graficas
Dépôt légal : septembre 2011
ISBN : 978-2-501-06668-6
40 5765 9 / 01